U0027825

塔瑪拉・杜克・費蔓 著
Tamara Duker Freuman

藍曉鹿 譯

腹脹

是身體的警訊

The
Bloated
Belly
Whisperer

See Results Within a Week,
and Tame Digestive Distress Once and for All

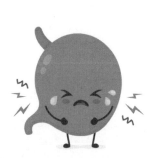

獻給馬克斯和斯特拉
願你們的肚皮永遠迎來和平

目錄 Contents

Part 3 │ 下腹部的脹氣──腸道問題

Part 4 │ 解救腹脹困擾的飲食方法

謝辭

正如一句諺語所說，羅塞塔石牌不是一個人完成的。這本脹氣書也是大家的智慧。很感恩的是，我的朋友當中很多是胃腸科的醫師，他們審閱了本書確保在醫藥方面準確無誤。這裡要特別感謝的是，我的導師醫藥博士艾利克先生，他特別注重飲食對腸胃健康的影響，這也形塑了我的醫師生涯，以病人為著眼點，注重飲食對腸胃健康的重要；其次要感謝的是醫藥博士葉夫根妮亞女士，她對我的幫助成了醫師和營養師相互合作的典範；最後要致謝的是克里斯蒂娜博士，不吝分享她的醫藥專長。

當然若沒有經紀人卡羅爾，也就不會有這本書了。她告訴我什麼該寫，什麼不用寫，我的專業若沒有她的修剪，就成不了一本通俗讀物。感謝妳，讓我成為一個醫普書作者，讓我有機會和克麗絲汀合作。

說到克麗絲汀，每一位營養師都該感謝她，這位創意天才，每一個飲食上的限制，到了她手上都變成了一道創意料理。我真的想對她說謝謝，給我建議，與我合作。

　　我也特別感謝我的編輯詹妮弗。她慧眼識本書，極力推薦給聖馬丁出版社。她全心付出，且編輯功力一流。同時也感謝希爾萬，專業盡職和耐心，都促成了此書的順利付印。

　　另外，這本書能夠抵達每個有腹脹問題的讀者手上，也要特別感謝傑出的行銷團隊，他們是布蘭特、崔西、約翰、合作夥伴出版人勞拉，以及Your Expert Nation 行銷團隊的布里奇特、李奇和喬娜。

　　也特別感謝我的書封設計邁克，以及 Roundhouse Development 設計公司的娜塔莉，為我設計了時尚現代的網頁，是我原本陽春版的不能相比擬的。有興趣的讀者請參閱：www.thebloatedbellywhisperer.com

　　最後，我要感謝我的先生艾力克斯，他的愛和支持，讓我得以從家事中脫身，專心於完成此書。我們常常玩笑說，本書是由「偷來片刻時光」完成的，而我知道偷來的時光原本該屬於家庭的。我向他保證，會把偷來的時光還給他，日後退休了去南法，我會整日陪他閒話家常。

Part 1
腹脹的緣由

本篇介紹腹脹的 10 大原因，

認識人體消化器官，

並善用測驗表測出自己的腹脹類型。

01

不快樂的肚子各有其因：
細述腹脹的成因

　　剛從研究所畢業開始在腸胃科實習的時候，我就開始從事營養師的工作了。雖然當時處理消化道系統問題的病人實際經驗不多，但是可能面對的相關問題在課本上卻都已經讀過了。學校課程我都修了，而且也讀了一些如何用飲食來改善腹瀉、便祕、腸躁症 IBS，以及胃食道逆流的問題。我覺得我已經準備好面對病患了。

　　但是在 3 年營養師學程以及後來數月的醫院實習中，我都沒聽過病人抱怨過腹脹的問題。

　　腹脹？究竟是什麼意思呢？這個臨床徵狀我從來沒有在課本上學過，就我所知道的，目前既沒有腹脹的定義，也沒有相應的治療措施。因此，每回病人說起他們有腹脹問題時，我就會嘗試對腹脹有更深的了解：我請病患描述腹脹的感覺，什麼時候會發生，什麼情況下會發生，脹氣的感覺維持多久，怎麼做會改善，怎麼做會更嚴重，是不是非常不舒服，有沒有其他連帶徵狀。我必須了解什麼是腹脹，我才能找到治療的辦法。

　　詢問的病人愈多，我愈發了解到天底下的腹脹並不都是一個樣子，因此治療策略也應有所不同。對有些病患來說，腹脹是一種吃得太飽太撐的感覺，儘管他們可能才吃了幾口。對另一些人來說，腹脹就是用餐後好像

懷孕似的，肚子脹起來。有些人腹脹時會打嗝，有些人會放屁。不管從上還是從下排出氣體，病人都有可能感到很不舒服，當然也有沒什麼感覺的。如果覺得不舒服，可能是胸部肋骨下側的刺痛，也可能是下腹部的抽痛。有些如廁之後，會緩解脹氣感，有些無法緩解。有些人是醒來時覺得脹，有些是在白天的時候覺得愈來愈脹。所以，就你看到的，腹脹的表現真是差異很大。

　　以實習營養師的身份，訪談了數千位有消化問題的患者之後，我明白了腹脹可能本身是一種主訴疾病，也可能是其他疾病的連帶徵狀。從病人的描述中，我可以辨認出腹脹的種類，也愈來愈容易找到造成腹脹的醫學成因。這樣我就可以因應不同原因，提出飲食建議，與他們的專科醫師的醫療診治相搭配，從藥食兩方面提供最好的治癒方案。通常數日之內，就有明顯效果。

　　這時我開始在線上分享一些經驗，希望幫助其他有消化問題，手邊卻沒有營養師的病患。一時之間電子郵件和詢問電話開始湧入。詢問的人有要參加比賽的中東運動員，也有印度的程式設計師，他們遵從家規茹素飲食，肚子卻造起了反。當然大多數還是美國境內的民眾，他們嘗試了各種辦法，腹脹卻沒有得到改善。

　　一位得到改善的病人稱我「腹脹解語師」，我和先生聽見了笑了好一陣。這還真是讓我印象深刻。雖然我從小都沒想過要有這麼一個稱號，但是我挺喜歡的。或許解開腹脹所表達的意涵，就是我的人生使命吧。而這本書就是要把我的經驗分享給更多的人，在現實生活中我不能一一親聆的人。我希望它可以對各位讀者有所幫助。

──── 不快樂的肚子各有其因 ────

150 年前，俄羅斯作家托爾斯泰的知名小說《安娜・卡列尼娜》開篇就說「幸福的家庭都是相似的，不幸的家庭卻各有不同。」我覺得這句話同樣可以用來說肚子。快樂的肚子都是相似的，不快樂的肚子各有其因。

我說的快樂肚子是說它的消化系統功能正常，具體表現在：胃部分泌適當的胃酸可以順利消化食物；分隔食道和胃的肌肉可以阻止胃酸以及進入胃部的食物逆流；胃部和腹部的神經可以讓這些部位的肌肉在餐後適當延展；節律細胞可以讓食物以正常的速度從胃部進入腸道；胃部和小腸有足夠的消化酶把食物分解成便於營養吸引的大小；小腸中有足量的好菌，可以吸收食物顆粒中的營養；大腸（結腸）可以正常的步調承接未消化的纖維和廢棄物，排便準時得如同瑞士火車時刻表。

但是有人的肚子不快樂

以上提到的消化系統任何一個方面出現問題，都會感到腹脹。也有可能消化過程中不止一個環節發生問題。比較複雜的是確認出具體的原因，這樣才能提供有效的飲食建議，以搭配藥物，有效治療。總體來說，不快樂的肚子各有因。

──── 脹氣的 10 大原因 ────

許多病人在來找我之前，都去找過其他專家。他們至少看過一位醫師，有的還不止一位。他們也在網路上諮詢過，或許也嘗試過其他的替代

療法。通常他們都做過許多項的檢測：大腸鏡、內窺鏡、血液測試、糞便檢查和超音波檢查，或許全部檢查數據看似都正常。然後他們也試過了各式療法，補充營養品，無麩質飲食，花上好幾百美金去做食物過敏測試，但是他們的肚子卻脹氣依舊。因為沒有正確診斷造成的治療失敗讓來我這裡求診的病人覺得沮喪，他們認為自己一定是得了某種怪異而嚴重的病。

事實上，大部分我遇見的脹氣問題都可以歸結為 10 大原因，而且具體哪一樣也並不難做出診斷。一個有經驗的醫師或者健康顧問只要細問你的飲食習慣和腸胃徵狀，就不難找出其中一兩項可疑的肇因食物，縮小可能範圍之後，再做一項血液測試、呼氣測試、蠕動測試，或者就可疑的原因作飲食測試。

當然了，有許多嚴重的疾病也會造成腹脹，但這就不在本書的討論範圍了。我特別提醒讀者，此書不能取代專業醫師的判斷，比方說，卵巢癌的初期徵狀就是腹部腫脹，好像懷孕似的，那是因為腹部積水的原因。我誠心建議，先找專業醫師排除類似的重大疾病之後，我們再來考慮用飲食改善脹氣這件事。

當然排除了以上原因之後，對普通的腹脹這本書提供了許多有效的療癒方法。翻開書頁，看到某些脹氣的描述，你就明白我的意思，因為你會覺得某個段落怎麼好像說的就是你。

本書主要解釋了 10 種造成腹部脹氣的原因，這是我在臨床經驗中總結出來的。第 2 章會介紹消化系統的結構，讓你熟悉一些名稱，方便後面的閱讀。並有一個簡單的測試，這樣你就可以知道第 2 章和第 3 章哪些部分可以先看。章節是依照脹氣發生的部位來編排的，其中會具體解釋每一種脹氣的特徵，以及後來的原因，包括：

- 腹脹的感覺，以及其他的連帶症狀

- 解釋造成脹氣的原因

- 分析醫師可能建議的檢查

- 羅列常用的醫療措施

- 羅列有效的飲食建議

- 提供一些實際的病例，他們是如何診治出來的，採用了哪些飲食方案，補充哪些營養補充品，改變了哪些生活方式。

第 4 章節會更具體探討針對不同脹氣開列的食譜，該吃什麼，該怎吃。與這個不能吃那個不吃的刻板教條不同的是，我想告訴讀者的是，哪些是你可以享用的。這也是為何我要找一流美食家克麗絲汀合作的原因。

任職 《好胃口》雜誌美食編輯 20 年，克麗絲汀是個美食家。但是她自己卻是乳糜瀉患者，並對大蒜過敏，所以對於如何受到嚴格限制時又能夠繼續享用美食，她著實是個行家裡手。正是她把我的醫療級食物清單變成了別具風味的美食食譜。簡單來說，就是不用擔心，為了不讓肚子脹氣必須每天水煮雞肉配白飯。

我在書末也把消化健康有幫助的營養補充劑整理了出來，以科學為依據評估了他們的效果和安全。因為市面上眾說紛紜，有些說法相互抵觸，有些療效被誇大了，我覺得有必要提供不偏頗的中懇建議。我必須特別說明的是，我不銷售任何營養品，也不拿任何營養品公司的佣金或回扣。為了避嫌，我的診所向來拒絕醫藥業務的造訪。我推薦某項補充劑的原因，或者是我看到了醫學雜誌上的相關報導，或者是有第一手的臨床使用經驗，證明其成效和安全性。

我希望讀者看完這本書，可以促成和專業醫師更有效的溝通。首先因

為熟悉了一些專業名詞和相關的處理程序，比方說需要做哪些檢查，哪些是治療腹脹的常用藥物，當醫師再說起的時候，讀者就不會覺得意外，就診時間可以用來討論真正造成困擾的問題上。

作為一個營養師，我認為最重要的是透過飲食來改善自身的徵狀。有些個案，單單改善飲食就可以消除腹脹感；有些個案，飲食要搭配藥物。醫師會給你最適切的建議，是否有效您的肚子最知道。

最後我想再說明一次，那就是本書不能代替醫師的診斷。即便您的徵狀和書中所述一模一樣，也不能省去就診檢查的步驟。因為就診過程中，醫師會綜合多方面因素，如家族史、個人用藥經驗、血液化驗報告，還有其他徵狀，來判斷造成腹脹的原因。萬金難買好醫師，遇見了一定要珍惜。

假如腹脹伴有下面的徵狀之一，請務必立即就診：

- 血便
- 吞嚥困難
- 反覆發作的嘔吐
- 非減肥時，體重突然減輕了數公斤
- 營養缺乏症，包括貧血
- 在未改變飲食習慣時，突發的便祕
- 發燒
- 黃疸（皮膚及眼睛泛黃）
- 孕婦肚，是剛醒來以及數小時未進食的時候，食物滯留在胃腸
- 持續且劇烈的打嗝

如果沒有上述徵狀，而且你也想有一個快樂的肚子，我們就進入第 2 章吧，看看到底腸胃科的醫師都在說些什麼，順便做個小測試。

02

如何使用本書&診斷小測驗

　　翻閱此書的讀者，可能正有肚子脹氣的問題，急需找到緩解的方法。最快的方法，就是找到針對自己的徵狀，直接跳到相關內容去。為此，我設計了一個小測試，幫忙讀者找出自己的脹氣類別以及造成脹氣的原因。一旦找到原因，我建議可以直接跳至第 4 章的相關章節，了解詳細內容，該吃什麼，不該吃什麼，還可以照我推薦的食譜準備食物。

　　還有一個直接的方法就是直接看每一章前面的徵狀介紹，直到找到與自己徵狀相符的章節。把這部份的內容從頭到尾仔細看了，再跳去第 4 章。

　　如果是營養師同行或者其他臨床工作者，把本書做為進修材料，那就拿出螢光筆，從頭看到尾囉。特別要細讀的是小測試的部分，這有助於評估病人屬於哪種類別的腹脹。還有每一章描述腹脹特徵的地方，以後碰到時就容易歸類了。

術語介紹

　　本書中說到胃腸消化道以及其排出物時，我使用了一些術語。讓我們先來花些時間，了解一些專有名詞。

- 本書交替使用排便、大便都是指從肛門排出體外的廢物。

- 本書所說的下消化道包括大腸（也就是結腸）和小腸。

- 本書說的肚子是身體中央，消化器官所在的地方。從外觀上來說，就是胸骨以下，私處以上的地方。

- 排氣、放屁一律指身體從肛門排出的氣體。

- 腹部脹氣有時簡稱脹氣，都是指腹圍加大，腰圍變粗，也就是說空腹和扁塌的部分凸出來的時候，通常你會想鬆開腰帶。

- FOS 這個醫界常用的一個術語，意思是說「大腸內充滿了排泄物，一直回堵到與小腸連接的地方」。不要與果寡糖混淆了，果寡糖的縮寫也是 FOS，這種碳水化合物也會引起某些體質的腹脹，我們會在第 6 章和第 9 章討論這個議題。

下面我們來一點解剖學的基礎知識。腹脹或腹痛的位置通常與相應位置的臟器有關，因此下面我們有幾張解剖圖，方便了解食物在消化過程中經過哪些內臟，它們又位於何處。對初學者來說，首先可以把腹部分成 4 個區塊，分別是右上、右下、左上及左下。因為模特是面對你的，因此你的左右與圖示的剛好相反。醫師通常用這 4 個區塊來標示患者不舒服的地方。

第 18 頁的解剖圖上，畫出了胃、小腸和結腸的輪廓。我給它們塗上了一些陰影，方便讀者看出它們在身體上的大致位置。首先是胃，讀者可能已經注意到了，它的位置相當高，在胸肋骨下方左側。小腸位於腹部正中央，大腸在外圍：一部分位於肚臍上方，上下腹部的中央，其它部分延腹腔繞了一周，與小腸上方相接。

如果讀者對胃、小腸、結腸究竟在做什麼已經忘記了，下面我們會幫助大家複習一下。後面的章節在解釋腹脹形成的原因時，會有更細節的說明。

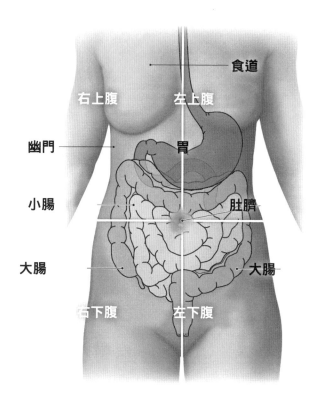

- **食道**：這是吞嚥的食物進入胃部的管道，與食道相接的地方有一組環狀肌肉名為食道括約肌。食道括約肌張開的時候，食物即可進入胃部。

- **胃**：這個食物儲存器官可以混合並液化食物，開始消化食物的第一步。它是藉由胃酸和強烈的肌肉收縮力道來完成神奇的混合效果。從身體外部來說，胃部在肚子的最上方，胸骨下偏左，肚臍之上。

- **幽門**：這個肌肉通道是胃部食物通往小腸的管道。

- **小腸**：食物的消化以及營養的吸收主要都在這裡完成。這裡有多種的酶，有些是小腸分泌的，還有其他器官分泌的，他們可以把食物分解成基本

的組成結構，以便被身體吸收。從身體外觀上來看，小腸位於肚臍的後方下側。

- **結腸**：也就是俗稱的大腸，從小腸進入到這裡有纖維還有無法消化吸收的食物殘留，這是身體無法使用的廢棄物。這裡寄生著成千上萬的細菌，以這些廢棄物為食。大腸細胞可以吸收少量的鹽和水分。這一方面可以幫助身體吸收水分，另一方面可以讓稀爛不成型的殘渣成形為大便。從身體外觀上來看，大腸位於腹部下側，從左側繞上來，一路延伸到肚臍上，繼續往右延伸到右下腹部。

- **直腸**：顧名思義，這段腸子是直的，約 12 到 15 公分，是大腸尾端，排泄物聚於這裡，等待排出體外。

- **肛門**：這裡是收縮力道很前的括約肌，位於直腸尾端，此處肌肉鬆開就是人體排便的時候。你可以自主的收縮它。國小的小朋友可能喜歡稱之為屁眼，好啦，大人也依然這麼說的。

下面的圖示仍然顯示了以上內臟器官，看完它們的功能之後，讀者會看到它們在胸骨、肋骨和腹部的具體位置，以及彼此是如何銜接的。

——— 腹脹小測試 ———

這部分的內容是我和腸胃科醫師艾利克合作完成的。我們提供了一個簡單版本的評估程序，幫助首次來診的患者確認他們到底是哪裡感到脹氣。如果患者來到我的診所，我也是詢問同樣的問題，如果可以確認出是哪個消化器官覺得脹氣，就把可能性縮減到了一兩個。當然 9 個問題沒有囊括所有可能性，只是列出了最常見的。

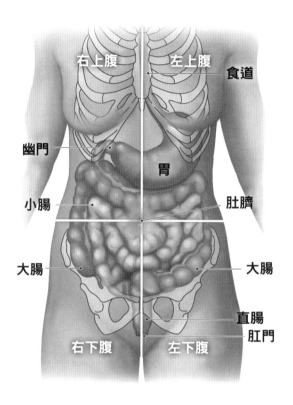

右上腹　　左上腹　　食道

幽門

胃

小腸　　肚臍

大腸　　大腸

直腸
肛門

右下腹　　左下腹

　　　由乳糜瀉和胰臟炎引起吸收不良造成的腹脹沒有收錄在測試當中。這兩種腹脹常伴有其他嚴重的徵狀：嚴重腹瀉（且有惡臭）、肚子痛、沒有減肥體重突然減輕許多，還有無緣故的缺少維他命和鐵。如果符合上述徵狀，請即刻與胃腸科醫師聯絡，在等候就診的時候，不妨參看第 10 章。如果發現與第 10 章所述徵狀不相符合，那麼建議參看第 8 章：小腸細菌過度滋生（SIBO）。

如何使用測試

1. 閱讀每一個問題，勾選與你徵狀相同的選項，如果題目中註明可複選，請不要漏選。

2. 在答題處，有一個或一個以上的圈圈，請全部塗滿。

3. 如果在答案選項中，你覺得沒有一條符合你的徵狀，或者不是很確定，就讓此題空著，而不要選其他類似的答案。

4. 答完之後，計算塗滿的圓圈，找到A到H欄目下所有的圈圈。

5. 看看哪一欄裡頭塗滿的數目最多。找到對應的診斷，以及相關的章節。

6. 如果第一高分對應的診斷章節內容並不十分符合，你可以選擇繼續閱讀第二匹配的章節，以此類推。

7. 如果各個選項的分數相差不大，分佈很平均，也就是說胃部引起脹氣的原因幾乎和腸子引發脹氣的原因不相上下，建議跳到第8章 SIBO。如果看完第8章，覺得也說的不是你，那麼就依次看完高分選項的診斷，並且看一下後方的綜合徵狀，或許也有所啟發。不管怎麼樣，即便有些讀者測驗的結果未必十分清楚，但我希望詳細的內文描述可以幫你縮小可能的原因範圍。

———— 幾種常見的複合型脹氣 ————

最常引起脹氣的原因有10大項，下方的測試是用來幫助讀者找出造成他們個人脹氣主因。不過，這10大原因並不互相排斥，也就是說，造成腹脹的原因可能不是單一的，而且多種原因可能比單一原因還更常見。

這是因為單一的病理原因可能造成消化系統不同器官的徵狀。如果某種脹氣的描述讓你覺得非常熟悉，而你的症狀還不止於此，那麼就要考慮複合型的脹氣。同樣的，如果你在閱讀時找到非常匹配的脹氣原因，卻在使用推薦飲食後，並沒有達到預期的效果，我建議這樣的讀者可以回來重新測試一回，記得沒有改善的徵狀，看看會不會找出其次的第二大原因。

下面列出了幾項複合型脹氣原因，找到對應的章節，看看是不是與你的情形很相似。

- **胃輕癱（GP，第 3 章）和便祕（第 7 章）**：有些時候，控制消化道的神經系統出現了問題，會導致整個消化道運作緩慢。胃部運作緩慢會產生脹氣和其他徵狀集中在上消化道，比方說噁心、胃酸逆流，甚至嘔吐；而腸部運作緩慢引起的脹氣徵狀多在下消化道，比方說放屁、便祕，以及腹絞痛。

- **橫隔膜協同失調（APD，第 3 章）和便祕（第 7 章）**：如果控制在消化過程中收縮和放鬆的平滑肌發生了協同失調的問題，就可能影響到上消化道上游，也可能影響到消化道下游，或者上下都受到影響。有橫隔膜協同失調問題的患者，也有可能因為盆底功能障礙而發生便祕，表現癥狀可能是吃了一點東西或者喝了一點水，腹部就腫脹得好像孕婦，或者排便次數減少，下腹部不適等。

- **乳糜瀉（第 10 章）和碳水化合物不耐症（第 9 章）**：由乳糜瀉引起的發炎症狀通常會讓小腸內襯的絨毛突起受損。因為絨毛的頂端會分泌一種消化酶，幫助吸收某些類型的糖。剛被診斷出乳糜瀉的患者，會發現自己不單對麩質食物過敏，而且對乳製品，或者其他糖類食物產生食物不耐的徵狀，前者是因為暫時缺少乳糖酶，後者是因為缺少其他的酶。

數月無麩飲食，乳糜瀉治癒後，這些徵狀也會消失。

· **便祕（第 7 章）和小腸細菌過度滋生 SIBO（第 8 章）**：如果是因為結腸蠕動遲緩而造成的便祕，也可能這個部分的遲緩會上溯影響到小腸。醫師會安排一些檢查，以確認此情形。而小腸內容物移動緩慢會讓患者容易出現小腸細菌過度滋生的問題，如果患者在嘗試食用益生菌補充劑緩解便祕，那就更雪上加霜。因為服用的益生菌在進入大腸之前，在小腸停留的時間加長了，有更多機會過度滋生出細菌來。

脹氣類別測試

	A	B	C	D	E	F	G	H
例題（不要計入分數）：在嚼食減糖口香糖之後，我的脹氣變得更嚴重了								
是					●		●	●
否	○	○	○	○		○		
1. 脹氣時我的肚子……（在下列選項中選擇一個）：								
很柔軟	○		○		○	○	○	○
像個氣球		○			○	○		
像塊石頭		○				○		○
2. 我感到脹氣的位置在……（在下列選項中選擇一個）								

分散在上腹部（肚臍以上）	○	○		○	○	○	○	○
集中在胸骨正下方			○	○	○			
在下腹部（肚臍以下）						○	○	○
範圍廣泛，位置不定	○	○				○	○	○
3. 脹氣因何而起：（選三項）								
吃下大份量的餐點	○	○	○	○				
從早到晚，一天之內愈來愈嚴重，晚上最不舒服						○	○	
如果感到非常餓的時候進食			○	○	○			
不管何時，進餐之後	○	○		○	○			
和進餐沒有特別關聯					○			
4. 下面食物特別容易引起脹氣感（仔細看每一個選項）：								
喝水		○		○				
由橄欖油和醋調味的大份沙拉	○	○	○	○	○	○		
小盤義大利麵配部分紅醬		○	○				○	○
和麥當勞大漢堡以及小薯條相當的食物	○	○		○				
小份冷凍優格		○					○	○
小份西蘭花蔬菜濃湯（沒有牛奶和奶油）		○			○		○	○

5. 半夜醒來（選擇一項），覺得肚子脹，或者外型上肚子明顯看出腫脹							
是的，就看前晚吃了什麼	○				○	○	○
沒有		○	○	○	○	○	○
6. 感到腹脹時，腹內有氣體：							
是的。腹脹時，我會打嗝	○		○	○		○	
是的。腹脹時，我容易放屁					○	○	○
是的。腹脹時，我打嗝，也放屁					○	○	
沒有		○					
7. 除了腹脹之外，我還有上消化道的其他徵狀（勾選所有徵狀）：							
噁心	○		○	○		○	
噁吐	○		○				
胃食道逆流／心口感到灼燙	○		○	○		○	
沒有胃口	○			○		○	○
易飽（才吃了幾口，就覺得非常飽）	○		○	○		○	
除了腹脹之外，沒有其他消化道徵狀		○			○	○	○

8. 除了脹氣之外，我還有其他的下消化道症狀（勾選所有徵狀）：	A	B	C	D	E	F	G	H
排便次數太少（一週少於 3 次）		○				○	○	
排便時總覺得排不乾淨		○				○	○	
黏糊糊／柏油般的大便，沖不乾淨							○	○
排便非常堅硬，如小硬球或者兔子屎						○	○	
腹瀉							○	○
淡色或者橘色的軟便							○	○
我的排便頻率正常	○	○	○	○	○			
9. 我的腹脹伴隨著下列的疼痛（選擇一項）：								
雖然脹氣很不舒服，但是沒有明顯的疼痛	○	○		○	○	○	○	○
上腹尖有灼痛感			○	○				
整個腹部都非常脹痛			○		○	○	○	○
下腹部（肚臍以下）抽痛		○			○	○	○	○
整個腹部鈍痛		○		○	○	○	○	○
總分	A ☐	B ☐	C ☐	D ☐	E ☐	F ☐	G ☐	H ☐

脹氣類別測試

得分最高的欄目	與以下問題的症狀最接近	相應章節
A	GP：胃輕癱	第 3 章
B	APD：橫隔膜協同失調	第 3 章
C	傳統的消化道問題	第 4 章
D	FD：功能障礙型脹氣	第 5 章
E	吞氣症	第 6 章
F	便祕	第 7 章
G	SIBO：小腸細菌過度滋生	第 8 章
H	碳水化合物不耐症	第 9 章

　　我希望做完測試的讀者，可以找出造成他們腹脹的原因，也就知道該怎麼直到跳到哪些相關章節做詳細的閱讀。那就言歸正傳，我們來一探消化道的祕密吧。

Part 2

上腹部的脹氣——
由胃部引起的脹氣

本章主要討論的是源自胃部的脹氣，
包括胃輕癱、胃酸型腹脹、消化不良、吞氣症，
檢視自己的不適症狀，找出腹脹的主因！

03

胃輕癱與協同失調

我們討論的**第一類腹脹是由胃部不適引起的**。我們知道,胃器官的工作是儲存以及攪拌食物。食物進入口中之後,會在胃部停留,胃部會液化食物,並從叫做幽門的小開口,一點一點推出去。幽門連接胃部和小腸,大部分食物營養的吸收將在小腸完成。胃部是透過肌肉壁的緊縮和放鬆,把胃酸和酶攪拌到食物當中,液化它們。然後這些肌肉壁會把液化好的食物從幽門推出,繼續食物在消化道的旅程。

但是如果管理胃部的神經細胞和其他細胞無法協同合作的時候,就可能會產生胃輕癱或協同失調,這兩個原因都會造成胃部脹氣都發生在進食之後,而且如果吃得愈多,脹氣就愈嚴重。因為這兩種脹氣都是因為胃部充滿食物引起的,因此我就給他們取了個名字:叫做食物寶寶。

———— 胃輕癱(縮寫 GP,胃排空延遲)————

有別於湯類或其他流質類,固體食物是指需要咀嚼的食物。通常固體食物進入胃部之後,會在 2 小時左右排空其中的 65%,若要 90% 清空需要 4 小時。胃部排空食物的時間是由節律細胞來控制的。節律細胞激發因素

有：充滿食物之後伸展開來的胃壁、消化道內的荷爾蒙以及神經網路訊號。但是某些時候，胃部的節律細胞的運作產生了異常，因此造成了胃部（食物）清空的延遲，這種現象叫做胃輕癱（GP）。

胃輕癱很常見，有 2% 的人口受此困擾，其中女性多於男性。多數時候，造成胃輕癱的原因不甚清楚，但是病毒感染是已知原因中大宗，後者稱為感染型胃輕癱。

比方說，吃到有毒食物，或者罹患腸胃型感冒，都會造成胃輕癱。此外，它也是第一型以及第二型的糖尿病的常見連帶徵狀，緣由於長期高血糖對消化系統神經造成的傷害。有些治療藥物的副作業也會造成胃輕癱，比方說非胰島素注射型降血糖藥類，升糖素肽 -1（GLP-1）受體促效劑、降爾糖 Byetta（exenatide）、胰妥善 Victoza（liraglutide），以及易週糖 Trulicity（dulaglutide）。有些手術，比方說迷走神經切除術也會造成胃輕癱。

胃輕癱造成的脹氣

不管胃輕癱引發的原因為何，因此而產生的腹脹徵狀卻是一樣的。這種原因的腹脹並不十分難受，但是患者會覺得腹部飽脹，而且外觀上也看得出來。很多時候，GP 型腹脹在早上的時候不明顯，甚至在早餐之後也不太壞。但是隨著進食數量的增多，到午餐之後，就明顯變糟了。如果習慣吃一頓豐盛的晚餐的話，那麼這就到了最嚴重的時候。

即便是早上，對 GP 型腹脹來說是最舒服的時候，有些病患醒來時還是明顯覺得肚子脹脹的，特別是前一晚吃了高脂肪的大餐，或者吃了宵夜。我的病人曾經這樣形容說，好像食物就「坐在」他們的胃裡，像一個「磚

頭」似的堵著。他們常常會覺得胃灼痛，或者其他胃酸逆流的徵狀，比方說打嗝，或者打嗝時有少量混了胃酸的食物回流到喉嚨中。

GP 造成的腹脹通常胃口都不好，少吃一點食物就有了飽足感。我診治的 GP 型腹脹患者少有飢餓感，他們吃飯的原因只是因為到了用餐的時間。有些病患兩餐之間可以相隔 7 個小時，而沒有飢餓感。有時候，只要早上吃了少量的食物，一整天都會不想再吃東西。有時候，病人都餓得沒力了，同時卻又覺得肚子脹得不想吃。這是因為食物吃進肚子裡到營養被小腸吸收之間有了時間延遲。這段時間血糖含量持續較低。

GP 型腹脹常伴隨噁心的現象，甚至有些人還會嘔吐。嘔吐通常發生在晚上，或者半夜（從睡眠中醒來），或者早上起來的時候。如果吃了牛排屋的高脂肪大餐，或者大量高纖沙拉，或者大桶的爆米花，可能會吐上好幾個小時。胃輕癱型腹脹是幾個伴隨嘔吐現象的腹脹之一。

GP 型腹脹通常不會伴隨大量排氣的現象，也沒有脹氣引起的疼痛。通常病人會說覺得肚子脹，但沒有劇烈的疼痛。

遭受 GP 型腹脹之苦的人，體重可能會有所改變。有些是因為失去食慾，所以吃得較少，體重會在短時間內掉個幾公斤。不過也有極少的例子，體重不減反增。那是因為他們轉而食用容易消化，不容易引起脹氣的食物。比方說，有人感覺到吃完沙拉肚子會脹，所以就去吃了麵包、米飯、馬鈴薯泥或者義大利麵，這些食物在胃部滯留的時間短。但是這樣的飲食會增加每天攝入的卡路里總量，體重隨之增加。

有時候，造成胃輕癱的原因也會影響其他消化器官的問題，在小腸和大腸也造成同樣的遲緩。腸道的吸收消化緩慢，會造成便祕。這種時候，源自胃部的脹氣也伴隨著便祕引起的脹氣。

胃輕癱的診斷

✱ 胃排空掃描

　　如果醫師照病人描述的徵狀，懷疑其患有胃輕癱，通常都會安排一個胃排空掃描的檢查。GES 也被稱為胃顯像，這是診斷是否患有胃輕癱的最好方法。

　　胃排空檢查歷時 2～4 小時，通常需要放射科專業人員的協助，這個檢查是要測出一份標準份量的食物或液態食物，會在受檢人胃部停留多久。用固定時間間隔裡，病患胃部食物殘留占進食總量的比例數值與正常平均值作比對。如果在測試結束時，殘留在胃部的食物比例高於正常值，就可以判斷檢查人患有胃輕癱。胃輕癱也依照殘留食物的多少，分成輕微，中度和嚴重三個等級。

　　開始檢查時，院方會提供小份的食物，通常是燕麥（或雞蛋），配上吐司。食物中混入了少量放射性物質，這樣放射科醫師就可以藉由一種特別的攝影鏡頭來追蹤食物在消化道內的移動。這沒有使用到 X 光科技。這項檢查可以用固體的食物，也可以用流質的食物來檢測其內容物在胃部停留的時間。有可能，某些病患固體食物滯留時間比正常值長，但是流體食物停留時間卻是正常。但是假如兩者都滯留較長時間，通常固體食物遲滯的時間要更長一點。

　　有時候，醫師覺得引發胃輕癱的問題也可能延續到整個消化系統，也就是所謂胃腸動力發生了問題，這樣醫師安排的檢查就不僅僅局限於胃部，而是延伸到小腸和大腸。這項檢查通常需要當天在放射科待上 6 個小時，之後 3 天要回診，每天來特殊攝影鏡頭前來拍一張照。

除了上述的檢測之外，還有其他一些本書沒有提及，儘管不是專為胃輕癱的檢測，但仍可查看其他造成脹氣原因的可能。

✱ 上腸胃道攝影檢查

上腸胃道攝影檢查是用 X 光科技，追蹤流質食物從胃部進入小腸的過程。在這項檢查中，要先吞入含有鋇劑，放射科醫師透過拍攝，觀察食物在消化道內的移動。

這個檢查無法直接篩檢出是否患有胃輕癱，但是對確定患有胃清空延遲的病人，可以判斷是不是幽門造成了上述後果。比方說，幽門開口變窄成為食物延遲進入小腸的瓶頸。如果幽門問題是造成胃輕癱的原因，醫師可以伸展或者擴展幽門開口，治療這一類的胃輕癱。雖然做過上腸胃道攝影檢查的，可能抱怨含鋇劑的味道和感覺，都叫人噁心，有些之後的一兩天還會便祕，但是總體來說，這項檢查並不十分痛苦。

✱ 胃鏡

胃鏡 (全名：消化道內視鏡 EGD)，是醫師使用一根附有鏡頭的管子從病人口腔伸入到食道，進入胃部，可以從內部觀診病人的上消化道。檢查過程歷時 15 分鐘，通常會使用鎮靜劑。

胃鏡並不是用來診斷胃輕癱的，但是有時候在胃鏡檢查中，醫生也會剛好發現病人有胃輕癱的情形。比方說，如果在胃鏡檢查時，發現了病人胃裡頭有前晚的食物，顯然病人就有胃清空延遲的問題。因為通常在胃鏡檢查的前一晚，病人應該停止飲食，這段時間是足夠胃部清空食物的。另一個可能是，在胃鏡檢查過程中，胃部都沒有收縮。這兩種情形，醫師都會建議再做一個胃清空檢查。胃鏡檢查也可以發現道幽門功能是否正常。從幽門進入小腸的食物通路不順，可能是因為過去開刀留下的疤痕，也可

能是已經治癒了潰瘍，癌症，或者是胃結石，未消化的糖果。這些雜物混在一起，堵在幽門口，造成消化道內塞車。

胃輕癱的治療

胃輕癱的治療通常是藥物加上飲食，取決於徵狀的嚴重程度。因為所有治療胃輕癱的藥物都有極強的副作用，醫師通常會建議透過改變飲食來改變徵狀。當然，也可以透過內視鏡來手術治療。

✳ 胃輕癱的藥物治療

胃輕癱的主流治療藥物稱為胃腸蠕動促進素 。 他們透過促動胃壁肌肉的運動，提高收縮頻率，加入胃部清空的速度，減緩腹部脹氣、飽足感，減緩噁心嘔吐，提振食慾。這類藥物包括：甲氧氯普胺，多潘立酮。後者在美國尚未獲准上市，大多使用此藥的病患是從加拿大或海外其他地方購買的。

抗生素藥紅黴素和阿奇黴素也有促進腸胃動力的效果。但是這些藥物很少能夠藥到病除，完全治癒胃輕癱，用藥的同時需要配合飲食改變。

其他抗噁心藥物也可以改善胃輕癱的噁心嘔吐徵狀，但是通常這類藥物無法改善病因。抗噁心藥也稱為止吐藥，雖然會有副作用，但總體來說還是利大於弊。當然也有些病人因為服用止吐藥，胃和腸的蠕動減緩了，卻引發了便祕，讓腹脹更嚴重。

✳ 胃輕癱的飲食療法

首先要說明的是，胃輕癱的飲食療法只能緩解徵狀，無法從根本上治療此病。這是因為，飲食無法加速胃部的收縮頻率，但是吃什麼，吃了多少，內含多少脂肪，多少纖維，可以決定食物在胃部停留多少時間再進入

下一個消化旅程。

選擇質地軟、脂肪含量低、中度纖維含量的食物，少量而科學的吃

回想一下本章開頭的時候，我說過胃部的主要功能是儲存以及攪拌食物。設想一下，胃部攪拌器需要液化食物，然後清空他們，而這個攪動器功能又不太好，雖然持續在攪卻常攪不動，那種食物更容易被攪拌液化？是肉末丸子還是大塊牛排？是煮熟的甜菜還是生甘藍菜？一杯水果泥還是一碗鳳梨？一碗小堅果還是一杯爆米花？一瓢花生醬還是一把花生？

如果胃部不夠強力，進入胃部的食物質地很大程度影響著胃部排空的時間。因此，食物的質地影響著餐後脹氣的程度。如果，進入胃部的食物可以事先拌細了，也就是說食物變得更小塊，特別是纖維變小，他們到胃部就更容易被液化。不妨參考以下建議：

- 用煮熟的蔬菜代替沙拉：咀嚼吞嚥之後的熟食到胃部遇見胃酸更容易拌勻。
- 生食的水果，選用熟軟且無皮少籽的。
- 食用水果、葉類蔬菜，以及有皮有籽或者質地較粗的食物，不管是生的還是熟的，大塊狀的都叫人「消受」不了，不如煮成湯，或者打成濃湯或果汁。
- 享用全穀物食品時，選用全穀物粉製作的片狀，沖泡型的即時燕麥，或者用全穀物粉製作的派餅或鬆餅，或者用全穀物粉製作的吐司及三明治。這些都比直接食用大麥、燕麥和小麥胚芽要容易消化。
- 如果全穀物讓你覺得脹氣難受的話，可以選用低纖的精製穀物或者低纖的碳水化合物，這類食品包括白米飯、義大利麵以及白麵包。

- 豆類、堅果類磨成泥狀，而不是連皮整個吃下去。

- 用花生醬或者其他果醬，取代堅果或者什錦乾果

- 採用柔軟低脂的蛋白質，比方說雞蛋、魚肉、甲殼類海鮮、豆腐以及低脂牛奶，取代牛排豬排羊排等高脂肪、很有咬勁的肉類。

- 食物切小，細嚼慢嚥。

　　本書的 12 章會更詳細探討針對上消化道問題的溫和飲食，列出了最容易消化的食物，最不容易消化的食物，以及最妥當的食譜，這都會協助改善由胃部不適引起的脹氣。你也可以翻過去，先睹為快。

　　除了食物的軟細粗硬的結構之外，吃了多少量也對胃輕癱的患者關係重大。把三餐的量分成四次吃，會讓腸胃舒暢許多。儘管過去的醫學曾經建議胃輕癱患者少量多餐到一天用 6 至 8 次餐，但就我經手的病人來說，少有胃部不適的可以一天超過 5 餐的。那是因為即便是小份量好消化的食物，他們的兩餐之間至少需要間隔 4 小時，胃部才能把內容物排空。

　　因此如何安排用餐時間對 GP 患者來說，也是很重要的一個方面。我強烈建議，如果可以在早晨醒來之後，就吃點什麼，那是最好的。這可以在一天有限的時間裡，多加善用胃部寶貴的空間，不至讓胃部食物累積，也就不會惡化胃部引發的脹氣了。比方說，你 6 點半起床，就不要等到 10 點半再吃早餐，因為前一晚你的胃已經「搬空」了食物，早餐正是一個補充身體營養的好機會。此外，大多數人在早上的食慾通常比較強，一天下來會慢慢變弱。

　　如果一早起來，就覺得腹脹噁心，甚至發生了嘔吐，可能是前一天的晚餐份量太大，或者用餐時間太晚。有這種情形的，盡量在睡前的三四小時不要再進食，而是選在早一點的時候用餐，也可以在早一點用餐時略微

增加餐量。還有一個辦法就是在晚餐前，吃一個小點心，這樣晚餐就可以減少餐量。

給胃輕癱患者的用餐時間建議：

早餐：6：30～8：00

午餐：11：00～12：00

點心：13：00～14：00

輕晚餐：19：00～20：00

如果喜歡餐後吃甜點，用甜點的時間最好選在晚餐之後，比方說9點左右，而不是在睡覺之前。這樣可以減少躺下時的胃食道逆流，以及噁心。低脂飲品和磨細的食物，要比堅硬的食物好。推薦的食物有：一杯熱可可，170ml的低脂優格或優酪乳，少量水果泥或者冰沙，零脂肪的冰淇淋或者冷凍優格，蘋果醬，零脂肪布丁，還有果凍也不錯。12章羅列的更詳盡的推薦食物。

如果食用上述推薦的食物，並且在兩餐之間也相隔了適當時間，依然感覺腹脹，下面還有幾招可以用。有一招我的門診病人使用過，效果很不錯，那就是一餐固體食物，一餐液體食物交叉食用。因為固體食物需要較長時間清空，這時下一餐來一道湯，或者果泥，這可以加速前一餐固體食物在胃部停留的時間，為下一餐固體食物清場。比方說，早餐吃了雞蛋或者吐司，中午就來一道湯吧。當然，你也可以從一道液體食物開始一天，比方說加了蛋白質的水果泥，之後中餐就吃固體食物，半個土雞三明治，一小片蒸熟的胡蘿蔔，以此類推。

如果一日三餐無法滿足你的營養需求，無法維持你的體重，而四餐又讓你感到脹氣，那麼可以嘗試回到一日三餐，之後在餐間補充加強營養的

飲品,來補充身體所需。

　　不少胃輕癱的患者依然喝很多水,或者茶來補充身體水分,可是其實他們可以在珍貴的胃容量中多納入營養食物。我們可以在用來補充水分的飲品中添加營養成分,比方說富含蛋白質的椰子水、咖啡飲料、加了水果口味蛋白粉的水,或者液態代餐以及營養蛋白飲品(比方說,Ensure Clear, Boost Breeze, Isopure),在一天之中可以補充這些營養飲品。這些飲料也可以放在冷凍箱裡,做成冰沙,在餐間食用,補充養份。

　　雖說凡事皆有例外,但通常來說,胃輕癱是不會不治而愈的,病人會發現他們的徵狀時好時壞,總體來說是漸漸加重的。因此,如果在採用針對胃輕癱患者的飲食建議,並覺得有所改善之後,可能就得長期照規矩吃喝的打算。

✱ 對糖尿病患來說控制血糖很重要

　　不管是一型還是二型的糖尿病患,血液含糖過高,也就是所謂說高血糖都會減慢胃部清空食物的速度。一次急性發作,血糖只要高於 200mg/dL(對比數據是,餐後一小時正常血糖值是:155mg/dL,餐後兩小時的正常數是 140mg/dL),就會對胃部清空食物產生影響。之所以出現突發性高血糖值可能是因為糖尿病患忘記準時吃藥,或者劑量弄錯。即便準時準點吃了標準劑量的藥物,還有其他許多可能,一杯果汁或汽水,聚餐時多吃了幾塊點心,或者萬聖節的晚上偷吃了孩子的糖果,感恩節的時候多用了甜茶、點心、馬鈴薯泥、火雞餡料、蔓越梅果醬、胡桃醬,都會讓血糖一路飆高。為了避免這樣的情形發生,記得在食用甜點甜品的時候,要配合食用含蛋白質和脂肪的食物,這可以幫忙減慢血糖升高的速度,並且不要忘了留意食物以及糖份的總攝取量。

✱ 避免過度使用不必要的藥劑和補充品

　　有胃輕癱問題的朋友，除了醫師建議的營養補充劑之外，不要補過頭。因為雖然這些營養補充對身體不無小補，但是這些草本補充劑，或者代餐營養補充劑不會減緩胃部清空的速度。這是因為這類藥物通常都有膠囊外衣，需要更多時間在胃部消化。「緩慢釋放」（藥效）的藥物造成的問題更嚴重，因為他們的膠囊外衣即便處在胃酸的環境下，也很難分解。很多類似的藥物會在幽門處形成瓶頸，更會嚴重阻斷胃容物的清空。胃輕癱患者也是藥物糞石的高危險群，儘管這種結石不普遍。形成原因主要就是未分解的藥物堵在幽門處，食物開始大塞車。這會引起嚴重的噁吐，需要住院解決。

　　如果醫師診斷你是需要每天外加維他命和其他營養補充劑的胃輕癱患者，那麼尋找液狀、嚼片、舌下含片、軟糖狀、粉末狀，或是其他可以溶於水中吞服的。其實兒童的食用維他命是個不錯的選項。還有一個辦法就是在早餐中添加維他命和礦物質，比方說食用中度或者低纖維含量的麥片（美國品牌的有：Cheerios、 Corn Flakes、 Kix、 Chex、 Crispix，以及Rice Krispies），或即溶的燕麥、五穀粉或玉米粉。請留意，這類的有機早餐是不需要另外添加維他命或其他營養補充品的。

✱ 胃輕癱的手術治療

　　有些嚴重的胃輕癱患者，即便配合藥物，改變了飲食習慣並且補充了營養飲品，依然無法滿足身體最低的營養需求，醫師就會建議手術治療，這樣的案例非常少。下面幾個是醫師可能會建議的方案：植入式神經刺激儀，這個儀器會幫助胃部有規律的收縮；另一種是空腸造瘻手術，就是另建一個直接把營養物輸入到小腸，跳過上消化道；幽門擴張或者移除手術，

以免這裡成為食物進入小腸的阻斷；另一個方法是透過內視鏡注射病毒桿菌，放鬆幽門處的括約肌，方便食物通過。醫師會協助病患了解，他們是否適合採用上述的手術治療。

實際個案

珊莎的兩難：上消化道下消化道，無法兩面俱到。

珊莎，女性，24 歲，是個高個子的運動型女孩。但是她從小就有便祕的問題。因此，她盡量食用高纖食物：早餐食用高纖餅乾，中午吃甘藍菜沙拉，下午鷹嘴豆泥配生胡蘿蔔，晚餐是加了漿果的高纖麥片。這份高纖食單讓她如廁正常，輕鬆解便，每天至少一次，有時候還不止一次。

可是 2 年前，她的胃出了一點小問題，此後，珊莎突然開始感到腹脹，餐後想反胃，有時候還真的吐了。其中有兩三週症狀完全消失，再之後，她變得更嚴重了，晚餐後嘔吐，一週可能出現 4 次。這時珊莎開始看腸胃科醫師，做了上消化道內視鏡檢查，又做了大腸鏡，檢查結果都正常。第二位腸胃科醫師給她做了（尿素）呼吸測試，想判斷是不是細菌過度滋生（參見第 8 章），化驗結果也是正常。但是還是給她使用了抗生素，並且建議她開始低 FODMAP 飲食（全稱為 fermentable oligo-di-monosaccharides and polyols，即可發酵的寡醣、雙醣、單醣及醣醇飲食，詳見 13 章）。可是珊莎依然不見好轉，依然脹氣、噁心，還有嘔吐。

珊莎求助於第三位醫師。這位醫師認為她是胃食道逆流，開了

氫離子幫浦阻斷劑（proton pump inhibitor，簡稱 PPI）。新藥改善了噁心嘔吐的狀態，但是她依然感到脹氣，一週可能嘔吐一兩回。這時她開始使用一個軟體來記錄她的飲食和徵狀，最後找上了我。

我請珊莎分享從脹氣嘔吐最嚴重的時候開始的飲食紀錄，很快就發現了一個規律，在徵狀嚴重的那幾天，她的中餐幾乎都是沙拉加上大份量高脂肪的午餐，4 小時的餐間間隔，她再用了一份點心。晚餐對徵狀的影響不大，關鍵是中餐，因為每回中餐之後，她就開始感到脹氣、噁心和嘔吐。

我開始懷疑珊莎健康的高纖午餐可能是讓她的胃清倉緩慢的原因，而她嗜好的高脂肪更是原本就不強壯的胃負荷不了的，所有食物停留在胃部的時間更長了。記得我們在一開始就說過吧，脂肪和纖維都會拉長食物在胃部停留的時間。因此，若下午再食用點心，原本就未能將食物液化的胃，遭受到了「食物寶寶」的襲擊，這讓胃的主人有一波噁心想吐的感覺。

安排了一個胃部排空過程的檢查之後，醫師確診珊莎患有胃輕癱。我推薦了中度纖維質的胃輕癱溫和飲食組（詳見 12 章），並且鼓勵珊莎把生菜、高纖餅乾和增纖燕麥分開來吃。我建議一天三餐採用低脂肪食物，外加一份點心，餐間間隔 4 小時。我還提議說，盡量從熟透水果、去皮水果盒、即時燕麥或者糙米等質地較軟的全穀物，以及煮熟的蔬菜或者菜湯中獲取纖維質。

珊莎在採用了胃輕癱的溫和飲食之後，腹脹、噁心和嘔吐的徵狀在數週之內，都得到了緩和。只要她可以控制自己，選擇我推薦食單上的物件，當然出差的時候略為困難一些。但是她很快就發

現，她的宿敵便祕又找上門來了。減少了纖維量，讓食物略微精緻一點，緩解了她的脹氣和噁心，但卻增加了她排便的困難，一天一次的變成了隔天一次。有一天，她跳躍了幾下，更讓她放了許多屁。珊莎的上消化道和下消化道對食物的需求不相同，似乎很難做到兩面俱到。

珊莎的腸胃科醫師和我一起努力，想要找到一個平衡點。她的醫師嘗試了不同形式不同劑量的鎂鹽瀉藥（詳見第 7 章和第 14 章），直到找出其中一款最適合於她的。而我幫忙找出最容易消化的水果以及蔬菜，其中有梅子汁加冰沙，煮熟的甜菜沙拉，還有蔬菜酪梨漢堡。和其他許多慢性胃輕癱患者一樣，珊莎必須找出最適合自己的正餐和點心，以維持身體的健康。

對食物的限制時常讓珊莎覺得挫折，這時她就想放縱一下，想吃什麼就吃什麼，好像她變回了「正常」人。可是每次這麼做的時候，她就要付出極大的代價：脹氣、噁心、嘔吐。但是大多時候，她都可以管好自己的口，維持身體在一個舒服的狀態。珊莎的醫師也提供了她促進腸胃蠕動的藥，讓她可以吃想吃的，不受限制。但是珊莎說，她寧願透過飲食來維護身體。也許未來哪天她經不住誘惑，到時再用醫師的方法吧。

── 橫隔膜協同失調 ──

協同失調是指原本應該協同動作的肌肉發生了異常。這可能是因為神經信號失誤而引起的。有好些協同失調也會對消化系統產生影響。有一種非常有特徵的脹氣，病源在肚子（其實嚴格說來，應該說是小腸），叫做**「橫隔膜協同失調」，簡稱 APD**，我們下面就來討論這種類型的脹氣。

斷食的時候，空的胃部才只有拳頭大小。但是胃部也極強的伸展能力，可以裝得下許多的食物，最多一次可以容得下 1 公升。當胃部因為食物充滿而擴張的時候，位於腹腔頂端的肌肉，也就是橫隔膜，裡應抬升起來，給腹部更大的空間。這時腹壁上的肌肉也應當放鬆，以容納變大的胃部。

所謂的 APD 就是指當胃部和小腸充滿消化物需要空間擴張時，橫隔膜非但沒有抬升，甚至還壓迫到了胃腸。這時，就讓腹壁肌膨脹到極致。這種時候，即便吃了很少量的食物，比方說一個麥片棒，腹部卻飽脹得好像塞了感恩節大餐一樣，朝外突起的腹部好像孕婦肚。

APD 比較好發於曾經罹患過焦慮症和憂鬱症的人群。雖然男性女性都有可能感染，但看似年輕女性的發病機率更高一點。也就是說，曾經有過進食障礙、遭受性虐待、嚴重焦慮症和其他情感創傷的女性，比其他人更容易罹患 APD。有些 APD（並不是全部）也伴有骨盆底肌肉的失調，容易便祕，排氣困難，大便時需要身體前傾或非常用力。這是因為排便時需要腹壁用力，把廢棄物排出肛門，而過於鬆弛的腹壁無法維持某個程度的壓力。骨盆底肌肉的失調造成的便祕問題我們在第 7 章會有詳細的討論。

「橫隔膜協同失調」的腹脹是什麼感覺？

APD 腹脹的外觀很像孕婦肚。通常，脹氣的位置在肚子的上方，胸肋下方的三角區是鬆軟的，圓圓飽飽的肚子很像有喜了，就像懷了「食物寶寶」。肚子並不十分的緊實堅硬。

APD 的另一個特徵是有些病人在腹部會出現一道凹痕，位於胸骨和突出來的肚子之間。在我們的臨床中，通常在年輕且消瘦的女孩身上看到。她們拿出餐後腹部凸起的自拍照，我們看到在她們瘦削的身體上不相稱的孕婦腹以及腹部上方的凹痕。

APD 的另一個非常特別之處在於，哪怕喝了很少的水，或者吃了極少量的食物，也會引起脹氣。不管什麼，固體的食物、液體的水，甚至氣體，只要進入到胃部和小腸，就會造成腹脹，當然腹脹的程度與吃了多少，喝了多少，還有吃的是什麼，關係都很大。大份量的高纖食物自然要比容易消化的簡餐製造更嚴重的脹氣。大部分 APD 的病人對病徵的描述是不太舒服，讓人覺得沮喪，但並沒有非常難受。

「橫隔膜協同失調」的診斷

如果懷疑自己可能患有 APD 型的脹氣，可以在腹部腫脹得最厲害時，拍一張照片，帶給腸胃科醫師看，這對診斷有相當大的幫助。因為來看診的時候，你可能沒有脹氣的徵狀，若少了照片，醫師就很難評估，覺得那不過是一個常見的抱怨，但是如果一張腹部凸在外頭的照片，那就不同樣。

✳ **門診檢查**

通常來說，醫師的門診檢查通常就可以診斷是否患有 APD 型腹脹，

而不需要化驗報告之類的。他們會觸診突起的腹部，這類脹氣的肚子是鬆軟的，也就是說，表面看起來非常突在外頭，但是裡面並沒有很多的食物或者氣體充脹其中。醫師可能會要求患者拍下不同時間的照片，比方說早上醒來的時候，早餐之後，或者晚一些的餐點之後，他們會仔細比對這些照片。也可能會讓患者在診間喝少量的水，看看少量的液體會不會引發腹部立即且嚴重的腫脹。

✳ 肛門直腸壓力測試

肛門直腸壓力測試是用來評估骨盆底肌肉功能的，這部分的肌肉負責排便，這項測試也可以用來診斷有沒有罹患 APD。肛門直腸壓力測試的過程是，胃腸科醫師先把一個頂端帶有球囊的細導管放置到病患的直腸末端，導管上有感應器可以感受壓力。往導管內加入少量空氣，使球囊膨漲，醫師會在不同時間點要求病患放鬆或收緊骨盆底的肌肉。在這個過程中，儀器會紀錄相關的神經以及肌肉，以判斷他們協同合作是否正常。

有些醫師在做肛門直腸壓力測試時，還會多加一個步驟，他們會紀錄從充入少量氣體直到病患忍受不了，用力排出氣體之前，腹圍增加了多少。有些醫師只需把手放在病患腹部，就可以感受到腹脹的程度。與我合作的醫師們，他們通常用一個捲尺來測量病患腹圍的變化。因為正常人應該是沒有什麼改變的。並沒有一個數據，說究竟多少才算 APD，這完全是每位醫師的臨床經驗。所以，若能找到一位有經驗的醫師，對 APD 的診斷是極有幫助的。

「橫隔膜協同失調」的治療

APD 尚未有許多的研究資料，因此也沒有一個金科玉律的標準療法。

每個個案的療法也有所不同，通常是醫藥、飲食還有理療，多方結合。

✱ 「橫隔膜協同失調」的醫藥治療

1. 表面活性劑類藥

不管什麼進入胃部，包括食物中的氣體或者吞嚥下去的空氣，都會引發 APD 型的腹脹，如果有一種藥物可以把大氣泡變成小氣泡，就可以緩解腹脹的徵狀，這類藥物稱為表面活性劑（也稱介面活性劑）。像 Phazyme 或 Gas-X 之類的非處方藥都會有所幫助，餐前吃比餐後吃效果更好。

少量的氣體就意味著較少的飽脹感，腹部就不會突得那麼嚴重。而且表面活性劑不會吸收到血管中，他們只停留在消化道。因此非常安全，即便長期使用也不會產生抗藥性。我的許多 APD 患者，他們在每餐飯前都先食用此類藥物。

2. 調節神經的藥物

APD 是一種因為錯誤的神經信號而引起的腹部腫脹。因此如果某些調節神經的藥物可以阻斷引起腹部肌肉鬆弛的誇大神經信號，就對會 APD 的病人有所幫助。這一類藥物包括治療腸躁症以及治療消化系統功能其他障礙的藥物，部分的抗憂鬱藥物以及神經藥物。說來矛盾，有些肌肉鬆弛劑，比方說貝可芬（baclofen），也可以有所幫助。但是這類藥物通常都有副作用，因此用藥之前請諮詢醫師的意見。

3. 物理治療和肌電圖檢查

一種結合生物反饋（也稱為肌電圖檢查，EMG）儀器的物理治療，可以用來訓練 APD 患者較弱的腹壁肌，重新「調教」涉及消化過程的肌肉和神經。肌電圖檢查過程中，專業的治療師會把儀器上的感應頭連接到受訓者腹部的肌肉上，然後讓受訓者做一系列的收縮和放鬆相關的動作。當受

訓者聽從治療師的指示時，肌電圖會繪製一些圖表，或者製造某種聲音，比方說嗶嗶聲，把肌肉的無形運作變成有聲的有圖像的，受訓者自己可以觀察的。

這時你的理療師會指導你做不同的動作，腹部作收縮，旨在增加肌肉的收緊時的力道。如果達到一個理想值，圖表或聲音方面都會有所顯示，這樣就提醒你怎麼做是對的，你可以重複同樣的動作，直到你掌握了其中的技巧。以後你就可以在家做同樣的練習，幫助肌肉恢復放縮效果。

✳ 「橫隔膜協同失調」的飲食

APD 的飲食並不能治療其根本，也就是說肌肉的反應是無法透過飲食來改變的，但是可以幫助患者改善脹氣和腹部腫脹。

聰明的吃，讓胃部不緊繃

許用質地柔軟的食物，每次少量吃，取代一次食入大量的難消化食物，同時飲料也小口喝，不要暢飲，可以減少胃部肌肉的拉伸，降低腹脹的幅度。若能把飲料和固體食物以及點心分開食用，那也會有幫助。

比方說，早餐可以用 2 小時來吃完，一次咬一小口，再啜一小口的咖啡，讓胃一點一點消化。午餐前一兩個小時，可以小口小口慢慢喝茶，或是其他飲料，然後開始用 2 個小時的時間消化中等纖維量的三明治或者壽司。下午或許可吃一個小點心，一根香蕉或一小瓶優格，休息一下。再緩慢食用晚餐。（你可以在用餐中途休息一下，然後再回到餐桌上，而不是坐在餐桌旁一兩個小時。）

這樣緩慢進餐，可以讓胃不會覺得太餓，因為如果餓過頭，我們是很容易快速大量的進食，對 APD 患者來說，這就會造成嚴重的脹氣。

如果飲食不正常，不管是限制飲食，還是過度飲食，都會造成脹氣的

惡化。我的病人當中不少人是嚴格控制攝入卡路里的，他們就會狂灌零卡路里的飲料，或者吃下去大量生蔬菜。這會讓 APD 患者的腹部突起更嚴重，因為這些食物下去消化道要很長時間才消化得了。

過度飲食也是一樣的，大量食物進入腸胃之後，一時之間肚子突起更大了。長期暴飲暴食的還會把胃壁細胞「調教」得一遇見肚子脹，胃壁就鬆弛了，以致即便是正常的餐量，胃部也過於膨脹。雖然物理治療可以幫忙加強這些肌肉，維持正常，但是如果戒掉暴飲暴食的習慣，也是根本上的解決。

「橫隔膜協同失調」推薦餐點及用餐時間

6：30 ～ 7：30：在這 1 小時的用餐時間裡，可以小口喝咖啡或茶

8：00 ～ 10：00：用 2 個小時的時間慢慢享用早餐

10：30 ～ 12：00：補充水分

12：30 ～ 14：30：用一兩個小時的時間，享用小份量的午餐

15：30 ～ 17：00：補充水分

17：00：選用小份量，質地較軟的點心

18：30 ～ 20：30：用一兩個小時的時間享用小份量的晚餐

上一章推薦給 GP 的溫和飲食（詳見 12 章）都具有減少胃部伸展幅度和加快內容物排空速度的功效，這兩方面都可以幫助控制 APD 型的腹脹。與 GP 推薦食單不一樣的是，APD 的食物要稀軟一點。看完這一章，可以直接跳去 12 章，查閱更多飲食建議。

改變食物種類，減少每回進餐的量，可以很大程度改善 APD 型的脹氣。此外，腸道產生的氣體也會造成腹部誇張的突起，有人發現可以控制易發酵食物的攝入，比方說豆類、甘藍菜以及高纖能量棒，對 APD 型腹脹

來說，也是很有效的一個辦法。

　　如果你是 APD 患者，而且感覺到腸道產生氣體的食物是造成你腹脹的元凶，那麼就把你日常飲食的清單和 13 章列出的 FODMAP 食物作一個比較。如果發現其中許多都是列在高 FODMAP 區的，那就嘗試把他們換成低 FODMAP 區的食物，看看有沒有很大改善。

04

典型的消化不良：
胃酸型脹氣

雖然大多的腹脹是一種慢性疾病，但也有些是偶發型的。胃酸型脹氣就是其中的一個，某類體質的人發生下列情形之一，就容易引發胃酸型脹氣：

- 兩餐之間相隔時間太長，餓得太久。
- 一次吃太多，或者食物中脂肪過高。
- 喝酒，特別是空腹喝酒。

有時病人難以辨認出以上的誘發原因，多半是因為同樣的情形，有時會產生胃酸型脹氣，有時候卻又沒事。若知道這一點，常常警覺避免誘發原因，就可以減少這一型的脹氣。

──── 典型的消化不良 ────

消化不良說來並不是一個醫學上的診斷，而是我們在吃完東西之後不舒服的徵狀。而脹氣是諸多消化不良的徵狀中的一個，其他我們以後再說。通常消化不良是由其他的疾病引起的，比方說胃炎（胃粘膜發炎）、胃潰瘍、裂孔疝氣，以及胃酸逆流。由消化不良和胃酸逆流引起的脹氣我一起通稱為胃酸型脹氣。如果沒有一項特別的病因，卻有消化不良的症狀，醫

師就會稱之為功能性消化不良（詳見第 5 章）。

通常飲食過量、高脂肪飲食、或者吃得太快都容易產生消化不良的狀況。若在此之前，再空腹喝酒，那就更容易引起腸胃不舒服了。

典型消化不良引起的脹氣

典型的消化不良引起的脹氣發生在剛剛用餐之後。如果餐量過大，或者餐點高脂肪的，或者與上一餐間隔了很長時間（比方說沒吃早餐，要忙到中午或者更晚，才吃了第一口食物），都是引發誘因。若要消化不良的人自己來說一下感受，他們會覺得肚子好像打滿了氣的球，多數時候伴隨著打嗝的現象。有時候打嗝是少量胃中的食物翻上來，但是大多數人的感覺是極少量的食物回到口中。這種肚子充滿東西的飽脹感是很不舒服的。患者通常會覺得整個腹部都脹大了，明顯可見，通常脹的感覺來自於腹部頂端，緊靠在胸骨的地方。

典型消化不良引起的脹氣通常伴隨的胃酸逆流，胃酸逆流的感覺是胃灼燒、噁心、喉嚨痛，嘴裡有一股酸味，或者一種金屬味。如果胃部感到灼痛，那麼脹氣就不僅僅是吃得太飽，或者肚子有點不舒服，而是非常難過了。極少數的病人伴有嘔吐。

典型消化不良的診斷

雖然消化不良本身並不是一個門診時可以看到的徵狀，但是許多醫師在問診之後，就可以判斷病人是否消化不良了。

✱ 上消化道內視鏡檢查

我們在第 3 章說過，上消化道內視鏡就是腸胃科醫師把一個附有鏡頭

的管子從患者口腔伸到食道，再進入胃裡，以便檢查患者上消化道內部。檢查大約 15 分鐘，而且會在施用鎮靜劑下進行。醫師使用上消化道內視鏡，可以檢查患者的胃部有沒有發炎、有沒有潰瘍，並看看胃酸有沒有傷害食道或者胃。醫師也可能在這個過程中做組織取樣，以確定病患有沒有感染到幽門桿菌，這種細菌也會引起消化不良的反應。

✱ 呼吸或者糞便測試幽門桿菌

上節最後提到測試幽門桿菌感染，有時醫師也可以使用非侵入的療法，比方說呼吸測試或者糞便檢查，看病患體內有沒有幽門桿菌。如果測試結果是陽性的，醫師將會使用抗生素，看看症狀有沒有改善，而不是一開始的時候就使用侵入性的檢查。如果脹氣是由幽門桿菌引起的，使用抗生素之後就會有所好轉。但是若完全根除了幽門桿菌，長期來說又會造成胃食道逆流的加重。這還真是一個兩難，因為在臨床上，除非有其他原因，我們不會想主動把幽門桿菌趕盡殺絕。通常，我們會建議調整飲食，或者用非處方籤藥物，都沒有效果的時候，我們才來對付這個神奇的細菌。

做非侵入的呼吸測試需要空腹。醫師會讓患者服用一顆含尿素的藥丸。測試時間為 15 分鐘，過程中患者對著一個試管呼氣。檢驗醫師會分析試管裡患者呼出的空氣。如果感染了幽門桿菌，其中就會出現端倪。過去曾經用血液測試來檢驗幽門桿菌，現在這個辦法不用了，因為無法判斷是目前遭受感染了，還是過去曾經感染過，眼下卻已經痊癒了。

典型消化不良型脹氣的治療

✱ 醫藥治療

消化不良引起的脹氣，很多處方藥物和非處方藥物都有不錯的療效。

✳ 制酸劑

制酸劑在藥房就買得到。對於胃酸型的脹氣制酸劑快速有效，只是效果來得快也去得快。制酸藥的藥理是中和胃酸，並且引發患者打嗝，排出腸胃道的空氣，減少腹脹的壓力。

市面上制酸劑的選擇很多。TUMS、Rolaids，以及 AlkaSeltzer 胃酸嚼片等碳酸鈣嚼片都是不錯的選擇。對缺鈣的女性來說，這還真是一劑兩補。老式口香糖 Chooz，也有制酸效果，我的某個年齡層的患者不乏這款老式口香糖的始終粉絲。

除了嚼片的選擇，用喝的液體制酸劑也不錯，液體制酸劑通常含有氫氧化鎂或者氫氧化鋁，也可能同時含有兩種成分。Gaviscon，Maalox 和 Mylanta 都是不錯的的制酸劑口服液。後兩種產品還含有一種西甲矽油的成分，可以破除氣泡，本身就有緩減脹氣的作用。不過，腎臟功能不好的患者，含鎂的抗酸劑不便服用。

碳酸氫鈉（也就是俗稱的小蘇打）也是一款有效的制酸劑。把小蘇打加入水中，就是一款自製的制酸劑，但不適宜於幼童。混合的比例是1/4 茶匙的小蘇打和一杯水。此外，我可舒適發泡錠（Alka-Seltzer）中含有碳酸氫鈉和阿斯匹靈，除了制酸之外，也可緩解疼痛。但是對阿斯匹靈過敏的，以及長期把非類固醇抗炎藥當作止痛藥使用的患者，卻不是一個好選擇。

另一種常見的制酸劑稱為次水楊酸鉍（bismuth subsalicylate），除了可以治療上消化道的不適之外，還可以緩解腹瀉，市面上有兩種：Pepto-Bismol 和 Kaopectate。這類藥物中的活性成分可以會讓糞便變成黑色的，如果服藥後一兩天有黑便情形，不用擔心。但是若對阿斯匹靈過敏，就該

避免此類藥物。

✱ 組織胺阻斷劑（H2 阻斷劑）

有一組名為組織胺阻斷劑，簡稱 H2 阻斷劑的藥物可以干擾刺激胃酸生成的組織胺，此中比較常用的有法莫替丁（Pepcid）和雷尼替丁（Zantac）。雖然上一種制酸劑是幾分鐘就見效，組織胺阻斷劑卻要 30 分鐘才開始起作用，但是一旦發生藥效之後，可以維持長達 10 小時，而不是短短 1 小時就消失。容易產生胃酸過多的體質，可以提前服用，比方說前一天睡前或者早上進食之前。組織胺阻斷劑可以和制酸劑一同使用，一個立即見效，一個藥效長久，互相補足。相較於我們下面要介紹的 PPI 抑制劑，使用組織胺阻斷劑有比較少的長期副作用，因此是不常發生消化不良患者的推薦用藥。

✱ 氫離子幫浦阻斷劑：PPIs

如果病患長期消化不良，又被診斷出有胃食道逆流，醫師可能會建議使用一個種名叫氫離子幫浦阻斷劑（簡稱 PPI）的藥物。這類藥物的分類英文名字都是以 prazole 結尾，市面上的 Prilosec，Nexium，Prevacid，Aciphex，以及 Protonix。PPI 降低胃酸的藥效遠比組織胺阻斷劑更強。對於時常發作且嚴重的胃脹氣很有療效，不過若是吃了大份的牛排餐，飯後又抽了一根雪茄，那個腹脹可是 PPI 也組斷不了的。

對沒有胃食道逆流的脹氣患者來說，用氫離子幫浦阻斷劑實在是有點殺雞用牛刀。因為比起其他胃酸抑制劑來說，這個藥有很多負作用，他們並不是治療胃酸過多的理想一線藥物。如果規律使用了 PPI 一段時間之後，要停止使用反倒會有些問題。突然停藥更會產生戒斷症候群。長期使用 PPI 的另一個問題是造成骨質疏鬆，如果用藥時間超過數月，就需要補

充鈣質以及維他命 D。此外，還會讓患者容易發生小腸細菌過度生長（簡稱 SIBO）的問題，我們在第 8 章會有詳細討論。

不過對胃食道逆流的患者來說，儘管有這些問題，比起胃酸逆流引發的食道癌，PPI 依然是利大於弊的。只是對於沒有胃酸逆流問題的，我們建議用適時的 TUMS 抗酸鈣片和適當飲食來改善腹脹症狀。

典型消化不良腹脹的飲食

飲食的改善對消化不良引發的胃酸型脹氣具有極大的影響。如果您的脹氣是屬於這一型的，那麼飲食的小改變，可以免除用藥的困擾。改變飲食的目的就在不要讓胃太餓，也不要胃過飽。

因為胃過分飽脹的時候，問題就來了。因為過飽，就需要更長時間來清空，而這個過長的時間又容易誘發胃酸逆流的問題。如果胃中的食物含有高脂肪，更讓區隔胃部和食道之間的肌肉鬆弛，讓胃酸容易逆流到食道，造成胃灼痛，讓脹氣問題更加嚴重。

但是就我的臨床實踐來說，過餓也會是一個問題。「一個空著的胃就是一個過酸的胃」，這句話我對患者重複了上千遍。只要兩次進食時間隔得過久，是「確保」發生胃酸型脹氣的法條之一。在餓了很久之後，終於開始有食物進來了，這下不管吃了什麼，胃都會做出超過的反應：脹氣、打嗝、過飽的不舒服感、尖銳的疼痛，或是其他。如果在空腹很久之後，一開始吃的是大份沙拉，脹氣不舒服要比其他容易消化的柔軟食物更嚴重許多，因為為了消化沙拉胃部分泌了更多的胃酸。

✳ 每隔 3 個小時來份小點心

避免過飽或者過餓最好的辦法就是常備一些小餐點，或者其他小零

食，用餐三到四小時之後，就適當補充一些。用餐間隔最多不要超過 4 小時。除了平緩腸胃之外，也可以控制飢餓的程度，免得下一餐吃得太多。盡量平均飲食，也就是說一整天下來，每一次餐點的量都相差不要太多，避免晚上吃得比早上和中午多太多。

　　基於以上原因，可以設法讓小點心更有品質。比方說在午餐和晚餐之間只吃一根香蕉，可能對飢餓程度的控制沒什麼大幫助，同樣也禁止不住晚上來頓大餐的衝動。若想到晚上一餐吃太多對身體的影響，聰明患者大概就不像我的病人那樣，常常跳過早餐或者不吃午餐。因為午餐吃太少，或缺了早餐，都會在晚餐時大吃大喝，增加了胃酸過高以及腹脹的危險。如果還是在超過 4 小時後用餐，建議先嚼一片碳酸鈣制酸劑，中和部分胃酸，降低餐後脹氣的可能。

✱ 八分飽的飲食

　　份量大、高脂肪、有嚼勁，可能是犒賞自己的大餐特徵，但對胃酸型腹脹患者來說，這個犒賞可就不是犒賞了。份量大，意味著吃過量，這是造成脹氣的主因。想要避免吃過頭，很重要的是不要讓餐桌前的自己覺得餓極了。如果某家餐廳的菜特別是你的最愛，那麼先和服務生拿一個外帶餐盒，把主菜打包一半進去。最後特別記得重複一句話：Hara Hachi Bu，這是日文八分飽的發音。重複這句話可以讓你的腦部不要延後於腹部，等到覺得吃飽的時候就已經過量了。當然吃到八分飽是需要經過訓練的，但是常常在坐下來吃飯時，提醒自己這一點可以減少吃過量的機率。

　　大家都知道，高脂肪的飲食是造成胃酸逆流的主因，並因此而引發胃酸型脹氣。油膩的外帶食物、雙層起司的披薩、起司漢堡加薯條、奶油濃醬的義大利麵、油炸食物、烤肋排這些常見的美國餐，都是極有可能引發

胃酸型脹氣的。

我不是說有胃酸型脹氣的患者，必須戒絕所有的高脂肪飲食，而是可以搭配其他低脂食物一起食用。但是我們可以比較一下：在火雞三明治裡頭夾了一片起司和一盤油炸起司條；生菜番茄的三明治裡夾了一層培根和起司漢堡上的厚疊培根；一兩勺冰淇淋和純巧克力蛋糕上的冰淇淋。這一前一後對胃部造成的負擔是完全不同的。也就是說，可以把高脂肪食物當作一個點綴，和其他低脂肪食物一起食用，而不是直接大量食用。

有嚼勁的食物是指食物的質地。回想一下第 3 章，曾經用過的比喻，胃就是一個攪拌器。要用胃酸攪拌粗礪的食物，比方說生菜沙拉、芹菜梗、爆米花、堅果比較容易，還是攪拌煮熟的蔬菜、玉米餅、花生醬比較容易。過長的「攪拌期」會增加胃酸逆流的可能，以及相應的上消化道脹氣。假如你說，我就是喜歡有嚼勁的食物，不吃會死，那麼以下是我的建議：

- 避免主菜同樣份量的生菜沙拉，但可以享用開胃菜大小的沙拉。
- 像法國人那樣，在餐後用沙拉，而不是在餐前，胃酸最強的時候。
- 用比較幼嫩的菜，菠菜、奶油生菜代替羽衣甘藍、包心菜、苦苣、羅馬生菜和球型生菜做沙拉。
- 留意其他不容易消化的食物，堅果、玉米之類。儘管少量食用時沒有問題，但是假如一次份量太大，就會造成問題。但是如果小量吃也依然會造成脹氣，那麼請參照 12 章，如何加工這些食物。
- 不容易消化的食物更要細嚼慢嚥，在吞下去之前完全咬碎，幾乎變成泥狀，類似嬰兒食品的樣子。

如果本章的隔多少時間吃，如何吃，依然無法改善你的胃酸型脹氣，那麼我推薦使用胃輕癱的溫和食物。12 章有更詳細的說明。

✳ 切忌空腹喝酒

酒精會直接刺激胃部，也會放鬆了隔開胃和食道的括約肌。如果空腹也就是胃酸濃度較高時直接喝酒，會更容易胃酸逆流，只要幾口就會誘發胃酸型脹氣，感覺非常不舒服。即便你打定主意要喝酒，也一定要等到吃點食物之後。因為食物可以降低胃中的酸度，讓胃粘膜不直接裸露在酒精中。而且也不能喝太快，喝太多。最後，晚上大吃大喝之後，最好睡前在床旁邊預備幾片制酸嚼片 TUMS 或組織胺阻斷劑。第二天早上，你會感謝我給你的忠告。

還有另一型的脹氣，通常發生在本章所提到的不當飲食之後，但又不屬於胃酸型脹氣。因為吃了制酸藥物，徵狀也不見好轉。如果你感覺到自己就是這一型的，那麼，我們一起翻開第 5 章吧，說說功能障礙型脹氣。

05

功能性消化不良：外表沒有很脹，感覺卻非常脹

　　前面 3 章討論的都是外表看起來就很脹，好像懷了「食物寶寶」。但是我們即將在這一章討論的不一樣，同樣是源自胃部的脹氣，外表看起來卻沒有很脹，雖然體內覺得很脹。那是因為這種脹氣會在體內產生一種壓力。和第 4 章討論的胃酸型脹氣，一樣是肚子上方感到不舒服，但是造成脹氣的原因卻不是胃酸過多相關的胃逆流或者胃部灼痛感。醫學專家們稱此為**功能性消化不良，簡稱 FD**。下面我們就來說說功能性消化不良。

──── 功能性消化不良 ────

　　所謂的功能性消化不良是由胃部的神經和肌肉不能和諧運作引起的，但是不能和諧運作的原因是並沒有什麼身體器官上的疾病。比方說，某位先生覺得肚子上方不舒服，但是經過醫師檢查，發現並沒有胃潰瘍、胃炎、食道逆流的情形。他可能覺得肚子緊繃，甚至可以聽見咕嚕咕嚕的聲音，好像有一股氣在串動。可能吃了一點東西，就會覺得非常飽，但是胃排空的時間是正常的。檢查看起來都很正常，到底是什麼原因造成了腹脹呢？

　　是什麼原因造成功能性消化不良的上腹部脹氣，醫學界有許多解釋。

有一種說法是，FD 患者在餐後，胃部沒有適當的擴張。前頭我們說過了，空腹的胃大約是握緊的拳頭大小。但是我們進食之後，胃部理應擴大到足夠容納得下食物。但是 FD 型患者的胃部肌肉卻無法伸展，因此即便只是少量進食，食物從食道進入胃部之後，就讓患者覺得非常飽脹，非常不舒服。

食物在整個胃部的流動裡應是穩定且勻速的。若用胃清空（詳見第 3 章）掃描檢查 FD 患者，他們的胃清空時間在正常範圍，但是食物可能在胃部上方逗留的時間過長，才移動到下方。或者，不正常的胃部伸展，讓吃下去的食物直接掉落到胃的下方，只因上方沒有足夠的位置。如果是後面一種情況，患者可能感覺到脹氣的位置在胃部下方。不管上頭哪一種，都是造成 FD 脹氣的另一個原因。

最後一種情形是，有些 FD 患者對進入胃部的食物有著特別高的敏感度，不管是氣體還是食物，或者辛辣味。沒有 FD 徵狀的，可能對於穿過消化道的氣體完全沒感覺，但是 FD 患者卻會感到非常不舒服。

功能性消化不良的脹氣感覺如何

FD 型脹氣通常位於上腹部，胸骨的正下方。我的患者描述脹氣的感覺是：非常緊繃、飽脹和壓迫，有些在餐後會更舒服。飽脹的感覺與吃下去的食物未必成比例，有時候吃了很少量的食物卻覺得非常飽。當然，大量的高脂肪食物會讓症狀更嚴重。不舒服的程度也因人而異，有些只有慢性肚子脹，有些卻是嚴重的疼痛。還有一些人會有噁心的感覺，雖然並沒有真的嘔吐。

FD 型腹脹和其他源於胃部腹脹的最大區別是，內在不舒服的感覺要

比外表肚子脹大的程度更嚴重一點，也就是說，有些病患會覺得非常脹氣、緊繃，但若請他們的朋友量一下腰圍，就會發現是和平常一樣的，沒有發生變化。

FD 的另一個特點是，此類腹脹不伴隨灼痛感，有些制酸劑 Nexium、Prilosec、 Zantac，以及 Pepcid 會緩解徵狀，有些制酸劑則無效。有些患者服用碳酸鈣型制酸劑（比方說，TUMS 或 Rolaids），雖未能完全治癒，卻會略有好轉，那是因為這類制酸劑會讓患者打嗝，排出部分氣體之後，腹部壓力舒緩的關係。

另外，FD 型脹氣並不伴隨患者如廁習慣的改變，反過來，解便後脹氣的感覺也沒有緩和。假如原本就有便祕問題的患者，即便便祕問題解決了，上腹部脹氣的問題還是一樣存在。FD 型脹氣也不太受荷爾蒙的影響，女性患者在整個生理週期裡，脹氣程度並沒有什麼改變。

功能性消化不良的診斷

功能失調型脹氣和其他消化系統的功能失調型疾病一樣，醫師都是依照病人的徵狀來診斷的，哪裡的醫師都一樣。也就是我們所謂的臨床問診型診斷，沒有什麼特別有效的化驗可以驗出來，有時候的化驗結果是排除了其他可能，它是剩下的那一個可能性。

舉例來說，如果化驗報告顯示患者有胃食道逆流、潰瘍、或者幽門桿菌其中一種，這位患者就不會是 FD 型脹氣。因為有一個潛在的病因導致了脹氣。又如果，檢查出胃清空的時間過長，或者有胃輕癱（詳見第 3 章），也不會是 FD 型脹氣，因為造成一吃就脹的原因是之前胃裡留存的食物。

如果你有持續的上腹部脹氣的問題，如廁之後也不見好轉，且排除了

其他腸胃疾病的可能，醫師才會把 FD 型脹氣列為可能的原因。但是要排除其他的可能，就需要做好一些的檢查。

✳ 胃鏡

如果你覺得上腹部疼痛、脹氣，醫師首先要檢查的是不是因為胃酸過多引起的。要排除這一原因的首選檢查就是胃鏡。在第 3 章我們說過，胃鏡是在中度鎮靜的情形下完成的。胃腸科醫師會把一個附有鏡頭的管子伸入患者口腔，然後食道，然後胃部，他或她可以觀察上消化道內部。檢查需要只需 15 分鐘。

在檢查食道和胃部內側外觀的時候，醫師同時也會取樣做組織切片檢查，以確認有沒有發炎或潰瘍。切片檢查也可以用來檢查有沒有感染幽門桿菌，幽門桿菌也會引起發炎或潰瘍。如果是 FD 型脹氣，食道和胃部的檢查都是正常的。

✳ 呼吸測試幽門桿菌

與其做胃鏡，有時候醫師會安排做呼吸測試，這個測試更快，而且是非侵入性的。如果化驗結果是陽性的，也就是患者感染了幽門桿菌，醫師會施用抗生素，觀看患者的徵狀有沒有好轉。之後若無改變，再考慮侵入性的胃鏡檢查（當然也要貴許多）。

做呼吸測試之前需要禁食，到腸胃科之後，醫師會給你一片藥丸，或者粉狀藥物溶解在水中，不管哪一種，都含有尿素。在 15 分鐘的檢查中，患者會對著一個試管呼吸，專業人員會化驗試管中患者呼出的氣體。如果感染了幽門桿菌，呼出的氣體就會顯出端倪。過去曾經用化驗血液的方法來測試有沒有感染幽門桿菌，現在已經不再使用了。因為即便血液中測試結果為陽性，也無法判斷患者是現在感染了還是曾經感染過。

✱ 食道酸鹼度測試

　　醫師可能也想排除胃食道逆流造成腹部脹氣的可能性。有兩種方法可供選擇，兩者都是隔一段時間測試患者食道中的酸鹼度。

　　第一種是 24 小時的 PH 值測試，這也是較常使用的一種。腸胃科醫師會把一根細管子從鼻腔伸入患者的食道，來監測 24 小時中食道中酸鹼度的變化。細管子的一端是一個小感應器，可以測量食道中的酸鹼度 PH 值，管子的另一端在身體外面，連接著一個可攜式的電子紀錄儀，受測者可以隨身攜帶 24 小時。第二天回診的時候，管子取出，醫師會查看紀錄儀上頭的數據，就知道這一整天當中有沒有胃酸逆流的情形發生。如果是 FD 型腹脹，紀錄將會顯示沒有胃酸逆流的現象。

　　無限膠囊 Bravo 測試是另一種檢查胃食道逆流的方法，這項設備可以紀錄兩天，48 小時食道內的酸鹼值，可以提供更多資料，顯示腹部脹氣和食道酸鹼度有無關聯。在使用鎮靜劑之後，醫師會把一個小膠囊附到患者食道內壁。食道壁上的膠囊會把數據傳輸到一個可攜式紀錄設備上，在兩天的時間內，患者會隨身攜帶紀錄設備。同時患者也要求在測試時間裡，要記錄吃了什麼，感覺到什麼，比方說胃灼痛之類。這個測試讓醫師了解到，在患者感覺不適的時候，胃酸有無異常，有助於釐清患者上腹部的疼痛或不適是由胃酸逆流還是由功能性消化不良引起的。

✱ 胃排空掃描

　　如果醫師依據患者描述的才吃的一點東西，就覺得飽脹，甚至噁心想吐，懷疑患者有胃排空過慢的問題，極有可能為這樣的患者安排一個胃排空掃描（有時也稱為胃排空顯像）GES 檢查，來確定食物或者飲料要花多少時間經過胃部，我們在第 3 章討論胃輕癱的時候詳細討論過這個。

　　而 FD 型脹氣的患者，胃排空的時間是在正常範圍內的。但是這一檢查有時可以顯示其他線索，就是在正常的時間裡，食物是如何在胃部流動的。比方說，放射科的醫師可能會發現雖然食物在胃部停留的時間是 4 小時，但是大部分的時間食物是滯留在胃的上半部，這就是 FD 型脹氣的元凶之一。

功能性消化不良的治療

✱ 醫藥療法

　　功能性消化不良脹氣的醫藥療法包括醫師的處方箋以及非處方箋用藥兩種。根據患者的徵狀以及個人醫療史，醫師會推薦適當的藥物，除了品牌藥名之外，通常會附上仿製藥的品名。

非處方藥物

　　用於緩和上腹部脹氣、飽脹和緊繃感的藥物當中，最便宜安全又最容易取得的是表面活性劑類藥物，例如 Gas-X 和 Phazyme，或他們的仿製藥舒胃錠。此類藥物的藥理是把堵在胃部的大氣泡分解小氣泡，方便它們快速穿過消化道。 也有一些藥物綜合了多項功能，比方說 Mylanta，就有舒胃錠表面活性劑的成分，也有制酸成分。不過，記得要避免薄荷口味的，因為這有可能引發胃酸逆流。

　　表面活性類藥物不會吸收到血液中，他們直接在消化道內發生作用。這個特徵讓它們使用起來安全，且耐受性好。我們在臨床上，常常建議有 FD 型脹氣的體質，在用餐前先服用表面活性藥，做好預防，免得吃完脹氣了再來彌補。每次餐前服用，一天數回都沒有問題。

血清素受體阻斷劑

　　有一種荷爾蒙叫做血清素，這類藥物可和血清素受體結合，模仿其對消化系統神經的規範和安撫作用。這類藥物已經證實可以改善 FD 型脹氣的徵狀。更特別的是，他們還可以改善胃部在餐後的舒張，減緩腹部的緊繃。這類藥物原本是用於治療其他疾病的，改善 FD 型脹氣只不過是諸多意外的收穫之一。

　　我們這裡就來介紹一種血清素阻斷劑，名叫 Zofran (ondansetron)，在市場上它是作為一種緩解噁心嘔吐的藥物。對 FD 患者的慢性噁心特別有效。雖然可能造成輕微便祕，但這個副作用也是有其他辦法可以克服的。另一種抗焦慮藥名叫 Buspar (buspirone)，其對胃部肌肉也有溫和的鎮靜作用，讓上胃部的肌肉舒張，食物進入胃部之後不會立即引起飽脹感。通常在餐前 15 分鐘服用，是最有效的。還有一種常用的偏頭痛藥物，名叫 Imitrex（sumatriptan），也被證實可以緩解 FD 腹脹徵狀。不過，其副作用較多，因此不是一線推薦藥。

抗憂鬱劑

　　有時候，當我提出使用抗憂鬱症藥物來解決消化系統問題時，他們會誤解我的意思。他們覺得醫師認定他們精神出了問題，所謂的疼痛不舒服都是他們想像出來的。事實並不是這樣的。像三環類抗憂鬱藥（TCAs）就可以透過調節兩種賀爾蒙的濃度，直接改善消化道的不適感。其中兩種荷爾蒙分別是血清素和去甲腎上腺素，他們與身體的疼痛感受有關。Elavil (amitriptyline) 就是這類藥物中的一例。不過它的副作用便祕，有些人會覺得難以忍受。

胃腸蠕動促進素

胃腸蠕動促進素的機理是來刺激胃部的蠕動，讓胃部收縮更加頻繁，因此提升排空速度，改善脹氣、飽足、缺乏食慾以及噁心感。Motilium (domperidone) 是其中的一例，對徵狀的改善效果不錯，但目前沒有獲得美國藥品食品局的核可，未能在美上市。也些患者從加拿大或其他國家買來服用。

功能性失調的飲食

單靠飲食是無法完全根治 FD 型脹氣，但是如果吃得巧，還是會有很大改善。下面我們就來談一談。

✽ 少量多餐，低脂柔軟

對 FD 型脹氣的患者來說，所謂吃得巧的標準就是， 造成胃部較少擴張的餐就是好餐。小份量當然比大份量造成的胃部擴張要小許多，因此每三、四個小時吃一餐要比一天吃三餐要來得好。晚餐後的宵夜這個習慣會讓 FD 型脹氣徵狀更嚴重。我發現晚上想吃點心，往往是因為白天吃得少的關係。很多我的患者這麼做，是因為他們怕在工作時腸胃不舒服，因此吃得很少，然後晚上吃宵夜，成了一個惡性循環。這就是為什麼我要建議，白天少量但要多餐，有了飽足感晚上就不需要宵夜了。

如果擔心少量餐點攝入的卡路里不夠，可以在兩餐間補充營養飲品。比方說有些加強蛋白質的椰子水、咖啡類飲料，水果口味的蛋白粉泡水，或者用做代餐的飲料或蛋白飲品。

對一個敏感的胃來說，食物的質地帶來的影響重大。大塊的粗纖維食物可能會讓 FD 患者非常脹氣非常不舒服，這些食物包括沙拉（其中大多是生蔬菜）、菠菜、芹菜、爆米花、堅果、各式堅果的點心棒、什錦乾果、

格蘭諾拉麥片，以及大部分的乾燥水果。

FD 型脹氣的胃喜歡柔軟、滑順、奶狀、糊狀，或是磨成泥狀的食物。這類食物包括香蕉、花生醬、蘋果醬、木瓜、優格、水果冰沙、即食燕麥片、蔬菜濃湯、蛋捲、酪梨、火雞的薄切片，以及壽司。當然有些咀嚼後容易溶解的，比方說年糕、薄脆餅乾以及大部分的即時麥片，雖然咬起來嘎吱嘎吱響，但還是可以食用的。

關於 FD 型患者的溫和飲食，12 章會有更詳細的討論，包括最推薦的食物還有需要遠離的食物，還有推薦食物的料理方法。看完本章之後，可以直接跳到 12 章去，透過立即改變飲食來改善脹氣的徵狀。

慢慢喝，切忌邊吃邊喝

邊吃邊喝會造成嚴重的脹氣。有些 FD 患者吃東西的時候，如果同時又喝東西，他們會有噁心感。對這種情形，我建議與其在餐前 15 分鐘喝水，不如餐後 1 小時再喝。

就算吃和喝分開了，也不能咕嚕咕嚕的大口喝。而是慢慢的一次喝一點。大口喝水的時候，會同時吞入額外的空氣，消化不良的胃部一定更容易脹氣。很抱歉要說一句，牛飲啤酒的時代已經結束了。但也要留意，運動時適當補充水分，因為很普遍的現象是，很多人劇烈運動之後，快速喘氣，大口喝水的同時就吞入了大量氣體。

至於喝飲料也要留心，用完咖啡之後留意一下自己的感覺，咖啡會激起部分 FD 患者的脹氣。

將醫療與日常飲食結合，以最大程度的降低胃部的拉伸，似乎是一個很微妙的平衡。需要不斷嘗試，從錯誤中學習，找到最適合的用餐節奏，來輔助藥物治療。下面推薦一個簡單的用餐排程表：

推薦給 FD 脹氣型的平日用餐時間：

6：30～7：30 醒來後，慢慢飲用咖啡（如果不會脹氣的話），或茶，
  或水

7：45～8：30 服用舒胃錠，之後吃早餐

10：00～11：15 視口渴程度，適量補充水分

11：30～12：30 服用舒胃錠，然後吃午餐

13：30～14：30 視口渴程度，適量補充水分

14：45～15：30 下午小點心

16：30～17：30 視口渴程度，適當補充水分

18：00～20：00 服用舒胃錠，然後吃少量晚餐

21：00～ 也可以來點熱茴香茶，或薑茶

✱ 避免刺激胃

FD 型脹氣的疼痛不適皆是由過於敏感的神經引起的，任何會刺激胃部的食物都會讓不舒服變得更加嚴重。最常見的刺激包括：各類酒精和辛辣食物，最好可以避免。經常服用非類固醇消炎藥（NSAIDs），比方阿斯匹靈、安舒疼、萘普生用來止痛的，也會對胃部造成問題，因為他們會破壞胃內部保護性的粘膜。

安東尼的個案

或者皇帝或者乞丐的飲食

安東尼先生 50 好幾了，是由他的腸胃科醫師推薦轉診來我這裡的。他每天晚上都遭受嚴重的腹脹，困擾了他近 10 個月，在此之前，

他長期都有胃酸逆流的問題。但是安東尼先生堅稱，現在的脹氣和過去的胃食道逆流是不一樣的。胃逆流是灼痛感伴隨打嗝，上腹部劇烈的疼痛。但是脹氣卻沒有灼痛感，也沒有打嗝，而是飽脹的不舒服感覺，他要在附近步行很長時間，才得到緩解。才吃了沒幾分鐘，就開始脹氣，一直維持好幾個小時。

安東尼的醫師給他安排了胃鏡檢查，一切看起來都正常，沒有胃食道逆流的跡象。之後，醫師開了 Gas-X，餐前吃也不見效。後來，又用了 TUMS 制酸劑，一樣沒用。安東尼出差去了一趟義大利，在國外他的飲食完全不同於美國，回來之後他的脹氣變得嚴重了。是在這個時候，他的醫師把他推薦給我的，看看我能不能提供協助。

我遇見安東尼的時候，他總是無限懷念年輕時的自己。他說 3、40 歲的時候，每天早上去健身房，跳過早餐中餐，下午 5 點半回家，看到什麼就吃點什麼，直到家人回來一起享用自家調理的義大利晚餐，直到吃飽吃爽了才罷手，也從來不會不舒服。但是一過 50 歲就不同了。同樣的吃法，讓他體重飆升，10 年內胖了 10 幾公斤。讓擾人的是，豐盛的晚餐之後，他時不常的覺得胃灼痛，胃酸逆流。紅肉會讓不舒服的徵狀更嚴重。他因此在午餐時，吃一個三明治，晚餐早點吃，也吃得略少一點。這個改變讓胃酸逆流有了好轉。

幾年以後，儘管他的飲食習慣已經改變了，但是餐後依然感到脹氣。我們仔細回憶了安東尼的一天，發現他通常的早餐是幾杯咖啡（之後感覺還不錯），中午的時候吃個金槍魚或者牛肉三明治，外加幾片餅乾（之後感覺也還不錯）。晚餐通常是在外頭的餐廳，大約 7 點。這時的安東尼已經餓極了，在喝開胃酒的時候，他不免

配了好些堅果下肚，然後點一份全餐，外加兩三杯紅酒。

他在義大利出差的時候，卻是另一種餐飲方式。早餐是拿鐵配奶油或果醬的義式麵包；4小時後的中餐是坐在餐廳的，義大利麵加上魚以及蔬菜的主餐。他特別提到，這個份量是歐洲的，而不是美國的。大約4點是下午茶時間，安東尼會再來一杯拿鐵配小點心。到晚上8點半，他飢餓的程度是中等，因此他只會享用和午餐差不多份量的晚餐，配上一杯紅酒。

我立即意識到，比起整天吃很少，晚餐吃很多的飲食來，如果每隔3、4個小時，吃中等份量的食物，安東尼的腸胃會覺得舒服許多。晚餐的時候，若能少喝2杯，感覺會更好。不論原因為何，安東尼的腸胃已經受不了邊吃邊喝了，一次大量進食也是無法消受的。像這樣，晚上大餐配紅酒之後，上腹部飽脹不適的徵狀，看似功能性脹氣。

我建議安東尼是改變飲食的時候了，早餐、中餐、下午點心都不可少，這樣一整天的營養攝入就會分散開來，而不是集中在晚上。坐在晚餐桌前的時候，他理應覺得有點餓又不會太餓，這樣就可以控制晚餐的份量。

同時我也建議他食用比較柔軟的食物，比方說在第12章推薦給胃輕癱患者的溫和飲食，這樣他的胃容易排空，減少了食物滯留的飽脹感。最後提到的是安東尼的紅酒，我建議小酌2杯，最多2杯就好。

這次諮詢之後，我再也沒見過安東尼。我猜想大概他不想再聽我的飲食建議了，或者他試過了我的方法，但發現無效。要改變一

個幾 10 年的習慣是很困難的，要想戒了酒就更難了，特別是需要應酬的場合。但是 3 週之後，我從安東尼的腸胃科醫師那裡知道，他完全採納了我的建議。他還說，感覺真是太不一樣了，簡直好像白天與黑夜的區別一樣。他晚餐後的脹氣、上腹部不適全都消失不見了，而且他的體重還減少了。

　　安東尼的故事告訴我們的是，飲食習慣需要隨著年紀而改變。年歲漸長，消化功能跟著改變，我們也只有改變自己的飲食習慣，來適應這些改變。

　　如果讀者感覺到的脹氣也在上腹部的範圍，但不完全發生在吃飽之後，我們不妨翻到下一章，我們要討論的是吃東西時吞入的空氣，所引起的脹氣。

06

不斷打嗝的脹氣：
吞氣症

──── 吞氣症 ────

吞氣症 aerophagia 是一個拉丁字，字面解釋是「吞入空氣」的意思，也正是我們本章要討論脹氣的特徵。引起原因諸多，患者就是吞入了大量的空氣，造成了胃部的壓力和擴張，引起不舒服的感覺。吞入腹中的空氣，在消化道流竄，引起壓力膨脹，直到放屁把他們排出去。這是因為空氣中含有氮氣，如果我們把他們吸到身體中，他們無法擴散到血液中，也無法由肺部呼出去，唯二的辦法，不然打嗝從上頭排出去，不然放屁從下頭排出去。

吞氣型脹氣是什麼樣的感覺

吞氣型脹氣伴有明顯的腹部擴張，通常還有抑制不住的打嗝。不是打小嗝，而是非常明顯的，隱瞞不著的，1 分鐘大概在幾 10 次以上。有些患者，打嗝甚至持續好幾天，影響到他們的工作和社交互動。同時這類脹氣還伴隨著銳利的疼痛感，位置取決於吞下去的氣體運行到了消化道的哪個部位。

有吞氣型脹氣的患者，吞入空氣的時間可能發生在睡眠當中，也可以在說話的時候，吃飯、喝飲料的時候，或者唱歌的時候，抽菸的時候，甚至走路的時候。正因為如此，脹氣打嗝可能發生在任何時候，而未必是在餐後。當然餐後因為胃部緊實，壓力加大，原本脹氣就更不舒服了。

如果患者的吞氣症是由於吃東西時吞入空氣引起的，那就可能在餐後數分鐘之內，開始打嗝，甚至覺得喘不過氣來。所以吞氣型脹氣容易和胃酸逆流引起的脹氣混淆，但是如果是前者，少吃以及制酸劑對脹氣的情形並不會改善。

通常吞氣型脹氣在早上的時候，比較不嚴重，隨著一天裡吞入的空氣增多，慢慢嚴重起來。但是也有案例是由於在睡眠中吸入空氣，比方說打鼾，或者治療睡眠呼吸中止症使用陽壓呼吸器 CPAP。

有些吞氣症患者會不停放屁，因為腹部包含太多氣體，因而便祕的也不是沒有聽過。吞氣症並不會因為餐點吃了什麼而有所不同，除非在吃某類食物時，特別容易吞入氣體，比方說，有人在喝熱湯的時候，就特別容易吸入氣體。

吞氣症的診斷

有些醫師可以在診間目睹到徵狀，比方說打嗝，或者查看就醫史了解誘發原因，就可以做出診斷。他們可能讓患者去做一個腹部的 X 光檢查，可以看到氣體在腸胃中具體的位置。也有些時候，醫師可能需要作系列的檢查，排除了胃食道逆流還有其他可能，最後才認定是吞氣症。

就我們的臨床經驗來說，懷疑有吞氣症的患者，我們會讓他們去做一個語言病理學的檢查，那個檢查會觀察他們吞嚥的動作，看看是不是吞咽

時發生了異常，吞入空氣是在這個時候發生的。

吞氣症的治療

為了治療吞氣症，醫師可能要先弄明白，病因是行為上的還是生理上的，才好追蹤治療效果。如果患者有焦慮症或者換氣過度（OCD）的徵狀，他們吞口水的頻率要比正常值更高，也有可能有其他神經質的小動作，比方說吸鼻子，這些都可能讓他們吞入更多的空氣。這更常發生在孩童身上。如果患者是賽跑選手或其他需要耐力的運動選手，也可能在運動時吞入太多空氣，或者健身喝水的時候吞下去的。如果患者有季節性過敏，或者鼻竇炎造成了鼻涕倒流，也可能在整天吸鼻子的同時，把空氣吞到腹中。

也有一些生理上的原因導致患者吸入過多空氣。比方說，防阻睡眠中止症的 CPAP 設備，壓力設定錯誤有可能讓原本該進入氣管的空氣進入食道；另外若選錯了面罩，也會造成同樣的問題。

✱ 吞氣症的醫藥治療

首先要釐清造成吞氣症的原因，才可能做追蹤治療。

1. 行為治療

如果造成吞氣症的原因是行為上的，比方說焦慮症引發的過度換氣，我們就可以使用一種認知行為治療（cognitive behavioral therapy，簡稱 CBT）的方法來改善。此外，練習腹式呼吸，緩慢地深層呼吸，也會很有幫助。物理治療師、語言病理學家、認知行為治療師以及其他的專業治療師，都可以教授如何腹式呼吸。也有許多免費的影像，一步一步示範如何做腹式呼吸。

2. 抗憂鬱症藥物

醫師會針對某些案例推薦抗憂鬱的藥物，來控制下意識的緊張動作引起的吞氣症。經過研究證實，對吞氣症有療效的抗憂鬱藥物很多，醫師會根據患者個人的醫療史來推薦適合的藥物。

3. 抗痙攣藥物

有些小型研究顯示，名為貝可芬（baclofne）的肌肉鬆弛劑可有助於減少某些行為性吞氣症引起的脹氣和打嗝。

4. 表面活性劑藥物

如前面章節介紹過的，有些表面活性劑藥物，如 Gas-X, Phazyme 等以及他們的仿製藥舒胃錠，可以把消化道內的大氣泡變成小氣泡，方便他們更快穿過消化道（排解出去），減少一路上造成消化道的疼痛和膨脹。我會建議患者在引發吞氣的飲食或運動之前，先服用舒胃錠加以預防。這類藥物屬於非處方箋，容易取得，且每天使用數回也都很安全。

吞氣症的日常飲食

以下飲食建議是我寫給我的吞氣症患者的。這些對在吃東西、喝飲料以及抽菸時容易吞入氣體的讀者，特別有效。

· 不要咀嚼口香糖

· 戒菸

· 喝水時盡量使用吸管

· 慢慢吃東西

· 咀嚼和吞嚥時，不要說話

· 除了不要說話之外，吞嚥時可以把下巴下壓到胸前，好像要看自己的肚臍，這一招可以有效避免在吞食物時同時吞下空氣。

不堪打嗝之苦的埃拉

　　埃拉 28 歲，由她的腸胃科醫師介紹到我這裡來的。她飽受打嗝之苦。自從她任職於一個白天電視秀的節目助理，這個壓力很大的工作之後，就開始不停的打嗝，有時聲音甚至還很大。打嗝的同時，她的上腹部，也就是在胸骨正下方，還感到脹氣和壓力型疼痛。有時候，還可以聽見氣體在她下腹部竄走的聲音，儘管她排便正常。

　　埃拉早上起來的時候，身體還覺得很舒服的。但是一上班，她馬不停蹄忙起來，連上廁所的時間也沒有，她也漸漸習慣了在幾分鐘內草草吃完午餐。午餐之後，問題來了，脹氣打嗝會維持 8 個小時。埃拉注意到，如果吃了口香糖，情形更糟。不用說也知道，這些徵狀讓埃拉在工作場合非常的窘困。過了一段時間，埃拉發現如果可以喝上一杯熱飲料，躺個幾分鐘，集中心思在深呼吸上，脹氣就會好轉許多，但快步調的工作要求讓這些成為不可能。以至後來，她每週必須請假 2 次。奇怪的是，週末在家時埃拉卻完全不會打嗝。她費盡腦力，想要釐清在家和在公司到底哪裡不同。是不是在家吃的和在公司吃的不一樣呢？是睡眠時間週末和週間不一樣嗎？她午餐到底是吃得有多快呢？工作的壓力到底是有多大呢？

　　她的醫師起初懷疑，脹氣打嗝是胃酸逆流引起的，可能是午餐吃得太多，或者吃得太快，或者食物中的脂肪或者大蒜引起的。嘗試 1 個月的制酸劑，且去除食物中易引發胃酸過多分泌的大蒜、洋蔥、馬鈴薯、咖啡和巧克力之後，徵狀沒有改善。後來她的醫師開

始嘗試不同的方法，開了抗憂鬱的藥物，這類藥物對消化道的平滑肌有安撫解痙的效果，讓她脹氣打嗝的徵狀緩解，但是沒有根除。

埃拉告訴我她的經過之後，我覺得這就是一個吞氣症的案例。因為她的徵狀出現在工作日的午餐後，非常規律，從來沒有出現在週末，因而不可能是某一個食物或者食物的構成是脹氣打嗝的元兇。與其懷疑吃了什麼，我更覺得問題更可能出在怎麼吃上。我相信，在她急匆匆吞下午餐的時候，也吞下了空氣。當然也可能，因為長時間的工作壓力造成了神經性吞嚥動作。後者是基於埃拉在週末的時候，她可以停頓幾分鐘來做緩慢和深層呼吸，徵狀就改善了。

基於以上的懷疑，我們做了一個小小的實驗，埃拉同意在接下來的幾週內，每次進食之前，先吃一片舒胃錠，然後在吞嚥的時候，下巴抵住胸口（看肚臍），免得在吞入飲料或食物時，吞下空氣。

10天後，舒胃錠外加看肚臍吞東西奏效了。2週以來，她完全擺脫了打嗝脹氣的困擾。但是後來，她的徵狀又回來了。基於埃拉使用舒胃錠的經驗，她的醫師想出了一個新的辦法：她使用了肌肉放鬆劑：貝可芬，並且把埃拉推薦給一位認知行為治療師，讓她去學習腹式呼吸的技巧。這回，埃拉完全的好了。埃拉的醫師樂觀的認為，在掌握了如何用認知行為系統的方法來呼吸和吞嚥之後，她有望免除現在正在服用的藥物。

本章主要討論的是源自胃部的脹氣。如果說到現在，還沒說中你，不要擔心。我們下面就要討論源於腸部的脹氣，更多的脹氣是源於腸部的。

Part 3
下腹部的脹氣——
腸道問題

本篇主要討論的是源自腸道的脹氣，
包括便祕型、細菌型、碳水不耐及腹腔疾病和
胰腺功能不全所引起的腹脹。

07

便祕引起的脹氣

　　如果已經看到這章，那麼你大概覺得自己的脹氣不源於胃部了。就讓我們來看看消化道的尾端，如果大腸內滿是糞便成為脹氣原因的時候，會發生什麼？正如我們在第 2 章提到的，我們腸胃界常常稱此為「糞便滿滿」，當然你的醫師也可能有其他說法。

　　結腸，也就是俗稱的大腸，構成了消化道的尾端，身體的廢棄物在這裡形成，並且排出體外。為了把稀糊的食物殘餘變成有型的大便，大腸會重新吸收好些水分到身體裡。廢棄食物在大腸內停留的時間愈長，被吸收的水分就愈多。有時候時間太長，導致糞便過於乾燥，難以排出體外。大腸最尾端，那幾寸直線型的肌肉稱為直腸。直腸連接到下方的環狀肌肉肛門。在排便的時候，肛門肌肉放鬆可以讓糞便排出，在不排便的時候，肛門肌肉應該收緊，不會有任何糞便漏出。

便祕

　　便祕的情形有很多種，因此對醫師敘述徵狀的時候，很重要的一點是要盡量說清楚。有些人的便祕是上廁所的時間很長，有些人總覺得沒有解

乾淨。也可能是糞便的形狀,花很長時間擠出來的很長很硬,也有歷盡困難排出的是小顆粒狀,如兔子屎。有些可能是在排便的週期上,如果一週低於 3 次就屬於便祕了。也有可能綜合以上 2、3 個徵狀。這就是我為什麼要說,便祕的情形有很多種,而且即便有人天天解便,也依然屬於便祕的。

便祕有許多種,引起便祕的原因也有許多種。就算便祕的徵狀是相類似的,但對藥療和食療的反應則因人而異。比方說,有人便祕是因為飲食中缺少纖維,但是大腸功能卻是正常的;有人便祕是因為腸躁症引起的腸道蠕動異常快速;有人也可能因為大腸蠕動比正常值慢,排泄物通過腸道的時間比較長,因此也就變得比較乾燥(此類稱為慢傳輸型便祕);還有人是因為使用了類鴉片藥物,引起了慢傳輸型便祕,也稱為類鴉片型便祕。

還有造成便祕的原因是排便時的神經和肌肉協調功能出現了障礙,醫師們稱此為「出口問題」,正式的名稱叫做**盆底功能障礙(PFD)**。協同失調是其中的一種,發生於控制肛門收縮的吊帶狀肌肉,此肌肉在排便應該放鬆的時候卻緊縮了。這讓原本該往前排出體外的糞便卻回縮了,因此造成了便祕,有時甚至造成了梗阻。其他類型的 PFD 也可能只是肌肉形成的推力不夠,比方說生孩子時太用力,造成傷害。另外,組成肛門的肌肉過緊,也會讓大便不順。

不管 PFD 的障礙點在哪裡,這一類型的便祕對高纖飲食和瀉藥都沒什麼反應。患者可能是排便頻率不夠,比方說一週才一次,甚至更少。也可能次數倒是很頻繁,但每次需要非常用力,即便大便本身並不特別硬。也可能總覺得大便沒有解乾淨,意猶未盡。有些 PFD 患者也時有大小便失禁的問題,也就是說,有時候少量糞便滑出體外,當事人本身卻未察覺。另

一些與 PFD 連帶的徵狀包括：性交或肛交時劇烈疼痛、尿急尿頻、慢性前列腺炎（男性）以及漏尿。

有憂鬱症病史、有情緒創傷或者受過性侵傷害的人群，發生 PFD 的機率更高一些。情緒創傷之後，可能很快就會出現 PFD 徵狀。分娩時間過長，或者分娩時不順，都是 PFD 的高危險群。當然，也有很多 PFD 患者並沒有這些風險因素，也一樣發生了徵狀。

最後還有一點很重要的是，即便每天都排便的人，也一樣可能是大便滿滿的。這種情形會發生，是因為每天攝入纖維製造出來的排便大於實際排出體外的糞便。這是一種隱形的便祕，因為每天排便的事實叫當事人認為，他們沒有便祕的問題。

下面我們就來說說這一類脹氣的徵狀和特點，幫助讀者來認清自己脹氣的原因。

便祕型脹氣的特徵

不管造成便祕的原因是什麼，便祕型腹脹的感覺卻都非常相似。這類脹氣的腹部都隆起，像石頭一樣硬，排便後會略好一點，但也不會完全扁下去。通常還伴隨著下腹部的痛感，餐後更明顯，特別是高脂肪高纖維以及份量大的食物之後。這是因為氣體在消化道通行的時候，無法通過糞便堵塞的大腸。可能是因為大腸透過痙攣想把糞便排出體外，卻失敗了。也可能在排便後繼續感到疼痛，那是因為大腸還想把便排乾淨，所以繼續痙攣。

有些便祕型脹氣的患者會放屁，他們可能一天有幾個小時都在排放氣體，特別是在午餐和晚餐的大餐之後。屁有屎味，或者臭雞蛋的味道。這

是他們的一大困擾。

便祕型脹氣通常在「大壩放水」後，會有所緩解，所謂大壩崩塌是指他們在數日沒有解便之後，解了一回大的。為什麼會發生這種情形，我就來解釋一下：患者可能數日都被困在便祕的週期當中，終於到最脹的一天，可能痙攣讓患者一天跑上好幾趟廁所。一天當中，解出來的便從硬到軟，甚至到液體。到了晚上的時候，可能覺得完全不脹氣了，肚子覺得非常鬆軟。然後，便祕的循環又開始了，一天又比一天更腫脹，直到達至腹圍的平常值。有時候，大壩放水是自行發生的，也有時候是患者受不了一天強過一天的腹脹，使用瀉藥的結果。

當脹氣嚴重的時候，是會讓患者沒胃口的，甚至還想嘔吐。因為患者覺得肚子飽飽的，再把食物放入口中，對他們來說，可不是什麼吸引人的主意。

有時候，我的患者會形容說，他們覺得食物堵在胃裡，哪裡都去不了。這個形容有幾分貼切，因為消化道下方堵車了，自然食物的流速就減緩了，在上方滯留的時間也就更長了。

便祕的診斷

便祕型的脹氣只有在便祕症狀消除之後，才會得到緩解。有沒有便祕，通常告訴醫師大便的形狀和次數，醫師就可以做出一個初步的診斷了。此外，醫師也可以透過察診和觸診患者腹部，做出判斷。對受過專業訓練的醫師來說，從患者的腹部外觀就可看出端倪。有些腸胃科的醫師也會安排一個直腸檢查（詳細我們稍後討論）。

如果診斷出有便祕問題，通常醫師會開瀉藥或其他處方藥，建議飲食

改變。有時候也會建議患者做抽血檢查，是否有甲狀腺的問題。排便速度變慢也是狀腺低能症的一個徵狀。如果上述醫師建議，讓患者的徵狀有所改觀，那麼通常就不需要其他介入性檢查了。

如果患者在食用了高纖食物、非處方箋的瀉藥，甚至處方箋藥物之後，徵狀依然沒有改進，可能就需要做下方的檢查，以便找出問題到底出在哪裡，要如何改善。

❋ X光檢查

簡單的腹部X光檢查是指 KUB 檢查，也就是查看患者的腎臟、輸尿管和膀胱。這個檢查可以看到糞便分佈在腸道的哪些位置上，也確認患者是不是真的有便祕的問題。對每天排便，卻是便祕隱形患者來說，這個檢查非常有效。

醫師也可以用X光來檢查患者有無頑強便祕的問題，就是在大腸內形成了乾燥結塊的糞便。有頑強便祕問題的患者，可能會長期慢性打嗝並且便祕，然後也會突然之間水便，甚至大小便失禁，這是因為堵在頑固糞便上方的水分擠壓乾燥的塊狀糞便造成的。因為通常碰上頑固便祕的患者，醫師會使用瀉藥，這類藥物會帶來大量水份到大腸內，在頑便後面形成壓力，有時候這些水份會流瀉而出。

❋ 運動性研究

運動性實驗要好幾天，醫師用來觀察患者的糞便移動是不是比正常人緩慢。通常從食物進入身體，到廢物排出體外的時間週期是 20 ～ 24 小時。而身體的廢棄物在大腸裡的時間大約是在 12 ～ 32 小時之間。如果在大腸裡超過這個時間值，就有糞便移動過慢的問題。

標記測試是常用的運動性測試。開始測試前，患者會被要求吞服一片

膠囊，裡頭含有微量的標記物，方便醫師檢查他們經過腸道的時間。數天之後，患者會回道門診，腹部 X 光檢查可以看出是否還有標記物殘留在腸胃中，如果有，那麼份量是多少。依然未排泄乾淨的患者可能會在過幾天之後，再做一次檢查。這個檢查可以讓醫師診斷出大腸的蠕動是否過慢，到底有多慢。

另一項檢查稱為閃爍顯像，可以讓醫師觀察到食物經過每一個消化道器官的時間，包括胃、小腸和大腸。如果醫師懷疑患者的某一個消化器官蠕動緩慢而影響了其他的器官功能，這個實驗就很有幫助，醫師可以判斷出究竟問題的源頭在哪裡。根據病源的位置，來針對處理。我們在第 3 章介紹過了，這項持續數天的試驗，通常患者第一天要在診間待 6 小時，吞下含有放射性標示的食物，然後接下來的 3 天，每天回診間拍照。

✳ 排便造影

排便造影是一項使用磁力共振 MRI 原理的造影檢查，幫忙醫師查看患者腹中糞便的移動。糞便的順利通行需要骨盆底肌肉群的協調運作，此項檢查可以協助醫師看出這群肌肉中哪些區塊出了問題。對女性來說，還可以診斷出隔開直腸和陰道之間肌肉壁是否有問題。這部分肌肉若是往陰道膨出，稱為直腸膨出，就會形成了一個口袋狀，部分糞便會積累在這裡，沒有完全排出。這項檢查要求患者躺在一個磁力造影的管狀儀器中，在那裡排出事先用灌腸方法加入直腸中的對比物。

✳ 直腸肛門壓力測試

直腸肛門壓力測試耗時較短，可以在腸胃科醫師的診室進行。這個測試是用來檢驗肛門和直腸對糞便的擠壓力、推動力，以及靜息張力，看看他們是否協調，順利排便。整體來說，如果這些肌肉過緊了，糞便

可能就不能順利排出了；如果過鬆，那也很難順利，或者還有會放屁或者漏便的難堪。測試中有一根細管子，一端連在一個儀器上，包在氣球裡的另一端插入患者直腸內。細管子輸入空氣到氣球中，讓氣球膨脹。患者會把氣球像糞便一樣排出，這時放在上頭的感應器就可以紀錄患者各個肌肉產生的壓力。這個測試可以檢驗出骨盆底的肌肉協調是不是造成患者便祕的原因。

✱ 直腸檢查

腸胃科醫師可以進行一個初步的直腸檢查。醫師戴上手套，塗上潤滑液，把手指探入患者直腸，讓患者緊縮和放鬆肛門附近的肌肉，做類似排便的動作。患者收縮推擠的力道，可以為骨盆底功能是否正常提供一些線索。

便祕的治療

便祕的治療因為起因不同，而有所不同。下面列出的是比較常見的，醫師推薦的高纖食物，一些非處方營養補充劑以及其他藥物。醫師會根據初期的治療反應，以及相關的檢查，來做進一步的調整。

✱ 躁動的腸子和緩慢的腸子

不管是躁動的腸子還是緩慢的腸子，如果造成了便祕的問題，就要找出有效辦法，讓通便正常順暢，並且堅持下去，這樣就從根本上解決了脹氣的問題。通常有效辦法是結合了飲食、補充劑和藥物三個方面。在找出有效方法之後，我的患者通常會先使用一陣，等到症狀好轉之後，就停止了，免得變得依賴了。就我個人經驗來說，即便在症狀好轉之後，我也建議持續使用有效方法。再說，大多數新藥都不會造成藥物依賴的。也就是

說，長期使用並不會對排便功能造成什麼負面的影響。

非處方箋瀉藥

　　非處方箋瀉藥的選擇有很多種，因為作用機理不同而有所不同。滲透壓瀉藥的作用機理是讓水份透入大腸中，並讓它們留在那邊，可以保持糞便的柔軟度，加速其通往出口的時間。這類瀉藥是不會形成習慣（也就是依賴）的，因為此藥並不影響大腸原本的功能。比方說，含有 MiraLAX（聚乙二醇類）、鎂鹽（劑量為 350 毫克或更多）的瀉藥，以及菲利普斯牌的鎂乳（一種氫氧化鎂）。此類瀉藥家族還包括某些人類不能消化的醣類，如乳果糖和山梨糖醇等。但是後者因為它們可能產生很多氣體，我不建議原本就有脹氣問題的患者使用。除非患者因為腎臟或者肝臟功能不佳，而無法使用大多數其他的瀉藥。

　　滲透壓類瀉藥通常要 8~12 小時才開始發生藥效。因此我建議患者在臨睡前服用，第二天一早可以見效。在做大腸鏡檢查之前，醫師也會使用高劑量的滲透壓瀉藥來清空腸胃。這就提示了一點，如果滲透壓瀉藥過量，就引起腹瀉。所以，要找到一個完美的平衡點。

　　刺激型瀉藥的是透過改變腸道內壁的功能，讓他們更有規律的收縮來改善便祕。這也是為什麼有患者發現，服用刺激型瀉藥比滲透壓型感受到更多的痙攣。此類藥物包括，樂可舒（Dulcolax）和番瀉葉，後者可以製成丸劑 Senokot，或者化身為助消化的茶品（如通便茶等）。刺激型比滲透型瀉藥的效果更快，通常在數個小時內就產生藥效。不過，依然可以睡前服用，次日生效。曾經一度有人懷疑，長期使用刺激型瀉藥會形成藥物依賴，理由是腸子在長期使用了刺激藥物之後，若要見效就需要更大劑量。但是，並沒有太多研究支持以上論點。就我個人觀點來說，因為滲透型瀉

藥更溫和，較少引起痙攣，通常他們還是推薦給患者一線藥物。刺激型瀉藥可在特別嚴重的便祕時偶爾使用。

纖維補充劑

　　纖維可以幫助大腸蠕動緩慢以及骨盆底肌肉不夠有力的患者，形成柔軟而成形的大便。柔和且大塊的糞便可以刺激大腸壁繼續產生推力，相較來說，球狀乾結的糞便則舉步維艱。市面上可以買到的纖維補充劑中混合了各式各樣的纖維，可以吸收許多水份，協助服用者的糞便在腸道內的移動。我們前面解釋的作用機理也提示了一點，那就是在服用纖維補充劑的時候，要同時補充大量水份。

　　如果原本腸道內就充滿了許多大便未排出的患者，纖維補充劑不是一線藥物，因為他們會加劇了腹脹的沉重感和脹氣感，有些原本就脹氣的患者形容說，吞了纖維補充劑就好像吞下了一塊石頭。這種時候，要配合滲透瀉藥或其他藥物，將部份糞便排出，補充纖維才會見效。

　　洋車前子殼一類的補充劑，既是 Metamucil 和 Konsyl 為名的品牌藥，也在仿製藥品中出現，比方說 FiberCon。對便祕和腹瀉輪番出現的患者，只含有可溶纖維的藥物，比方說甲基纖維素 Citrucl、小麥糊精 Bene，以及金合歡纖維都是更好的選擇。可供選擇的品牌藥和仿製藥都有很多種。如果讀者特別偏好某種特別口味的粉狀纖維補充劑，那麼我要提醒您，有些牌子的粉劑含有非常高的糖分，每份服用的量中最多可高達 4 茶匙。就我的經驗來看，丸藥和粉劑的效用是一樣的，只是要留意一下劑量多少，每家品牌不一樣，有些廠牌可能需要 4 茶匙才相當於 2 公克粉劑的量。第 11章我們會仔細討論各種纖維的含量，第 14 章則會討論各式的營養補充劑。

　　雖然有個別案例特殊的情形，但對大多數骨盆底功能障礙的患者，我

不推薦使用纖維補充劑。因為骨盆底功能有障礙的時候，相關肌肉已經不夠放鬆放糞便排出了，補充纖維只會讓情形更糟。如果一週只排便一次，或者更少，過去使用瀉藥也未能完全改善徵狀的，那麼我建議去做一個骨盆底功能的檢查。下面我們就要對這方面做一些介紹。

大便的軟化劑與潤滑劑

　　大腸的一項重要功能就是藉由吸收消化道內的水份，將部份液體回收到體內。因此，即將排出體外的廢棄物在大腸內停留的時間愈長，就會變得愈乾燥。乾燥、變硬的糞便很難從腸道通過，嚴重的時候甚至造成梗阻。有些口服的纖維素可以像海綿那樣吸住水份，即便廢棄物在腸道內停留了很長時間，依然保持其柔軟度。11 章我們會來討論可溶性纖維。許多非處方籤的藥物和補充劑都可以提供不少協助。

　　大便軟化劑比方說多庫酯（Colace，屬 docusate sodium 類藥物）可以保持排泄物的柔軟度，便於在消化道內的通行，因而提供一個溫和且安全的方法解決便祕的問題。多庫酯不會在腸道內被身體吸收，因為非常安全，即便是孕婦和哺乳期的女性都可以使用。多庫酯不是瀉藥，也不會加速排泄物在大腸內的移動速度，更不會讓使用者頻頻跑廁所。通常要服用 12 小時後產生藥效，因此一般是晚上服用，早上生效。

礦物油

　　礦物油是一種光滑的油脂，可以包覆在糞便的外側，讓他們順利滑過腸道。通常在藥局就可以買到，通常是口服藥，也可以含在灌腸劑內。如果瀉藥沒用，如果患者已經被乾結的大便苦惱好一陣了，比方說出門幾天都無法照常如廁，礦物油是一個短期內的好幫手。但是如果是長時間的規律用藥，這就不是首選了。因為礦物油經過小腸時，會影響小腸對某些維

他命的吸收。我會建議患者偶爾急用，一天不超過一次，一共不超過一週。

　　有些患者會經歷最緩慢的大腸蠕動，這種徵狀叫做大腸無力症。對此症的患者來說，常見的瀉藥和處方藥，都毫無效果，即便混合使用，大劑量使用也一樣。這種時候，藥局販售的灌腸藥可能就是解決便祕脹氣最好的辦法了。灌腸藥是把液體的藥劑直接從肛門注入大腸，鬆軟大便，方便排出。通常溶解在灌腸藥的某些成分有瀉藥效果，因此可以立即見效。美國灌腸藥的知名品牌是 Fleet，他們的灌腸藥包括滲透壓型、刺激型以及潤滑型的，最後一種也就是我們說的礦物油類別。市面上可供選擇的品牌藥和仿製藥有很多種。大腸無力症和骨盆底功能失調的患者，需要常常使用灌腸藥，解決便祕脹氣的問題。因為灌腸藥是把有效藥物直接注入到腸道尾端，而不像其他口服藥，需要經過原本功能就有欠缺的長長消化道，才能起到作用。這種藥注入之後，通常只要幾分鐘就可收效。

　　我不推薦用大腸 spa 取代瀉藥，即便是去一些大腸水療館。所謂大腸 spa 也就是行銷所說的大腸水療，那是利用一個渦輪增加灌腸劑，讓水份進入大腸深處，比一般灌腸劑進入的深度要深許多。許多州沒有核發水療業者的執照，相關業者有沒有經過訓練？能不能夠安全執業？這還只是一個問題。另外，深入脆弱腸道的儀器，還有強力的水流，可能造成大腸壁的撕裂（或者穿孔，穿孔還可能是致命的），這是其次的問題。就算執行安全的灌腸，長期使用也會破壞大腸內活菌的平衡，進而減弱基本的消化功能，從而影響整體的健康。最後，說到細菌方面，大腸水療的乾淨無菌是不可能與醫療級的大腸鏡相提並論的。就像我腸胃科的醫師朋友們說的，做大腸水療就如同從不明身份的捐贈者處得到了免費移植的器官。身為買家，不得不慎啊。

處方箋藥物

如果飲食改變了，非處方箋藥物也嘗試過了，便祕依然沒有改善的話，醫師可能會開列下方的藥物。Amitiza (lubiprostone) 就是其中的一種。它是透過大腸壁上細胞的分泌物，來軟化大便，並增強大腸自身的蠕動來增加排便的。此藥不會形成藥物依賴，如果停用之後，大腸會回到平常。

另一個選擇藥物名叫 Linzess (linaclotide)，其作用機理一樣是增加大腸內壁細胞的分泌，軟化大便，同時刺激神經細胞促進收縮，讓糞便快速通過大腸。他們共同的副作用是使用者易產生腹瀉。美國食品及藥品管理局最新核准通過的便祕藥是 Trulance (plecanatide)，其藥理類似Linzess，增加大腸內壁的分泌，促進收縮，前者是軟化大便，後者是讓大便快速通行。

✱ 便祕的手術治療

有些嚴重便祕已經影響到患者的生活品質，口服藥、灌腸藥還有飲食改變都沒有起到什麼作用，醫師可能建議手術，移除部分的結腸，這種手術稱為大腸部分移除術，或者大腸全切除術。有些案例，剩餘的大腸連接到直腸，繼續保持管路通暢。有些案例，剩餘的大腸需要結腸造口通往體外。

需要結腸造口的在手術後，廢棄物將排入一個名叫造口袋的袋子裡。等手術傷口癒合之後，再進行第二次手術，將小腸或者留下的大腸連接到直腸，並在此形成一個小袋狀，以暫存排泄物。經過兩次手術之後，患者就可以一天排便 4~6 次。如果正在考慮大腸切除手術，我建議找一位有經驗的醫師。

✱ 骨盆底功能失調的醫藥療法

如果排便困難是因為協調排便的肌肉無法協調運作，那麼增加食用纖維的量，以及瀉藥對這個已經失效的系統只是徒增壓力。如果醫師覺得患者有骨盆底功能失調的問題，可能給你以下建議：

放個小凳子「蹲大號」

其實蹲著大號要比坐著大號更容易一點，特別是對骨盆底功能失調的患者。因為蹲姿的時候，糞便排出所需的推力要小一點，如果排便的肌肉群力量不夠，當然這就更是好選擇了。放一個腳蹬在馬桶前側，可以抬高膝蓋的位置，從坐姿到蹲姿。儘管有企業以此為行銷點，推銷所謂的「蹲便器」，不過其實我發現任意一款小凳子，對我的患者都滿有幫助的。

直腸甘油球

直腸甘油球是一個小子彈形塞劑，塞入直腸後，可以把蠟化的藥物投入到大腸尾端。甘油球可以透過滲透作用把水分吸收到大腸尾端的位置，並刺激腸子的蠕動，幫助排便。如果患者大腸蠕動非常緩慢，或者相關部分的肌肉功能失調，甘油球無疑是一個很有用的辦法，患者可能得到與滲透壓瀉藥一樣效果的療效。而且比起其他液體灌腸來，使用更方便，塞入1小時內見效。但是頻繁使用超過一週，就會對肛門皮膚造成刺激。Fleet有甘油球的品牌藥，市面上其他仿製藥的選擇也很多。

✱ 灌腸劑

前面我們介紹過灌腸劑。如果患者正在尋求一個長期的治療辦法，比方說物理治療、生理回饋，或者肉毒桿菌（我們等下會介紹），灌腸劑可以緩解腹部的脹氣。

骨盆底物理治療／生理回饋療法

對已經診斷出骨盆底功能失調的患者來說，一種生物反饋療法再加上

物理訓練，可以讓與排便相關肌肉和神經重新協調起來，正常運作。我們在第 3 章也介紹過一些，治療師會在患者肛門附近的肌肉群上連接感應器，讓患者做收縮和放鬆的動作達到訓練的目的。當患者做出協調的動作時，感應器或者用聲音或者用圖像，顯示出來，患者藉由這個回饋，得知肌肉群合作的好壞。然後不斷練習，以便更好掌握。

肉毒桿菌

如果患者的便祕是因為肛門肌太緊，無法適當放鬆引起的，注射肉毒桿菌是治療的選項之一。注射通常由腸胃科醫師親自執刀，在患者使用鎮靜劑時進行，效果可以維持數月。

✱ 便祕的飲食

除了骨盆底功能失調之外，所有的便祕以及便祕引起的脹氣，都可以藉由飲食改變獲得改善。

一日三餐勝過少量多餐

促使腸胃蠕動的一個方法是釋放一種名叫胃結腸反射（簡稱 GCR）的神經訊息。GCR 是一個消化系統的信號，位於上游的胃透過這個信號通知下游的腸，大餐就要來了。

得到這個信號之後，大腸開始把廢棄物（糞便）往前往外推移，為即將到來的食物騰出空間來。分佈在胃部的接受器將從胃部飽脹的程度來判斷餐到底有多大，然後釋出相應的 GCR，餐量愈大，GCR 也就愈強。這也就是為什麼許多人，在大餐之後的一小時內，會感受到要大號的需求。

如果想要得到消化道自發產生訊號的幫助，一日三大餐好過少量多餐。因為大餐讓胃部產生更大的伸展，也加快大腸的蠕動，小餐則小動。同樣的道理，吃下大塊的食物，比方說，沙拉、爆米花、大口喝湯，都可

以讓胃產生大餐的幻象。

專為女性設計的高纖食單

早餐：纖維量 12g
- 傳統燕麥 1/2 杯加水煮
- 亞麻子 2 茶匙
- 藍莓 1 杯
- 咖啡（低咖啡因亦可）

中餐：纖維量 7g
- 1 片全麥麵包加上火雞、酪梨的單片三明治
- 混合蔬菜沙拉（含綠色蔬菜），3 杯，可選用自己喜歡的沙拉醬

晚餐：纖維量 7g
- （單面烤或者完熟）烤鮭魚
- 中等大小的蕃薯 1 粒
- 煮熟的紅豆 1 又 1/2 杯

點心：纖維量 7g
- 奇異果 2 顆
- 堅果 1/4 杯

逐漸增加纖維的攝入量

所謂的纖維是一種碳水化合物，儲存在植物中，我們人類缺乏可以消化分解它們的酶，因此儲存在其中的能量，也就是卡路里也就無法釋放出來供我們使用。纖維攝入後，會保留在腸道中，直到排出體外。如果攝取的纖維量不夠，腸道就沒有足夠的材料，來形成正常容易通行的糞便。正如我對患者常說的：沒有進，就沒有出。

我的患者常常問我：「我究竟該吃多少纖維呢？」這個問題很難回答，答案因人而異，沒有一個恆常數值，適合於所有人。有些人需要更多的纖

維量，才可以排便正常。我建議一個方法，就是逐漸增加纖維量，直到如廁狀況有明顯改善。電子日記對達成飲食目標很有幫助，有些應用軟體只要輸入吃了什麼，就可以自動計算出纖維量。女性可以從每天 28g 開始，男性可以從每天 38g 開始。

專為男性設計的高纖食單

早餐：纖維量 12g

- 綜合蔬菜歐姆蛋，上面放酪梨切片半粒
- 全麥吐司 2 片
- 鳳梨切塊 1 杯
- 咖啡（低咖啡因亦可）

中餐：纖維量 8g

- 亞洲風沙拉（中式雞肉沙拉，或者酸甜的泰式沙拉）

晚餐：纖維量 14g

- 炒綜合蔬菜（2 杯，冷凍蔬菜亦可）
- 糙米 1 杯
- 腰果或花生 1/4 杯
- 蛋白類主菜：雞肉，牛排，蝦

點心：纖維量 9g

- 100 卡路里的爆米花
- 略大的梨子

慢慢逐漸增加纖維的攝入量，會讓患者覺得比較舒服。那是因為對於原本就脹氣的患者來說，突然開吃大量高纖食物，會讓脹氣變得更加嚴重。我建議增加纖維的第一餐可從早餐開始。早上是一天之中最不容易有脹氣感的時候，而且這也是許多人習慣排便的時間，會讓腸胃更通暢一些。特別是如果前一晚吃了瀉藥，早上又喝了咖啡。如果習慣了早上吃高纖之後，

可以再在其他餐點時間，或者點心時間，採用高纖食物，一次增加一回。

　　在飲食往高纖維端調整的時候，如果依然有便祕的困擾，可以把高纖食物改成相對不容易脹氣的食物組，我們稱之為低 FODMAP 的，詳細的我們會在 11 章和 13 章討論。一旦排便規律且可以排得很乾淨了，就可以再往較高 FODMAP 端調整，這時花椰菜、豆類以及乾燥水果，都不會再是困擾了。

小心菊糖

　　在增加纖維攝入的時候，我們常常會選擇添加纖維的加工食品，比方說高纖的穀類或者堅果棒，可能一個堅果棒或者一個單位的高纖穀類，就滿足了一天所需纖維量的一半。真是高效率，對嗎？如果原本就有脹氣問題的，只怕這些吃下去麻煩就大了。那是因為這類的高纖食物，大多數都還有一種叫做菊糖的傢伙。列在食物成分上，它可能叫做菊苣纖維、耶路撒冷朝鮮薊（也有譯作洋薑），或者雪蓮果糖漿。不管被稱作什麼，菊糖一到了大腸中間，遇見裡頭常駐的細菌就開始大大發酵了，也就是說，生出了許多的氣體。如果是 FOS 的患者，這些氣體難以排出體外，讓脹氣更加嚴重，而不是緩解徵狀。同時，在低碳水化合物的麵類、低卡路里的優格、低卡路里的冷凍餐點、燕麥棒、全堅果棒，以及益生菌補充劑和蛋白粉中，菊糖都是一個常見的添加劑。使用之前，要詳細閱讀加工食物的成分標籤。

咖啡是個好物（即便低咖啡因也是好的）

　　如果有便祕問題的患者，之前沒有喝咖啡的習慣，那麼我建議可以試試。因為咖啡中還有一種物質叫做綠原酸（也稱作咖啡丹寧），它可以刺激大腸的蠕動。通常我們會在早上 10 點之前排便，這是因為壓力荷爾蒙

皮質醇在上午的時候會達到一個峰值，它的作用就是喚醒大腸，使之從沉睡的狀態進入白天激活模式。這個時候來杯咖啡，傳遞到身體內部的綠原酸可以借力使力，讓早起排便更順暢。

　　如果因為擔心咖啡的副作用，可以選用低咖啡因的，一樣可以獲得綠原酸；如果因為咖啡會造成胃酸逆流，那麼可以在早餐後一小時飲用，而不是一起來的時候喝；也可以飲用拿鐵，大量的牛奶可以緩和咖啡的酸性，這就讓好些患者覺得可堪忍受多了；若有乳糖不耐症，可以用不含乳糖的奶類，比方說椰奶或者杏仁奶加到拿鐵中。我沒有建議豆漿，因為豆漿說白了就是豆類的汁，本身又會產生大量的氣體。

試試營養補充品：鎂

　　我的許多患者不喜歡用藥，但是卻樂意嘗試添加營養補充劑，鎂就是其中的一種。鎂是我們人體必須的電解質和礦物質，對心臟對骨骼都有好處，甚至還可以預防頭痛。如果劑量超過 350 公克的話，鎂補充劑還是一款瀉藥，可以把水分吸收到大腸裡頭來。對腎臟功能完好的患者來說，如果有協助排便的需要，他們可以在前一晚補充 400~800 公克的鎂。但是對年長或者腎功能受損的，能否用鎂補充劑，需要和醫師商量。嘗試補充鎂的時候，可以從 400 公克的劑量開始，連續三晚。如果沒效，每晚再增加200 公克，再連續三晚。如果還是效果甚微，可以再增加 200 公克。但是每晚 800 公克依然不見效，就要換別的方法了。當晚的量不要分成兩次食用，作用就被稀釋了。鎂補充劑的主要副作用是腹瀉，如果發生了腹瀉，就隔一天，次晚再服用較低的劑量。

實際個案

黛安娜的便祕與治療

黛安娜，52 歲，是一位高階主管。4 年內，她覺得自己已經試過了一切療法，我是她的最後一「招」。她非常懷疑改變飲食會改變什麼，只不過因為她的腸胃科醫師一再堅持，她就抱著姑且一試的態度來了，算給我一個機會。

黛安娜的脹氣有好些年了。多年以前，突發的憩室症（大腸壁上突起的憩室症發炎）讓她住進了醫院。恢復之後，她發現自己有便祕和脹氣的問題。黛安娜抱怨說，她 3、4 天才解一次大號，而那「難得的一次」解出來的是小而硬的小圓球，對便祕和脹氣的緩解甚微。那時她的醫師給的建議是，每天要攝入 25g 的纖維。黛安娜遵照醫囑，每天喝梅子汁、高纖穀物還有碗豆湯。但是這些食物讓脹氣更嚴重了，她無法堅持下去。她的下一位醫師讓她試試非處方籤的瀉藥，包括 MiraLAX 和含鎂瀉藥，這又讓她必須再服用處方箋的便祕藥。黛安娜覺得這些藥都沒有緩解她的便祕，也更沒有消除因為便祕引起的脹氣，所以，她也停用了。

我懂得黛安娜說她嘗試過一切的感覺，但是當我看到她的飲食筆記之後，我就不同意了。黛安娜的一天是從一罐優格或者一瓶葡萄汁開始的，配上一份拿鐵（纖維量＝０ｇ）。午餐是鮪魚全麥麵包的三明治（纖維量＝３ｇ），或者雞湯麵配幾片小圓餅乾（纖維量＝０ｇ）。晚餐是頗均衡的，沙拉前菜，蛋白質主菜，還有澱粉類和煮熟的蔬菜。雖然晚餐纖維的含量不算少，可是整體來說還是

不夠，而且也來得太晚了。當黛安娜開始嘗試高纖飲食的時候，她又選擇了高 FODMAO 類的纖維（11 章我們會詳細解釋），這讓她肚子裡的氣更多，她更脹得難受。

要緩解黛安娜的便祕型脹氣，就必須讓她每天可以排出相當量的大便。因為對大多數人來說，早上是排便的黃金時間，我認為她的早餐應該量大，且富含纖維，以便引發她的胃結腸反射。然後，接著吃一個含纖維的午餐，之後再是她的正常晚餐。我告訴黛安娜，剛開始的時候，要從低 FODMAP 的蔬果全穀物開始，就可以避免她改用高纖飲食時的脹氣。一旦可以正常排便之後，就不會再有便祕引起的脹氣了。我懷疑她能否忍受高 FODMAP 的飲食。最後，我還建議黛安娜每天晚上臨睡前，繼續補充鎂劑。

我對黛安娜說，不要對我們的計畫太樂觀，因為她已經嘗試過很多了。但是她沒有照我建議的分步進行，也沒有考慮到 FODMAP 這個因素。我請她切實照我的提議實行兩個禮拜，若不可行的話再放棄。她同意了。我們商量出一個食譜：早餐：炒蛋，大碗低 FODMAP 的水果，蜜瓜、鳳梨、還有莓果類，外加一片全麥土司；中午，她原本的中餐外加小胡蘿蔔或者小洋芋；她原本的晚餐可以不用更動。如果她非常喜歡優格，依然要用它做點心的話，可以在裡面加一點亞麻籽以及莓果類。最後，她還同意在睡前繼續服用鎂補充劑。

3 天之內，在配著咖啡的飽足早餐之後幾分鐘，黛安娜就可以解大號了。晚上補充的鎂劑，更是把飲食中充足纖維行為的糞便成功推至體外。正如我們預測的，一旦她能夠正常排便，脹氣問題也

就自然消失了。2 週後黛安娜打電話給我，把好消息分享給我，並且詢問我接下來要怎麼做。我告訴她，要把晚上補充鎂、早上吃大份餐點、每餐足夠纖維當做習慣保留下來。再之後，她就可以嘗試高 FODMAP 的食物了，比方說豆類的湯、花椰菜以及腰果。看起來，黛安娜女士已經可以享用這些食物，脹氣已經成為過去式了。

黛安娜的個案提示我們的是，便祕相關的脹氣分步改善是很重要的，在拉長的治療過程中，飲食協調著瀉藥和其他醫藥，共同改善問題。另外一樣重要的是，高纖食物的選擇，如果便祕還沒有解決之前，過度的高纖食物有時會讓脹氣更嚴重。11 章我們會有更詳細的討論。

如果看到現在，依然沒有找到和你的徵狀相對應的脹氣類別，不要氣惱。我們下一章討論的脹氣起因於大腸的上游小腸，原本住在大腸裡的細菌誤闖到鄰居小腸家裡惹出來的禍。

08

細菌引起的脹氣：
小腸細菌過度生長症

　　人體內生成氣體的主要場地位在大腸，也稱為結腸的地方，我們上一章討論的重點就是大腸。這是因為大腸是身體細菌最大也最集中的居所，正是這些細菌產生了氣體，最終會以放屁的方式排出體外。但是大腸的鄰居小腸就不一樣了，這段連接大腸和胃的消化道，食物營養的吸收主要發生在這裡，這裡是不應該有過多細菌出現的。但是有些情況下，小腸環境對細菌過於友善，細菌在這裡繁衍過眾。這種情形就稱為**小腸細菌過度生長，簡稱為** SIBO。

　　我認為小腸細菌過度生長最準確的說法應當是「過多細菌跑去了消化道的鄰居家」，而不是網路上流傳的小腸裡有引發疾病的壞細胞。事實上，小腸細菌過度生長不算是感染，也算不得是發炎。說白了，不過就是原本應該住在大腸裡正常無害的細菌，因為某些原因，在小腸找到了自足點，在這個不該大量出現的地方大量出現了。

　　這個區別說法非常重要，因為網路上行銷益生菌和其他營養補充劑的網站，他們都是以改善腸道內「好菌」和「壞菌」的平衡，治療小腸細菌引起的發炎為訴求，而所謂的壞菌、發炎都是錯誤的小腸細菌過度生長的錯誤定義。事實上，如果且不說原因為何，小腸細菌的過度滋生是此症的

源頭，那麼補充含有大量細菌的益生菌，只會讓徵狀更嚴重而不是減輕。

那麼到底是什麼原因，讓細菌跑去錯誤的腸道去過度生長呢？科學家們研究出了許多的可能，下方我列出的常見的幾種：

- 長期使用 PPI 制酸劑，例如 Nexium、Prilosec、Provacid、Protonis、Aciphex、Dexilant 等，或者是含有以 prazole 結尾成分的仿製藥。
- 胃酸含量過低，可能是年紀大了造成的，也可能是自體免疫疾病造成的，後者包括萎縮性胃炎，惡行貧血等。
- 小腸蠕動異常緩慢。
- 因為以上原因之一而服用益生菌補充劑。
- 曾經動過小腸手術，比方說，減重的胃繞道手術、大腸與小腸緊鄰的地方動作切除手術，或者腹部手術後傷口發生了沾黏從而影響到腸蠕動。
- 大腸與小腸交界處（也就是回腸）發生了炎症，比方說克隆氏症。
- 有未經發現的，或者未受控制的腹腔疾病。
- 胰臟分泌的消化酶不足，也稱胰腺不足。
- 經常性的酗酒。
- 小腸壁上形成了一個小囊室，也稱為憩室，細菌可以藏身。
- 之前過度暴露在抗生素環境中。

從上頭列出的清單，我們可以看出來，SIBO 通常不是一個單一徵狀，是以另一個健康問題為因的。如果有讀者被診斷出 SIBO，那就需要向醫師諮詢，造成此一徵狀的真正原因，才能真正的治本。

不管造成小腸細菌過度生長的原因為何，其徵狀都很相似。進食之

後，小腸中滿是食物，食物中的營養原本是要被吸收到血管中的。但是小腸中的過量細菌直接與這些營養物質接觸了，這下熱鬧了。細菌最喜歡的食物就是碳水化合物，他們相遇了就會發酵。而發酵後的成品之一就是氣體，這正是造成 SIBO 型腹脹的原因。此外，因為小腸要比大腸窄小，這裡脹氣要比大腸脹氣難受許多。嚴重的時候，SIBO 會影響膽汁的循環。膽汁是幫助消化脂肪的，循環出了問題之後，過多的膽汁就會累積在大腸中，這稱為膽酸吸收不良症，這會造成腹瀉和某些維他命缺乏。

「小腸細菌過度生長型」腹脹的感覺

小腸細菌過度生長型 (SIBO 型) 的腹脹通常是某一天就突然出現了。或許也經歷過這裡或者那裡的脹氣，但是從來沒有這樣強烈且持續的腫脹感。過去吃下去好好的食物，這回卻在吃下後的 1 小時之內，激起了腸胃的強烈反應。這些食物通常是一些高脂肪的，比方說，油炸類、起司類點心、冰淇淋，或者油膩的外帶食品；或小麥加工食品，比方說麵包、三明治、烘焙的點心、義大利麵以及披薩；穀物棒或是其他健康食物混合棒；還有鷹嘴豆、四季豆等的豆類和「刮胃」的西蘭花、高麗菜心、花椰菜等。對有些患者來說，有些沒有問題的水果蔬菜，有時候又會突然引起他們的不適。這些食物範圍之廣範，就可以理解為什麼我常常從 SIBO 患者那裡聽見「什麼東西都脹死我」的抱怨了。

許多 SIBO 型脹氣的患者，都會抱怨腸子裡有許多的氣，非常的痛苦。有時候脹氣讓腹部挺得高高的，有時候會讓患者一直放屁，有人還伴有咕嚕咕嚕的聲音，可以感覺到氣體在肚臍下方竄動。放屁的氣味非常臭，有患者自己形容說像「毒氣」。通常早上是一天最舒服的時候，剛醒來肚子

沒有什麼可脹的；但是隨著時間過去，用餐次數增多，吃下去的食物變多，脹氣就累積了起來。到晚上的時候是最糟的，有些患者甚至在臨睡前要脫下褲子，放屁放個痛快。對 SIBO 患者來說，吃得愈少是愈舒服的。

雖然並不是全部的，但是大多數的 SIBO 型腹脹都伴有如廁習慣的改變。如何改變就取決於過度生長的是哪種細菌了。小腸內居住著容易生成氫氣的細菌，容易產生腹瀉或軟便，次數頻繁。有些患者和我抱怨，他們一吃東西馬上就要上廁所。也有一些是排便的顏色和質地改變了，比平常顏色淡或者更橘，或者是像牙膏或者焦油一樣黏著，很難排乾淨，或者要用許多衛生紙才擦乾淨。更有一些人說，他們覺得自己的排便酸性很強，好像一路灼燒著消化道內壁，解完之後，肛門也伴有騷癢。

有時候，小腸細菌過度生長會造成便祕，而不是腹瀉。小腸寄居的細菌容易產生甲烷氣體。SIBO 伴隨便祕的腹脹格外痛苦一些。因為氣體被無法排出的糞便擋在體內，不能透過放屁來緩解。通常瀉藥和低 FODMAP 的飲食可以緩解，詳見後續的章節。

SIBO 脹氣的患者大多會抱怨他們的下消化道，比方說便祕或腹瀉或放屁，但也有患者是上消化道出現癥狀的，比方說，胃食道逆流、噁心、打嗝，或者食慾缺乏。更有一些患者的徵狀看似和消化系統毫無關聯，比方說 B12 缺乏，就是小腸細菌過度生長的附帶症狀之一。有些患者還會出現一種反彈性低血壓的徵狀，就是在進食精緻碳水化合物或者高糖食物之後，血壓很快就降低了，讓他們覺得疲倦、頭暈、想吐。這種情形不多見，但也不是沒有。

「小腸細菌過度生長型」的診斷

　　如果讀者經歷過上述腹脹特徵，或其他的伴隨症狀，醫師可能就會懷疑有 SIBO 型脹氣的可能。當然，醫師也要檢查是否可能有其他疾病造成了以上徵狀，比方說乳糜瀉（驗血），胰腺分泌不足（驗大便），是否有梨型鞭毛蟲造成的感染（化驗血液或者糞便），以及克隆氏症或結腸炎（結腸鏡檢查）。 因為很重要的一點是，要釐清是不是這些疾病才是造成小腸細菌過度生長的原因。

✳ 呼吸測試

　　呼吸測試是診斷 SIBO 最常見的方法，也是侵入性最低的。這個測試要求受測者先喝下一種含糖的測試劑，在接下來的 3 小時內，依照時間往一個袋子裡吐氣。如果可以測到氫氣和甲烷，就知道是有細菌感染了。因為只有細菌遇見了糖，才會生成這兩種氣體，如果呼出的氣息中還有這兩者之一，我們就知道是細菌生成了他們。根據這兩種成分出現的時候，醫師可以診斷出細菌出現在消化道的哪個部位。再根據氣體的含量，醫師還可以推斷出，到底是哪種細菌在作祟。

　　診斷 SIBO 的呼吸測試其準確性取決於很多因素，因此遵從測試說明是非常重要的。比方說，如果在檢測前的 4 週內服用了抗生素，或者做過灌腸或者大腸鏡檢查，都會讓檢驗結果成假陰性；測試當天的早上運動，或者在測試的前一天之內使用瀉藥，也會造成假陰性。另一些原因則可能造成假陽性，比方說受測者早上抽菸，沒有做好口腔清潔（包括沒有清潔假牙），服用益生菌補充劑，或者前一晚吃了高碳水化合物的晚餐，或者大量粗纖維的蔬菜及豆類。有些嚴重便祕的患者，或者前頭提到過的 FOS 患者，呼吸測試的結果也是陽性的，但是有經驗的醫師知道便祕和 SIBO 的細微差別，但依然還是有便祕患者被誤判成 SIBO 的個案。

上述最後一點非常重要，那就是呼吸測試結果常常被經驗不足的醫師或者相關執業人員誤判。有些醫師在醫學院的時候，可能沒有學過呼吸測試的技術。另一個可能是，如果是把在家做的測試結果寄去檢驗室，他們可能會直接依照數據來解釋。我曾經非常訝異的看到過檢驗室出來的誤判案例。讀者應該知道，許多替代療法的業者，功能整合型的醫師、營養師、自然療法業者、整骨師等，他們是會從陽性結果中獲得利益的。

有這麼多的變數，這就是為什麼很多醫師質疑一開始做呼吸測試到底有多少用。當然我不是說這個不可信，但是我覺得有一點需要提醒患者：那就是做呼吸測試時要記得留一份測試結果。因為或許化驗報告對患者來說，只是一些數字，但是對有經驗的腸胃科醫師或其他健康工作者來說，這些數字卻可以便於他們做出診斷。

✳ 小腸細菌培養

有時候醫師需要從患者的小腸取液體樣本，放在實驗室培養，計算其中的細菌，來診斷 SIBO，這樣的案例非常少見，但也不是沒有。比起呼吸測試來，小腸細菌培養耗費時間，而且是侵入性的。通常用於實驗室，或者學術研究。在我遇見的患者當中，只有一位她的醫師做過小腸細菌的培養，原因是因為當時患者對醫師處方箋開列的抗生素均無反應。醫師想看看到底是哪種細菌在患者小腸裡超過數量，以便找出對應的抗生素。如果您的醫師因為某些原因，需要做小腸內視鏡檢查，那麼很有可能他們也是想要判斷出哪種細菌過量了。

✳ 糞便檢查和血液測試

SIBO 不能透過糞便檢查或者血液測試就準確診斷出來，如果有人號稱如此，那要小心行銷其他產品。

✳ 大腸鏡、內視鏡和造影檢查

當醫師做大腸鏡、內視鏡或 X 光造影檢查的時候，肉眼是看不出 SIBO 有什麼徵狀的。與流行的誤解相反的是，SIBO 並沒有炎症，所以也不會有局部發紅、發炎組織，即便是在受影響的消化道部分也看不出什麼異常，白血球也沒有增多。不過，有可能在小腸和大腸交接的地方，會有發炎的現象，這可能會導致日後 SIBO 的形成。那麼，醫師檢查的線索可能是部分小腸有異常擴張的現象，那是因為在相對狹小的腸道內，產生的氣體造成的擴張。

「小腸細菌過度生長型」的治療

有一個普遍的迷思，那就是 SIBO 是一旦擁有就是長長久久，無法根治。這其實是個誤解。雖然好些患者在治療好轉之後，又會復發，但這通常是因為他們的醫師沒有找出真正的原因，沒有治本。請記得，SIBO 是其他病因引起的，找出後面的原因才能杜絕復發的可能。雖然 SIBO 的一些根本原因無法修復，但是大多數還是可以改善的。

我相信某些網路上盛傳的小撇步會讓愈來愈多的 SIBO 患者不時給自己補充益生菌，讓原本可以治療的，變成了慢性病。如果原本就有小腸容易生長細菌（即便是好菌）的體質，補充益生菌只會帶來更多問題，而不是解決問題。在有確實的科學依據贊成益生菌可以預防小腸細菌過度生長出現之前，我依然會提醒患者，遠離益生菌。對於依然想嘗試使用益生菌的患者，我提議可以試一試名叫 Florastor 的酵母產品，14 章我會再詳細說明。

✳ 「小腸細菌過度生長型」的醫學療法

抗生素

截至現在為止，抗生素是唯一有醫學證據顯示，可以有藥治療 SIBO 的辦法。有不少草藥配方以更自然的抗生素替代療法為廣告，其中包括牛至油、黃連素以及大蒜萃取物（大蒜精）。當然啦，也並沒有證據顯示這些替代療法在人體內沒有抗生素的效果，不能治療 SIBO 的（大部份替代療法並沒有完成對人體消化道疾病治療果效的研究）。我們在 14 章會有 SIBO 營養補充劑的更多討論，以及相關的科研成果。

因為 SIBO 是棲息在大腸內的「好菌」過度生長到了小腸，因此任何治療過度生長細菌的藥物也會對大腸內的好菌造成附帶傷害。儘管你可能在線上看到這樣的說法，某些草藥（可能是植物萃取的，也可能是成藥）只會鎖定小腸中過度生長的細菌，但會放過位在大腸裡的細菌。可是其實雖然大腸小腸地點不一樣，但準確來說，他們都是同樣的細菌。所有的抗生素都會毫無差異的殺死他們。當然了，他們也不能完全除去消化道內的菌體，只是減少棲息的細菌總量。而大腸內的生態系統會在服用抗生素的一個月內，把細菌總數量調整回正常值。不過，環丙沙星 Cipro (ciprofloxacin) 是個例外，服用後需要更長時間，才會回到正常值。

不同過度生長的細菌，需要不同的抗生素來對付。呼吸測試的結果會顯示患者小腸內過度生長了會產生氫的細菌，還是會產生甲烷的古菌，亦或者兩者兼而有之，醫師會依據這個結果來選擇抗生素。Xifaxan 是一種最常見用來治療 SIBO 的抗生素。如果呼吸測試的結果顯示有甲烷，醫師可能會選用 Xifaxan 之外，再配合另一種藥物一同使用。雖然 Xifaxan 用藥紀錄良好，但是也不是所以患者都有效。若用完一個療程之後，SIBO 不見好轉，我建議患者同醫師討論一下，要不要換一種抗生素，而不是繼續使用

原本的抗生素再多一個療程。

如果居住地附近沒有提供呼吸測試的醫療機構，或者醫師不信任呼吸測試，那麼醫師可能會先開出抗生素的處方箋，來處理疑似的 SIBO，而不是先做測試診斷後再使用抗生素。有些患者很幸運，用了抗生素就好了。但也有不那麼幸運的。如果用了抗生素卻不見好轉，那麼就要考慮，究竟是不是 SIBO，還是確定有 SIBO，卻沒有選對抗生素種類？有些醫師在患者服用抗生素無效後，就會認定病人沒有罹患 SIBO，而沒有繼續做診斷與治療。

✱「小腸細菌過度生長型」的飲食

沒有科學證明證實哪種飲食可以治療 SIBO，也沒有哪種飲食方法可以預防 SIBO。如果在網路上多查查，在治療 SIBO 期間，飲食是否該受限，甚至可能找到觀點相反的資料。儘管許多飲食方案在行銷上說，他們的吃法可以「餓死」消化道內的細菌，但是這些成分並不能真的殺死細胞，根除 SIBO。

有一派觀點認為，在治療期間應該吃很多的高腹鳴食物和碳水化合物，來餵養細菌，把他們「引出來」，抗生素才會起到作用；另一派觀念則認為，應該避免高腹鳴食物和碳水化合物，好「餓死」那些細菌，以此削弱他們，以免復發。事實是，雙方都沒有科學依據來證實。而且他們還對細菌對抗抗生素的反應機制都有誤解：細菌既然不需要加速繁殖以致更容易受到抗生素的影響，也不會因為不吃了容易發酵的碳水化合物而削弱了抗生素的影響。

就我個人的觀點來說，是多吃還是限制，端看其對徵狀的影響，是變好或更嚴重了，再調整量的多少，比便讓配合的藥物產生最好的效果。

　　甚至某些飲食對未受控制的 SIBO 幫助非常大，那就這麼吃吧。總體來說，飲食是幫助控制 SIBO 徵狀的，就可以配合藥物直到完全改善為止。

　　我們下面就要介紹兩種針對 SIBO 主要的飲食方法。不管您最後選擇了哪一種，都要留意忌口高脂肪的食物，因為 SIBO 的患者是很難吸收高脂肪食物，因此把他們吃下去只會增添脹氣、腹脹和噁心的感覺。

低腹鳴飲食法

　　澳大利亞的醫師和營養師發展出了一個低腹鳴飲食法 (低 FODMAP) 的飲食方案，這是一個建立在科學依據上的清淡飲食方法，旨在幫助腹痛、脹氣、排便不順的患者。研究證實此飲食方案對腸躁症患者特別有效。我也會對我的 SIBO 患者推薦這種飲食方法。FODMAP 是一個縮寫，特指某幾個碳水化合物的家族，他們不太容易被人體消化，卻很容易被細菌消化，開頭的字母 F 是 fermentable（可發酵的）縮寫。也有些 FODMAP 食物是某種糖以及纖維。

　　一個健康的人，在選用高 FODMAP 食物的時候，這些碳水化合物可以營養大腸內的友善細胞，維持消化道健康多樣的生態（可能會有放屁的現象，這也沒什麼大害處）。但對 SIBO 的患者來說，高 FODMAP 的食物會滋潤居住在小腸裡的同樣細菌，讓腹脹、脹氣更嚴重，排便也更加困難。

　　低 FODMAP 飲食的特點就是每一組食物當中都含有大量可發酵的碳水化合物，原本就容易出現 SIBO 症狀的人群，食用之後就容易誘發出症狀來。和其他許多種類的消除飲食不一樣的是，低 FODMAP 並不排除食物類別。 也就是說，水果、蔬菜、穀物、堅果、種子、乳製品、動物蛋白、植物蛋白，甚至糖都可以包含在食單當中。

　　儘管低 FODMAP 飲食中，不包括大多數含小麥的食物，但這並不是

無麥麩飲食。事實上，有些低 FODMAP 食單中含有小麥類食物，而某些高 FODMAP 飲食當中，卻不含小麥食物。同樣的，儘管有些低 FODMAP 食單中禁用乳製品，但並不等於低 FODMAP 食單就不含乳製品，有些低 FODMAP 食物可以含乳製品，而有些高 FODMAP 不含乳製品中，卻禁用乳類替代品。魔鬼皆在細節中這話特別適用於低 FODMAP 食物。

特定碳水化合物飲食（SCD）

特定碳水化合物飲食簡稱 SCD，是一種無穀、低糖、低乳的飲食方法，盛行於 1980 年代，用於治療克隆氏症和結腸炎。多年以來，很多患者提供了證據，證實 SCD 飲食方法對他們消化道疾病的幫助，但是這方面的科學依據卻出奇的少。近來，網路上的 SIBO 社群復興了 SCD 飲食，認為對控制脹氣、腹脹和排便效果異常的好。

SCD 飲食禁止所有穀類、根莖澱粉類蔬菜（馬鈴薯、山藥和防風草）、鷹嘴豆和大豆，以及大多數的乳製品（硬奶酪和自製優格除外），以及所有的糖（除少量蜂蜜）。讀者可能已經留意到，除了容許少數形式的乳製品之外，SCD 飲食和更時尚的原始人飲食非常接近。其中去除了許多我們現在認為的高 FODMAP 食物，當然沒有完全去除。從這層意義來說，我覺得可以把 SCD 視作 1.0 版的低 FODMAP 食物。在我們揭開低碳水化合物可以緩解腹瀉患者徵狀的原因之前，SCD 幫助了消化道有問題的患者。

SCD 飲食剛好減少了 FODMAP 造成的負擔，因而幫助了許多 SIBO 患者，減輕了他們的徵狀。但是 SCD 中仍然還有某些高 FODMAP 食物，比方說：蜂蜜，富含果糖的水果和一些口感粗糙的蔬菜類，因此有些 SIBO 患者在食用時，徵狀依然未能完全緩解。換句話說，SCD 一方面不必要的限制了其他一些耐受良好的碳水化合物，例如白糖、楓糖、大米

以及馬鈴薯，但是對豌豆、扁豆、開心果、高果糖水果和高麗菜類的蔬菜又限制不足。

我認為低 FODMAP 是像手術刀一樣精準的營養飲食，只除去了細菌能夠消化的最容易可發酵的碳水化合物。相較之下，SCD 飲食則是一個重量級一樣的營養飲食：可以下重手達到預期效果，但完全禁止碳水化合物和糖是不必要的，也太過了。這就是我不推薦的原因。

「小腸細菌過度生長型」的飲食

去網上搜一搜，大約就知道 SIBO 飲食是什麼了。就是一種低 FODMAP 和特殊碳水化合物飲食(SCD)的混合。我覺得就以我的患者來說，不需要這樣受限，他們採用低 FODMAP 飲食效果就很好了，因此，我並不特別推薦。

元素飲食

元素飲食有液體和粉末兩種，其中的成分配方是已經被酶「消化過」的，分解成最基本的結構單元。包含在這些配方中的營養成分可以快速完全的被身體吸收，過度生長的細菌就沒有了大餐可以吃。以雀巢公司的 Vivonex 和亞培公司的 EleCare 來說，這兩款元素配方是為嚴重腸胃患者開發的，直接由管子輸入到胃或腸的元素配方。如果有人曾經嘗過其中一種的味道，就懂得為什麼說他們當初沒有想到要口服使用。有些營養補充劑的廠商開始銷售粉末狀的元素配方食品，這些食品要美味許多。

10 年多前開始了一項小型研究，試圖證實 SIBO 的患者試用元素飲食 2 週後，就可以餓死過度生長的細菌以達到治癒 SIBO 的目的。雖然實驗結果正如預期的，但是一項單一研究不足以得出結論。很多患者在使用元素飲食之後，呼吸測試的結果是沒有細菌了，但是研究並沒有追蹤患者，等

到他們正常飲食之後，SIBO 是不是真的痊癒了。也就是說，缺乏元素飲食可以根除 SIBO 證據，而不是在短時間內受到抑制，而且這種元素飲食本身也實在很難忍受，我並不推薦他們。

飲食補充劑

如果線上搜尋一下，讀者會找到許多 SIBO 相關的系列資料，可能至少有七八種營養補充劑是「每一位」患者都需要的。這些包括：左旋麩醯胺酸、牛至油、大蒜精、黃連素等。此外，至少還有一種益生菌，一種消化酶，還有鹽酸甜菜鹼（這些替代醫學的常用藥我們會在 14 章做詳細的討論）。因為同樣的產品不斷被提及，好像在回音室中不斷播放一樣，讓大家產生一種他們是 SIBO 普遍接受的標配療法。事實卻不是如此。沒有一項經過精心設計的研究項目證實了這些替代療法對 SIBO 具有治療作用或者有預防作用。而且也找不到推薦他們的資料源頭，很多訊息都只是來自網路，或者相關業者想要推薦產品。

益生菌

我認為出現 SIBO 徵狀時，服用益生菌主要會有兩個問題。首先，因為網路上盛行的觀點認為 SIBO 是因為好菌和壞菌不平衡造成的，也就是所謂的菌叢不良，而服用益生菌就是加入好菌以達至一種平衡。這個迷思我已經在前頭解釋過了，我不覺得小腸內細菌過度生長的人，再補充益生菌是什麼好點子。第二個原因說來有點複雜。那就是大多數患者都會選擇服用抗生素來治療，不管選用了哪一種抗生素，都有許多證據顯示，服用益生菌對抗生素使用者好處多多。

這是因為益生菌補充劑還有活的生命有機體，可能是細菌也可能是酵母菌，旨在幫助人體。對服用抗生素的人來說，某些益生菌可以減少抗生

素帶來的副作用如腹瀉等。同時，用藥會讓微生物保護體制受到抑制，也就是說某些有機會引發感染的細菌生長會受到抑制，而某些種類的益生菌是會保護這些受到抑制的細菌。但是問題也就出在這裡，我們用抗生素就是要殺死那些在小腸內過度生長的細胞，那又補充了大量的細菌直接到小腸裡，到底是為了什麼呢？

　　這就是我不推薦益生菌的主要原因了，不管是具有 SIBO 症狀的患者，或者曾經有過 SIBO 症狀卻並沒有在根本上治癒的患者。對原本就有細菌生長過度問題的消化道，注入更多新細菌，我覺得後果讓人擔憂。不過，並不是所有的益生菌都是細菌植株，有些是酵母菌，這些酵母菌是無法在小腸裡過度生長的。還有一個更大的好處是，這些酵母菌類的益生菌無法被抗生素殺死，也就是說，他們可以順利存活到大腸，完成他們治療 SIBO 的使命。Florastor（CNCM I-745）就是一款不錯的酵母菌，我會推薦給正在使用抗生素治療 SIBO 的患者。這裡我再強調一下，我不是幫他們推銷，我和製藥公司沒有任何的關係。

露莎的個案

胃食道逆流和腹瀉引起的腹脹

　　露莎，48 歲，是一位高中老師，也是胃食道逆流的患者，由她的腸胃科醫師推薦來我這裡。她最近開始每天早上服用制酸劑藥物 PPI，晚上服用 H2 阻斷劑，這讓她的腹脹徵狀好轉了一個月。但是後來又不受控制了。

　　一開始的時候，儘管她繼續使用制酸藥物，並放棄了晚上一杯葡萄酒的習慣，因為喝了之後就好像吞了一團火下去。她也放棄了咖啡、巧克力、番茄醬還有酸的水果，但是逆流還是沒有改善。這時她的下腹部也開始出現脹氣的徵狀，容易放屁，而且她的排便習慣也發生了改變。過去，她是兩三天才要上一次大號，現在是一天要上 4、5 次。而且排出來的大便也很奇怪，細長的軟便，顏色很淡。

　　和露莎談了一下，我就懷疑她有 SIBO 的問題。顯然她很有高的可能，因為她服用 PPI 藥物，還有她有消化道蠕動緩慢的徵狀，當然究竟是哪一種徵候，需要她的醫師做出診斷。快速檢查她的飲食日記之後，更加深了我的猜想：她日常的食物是高腹鳴類的，而且在餐後半小時內，她的脹氣變得非常嚴重。通常是早上還沒有腹鳴感，但是到了晚上的時候，胃酸逆流、腹脹，還有腹中的氣體讓她覺得非常難受。

　　我建議她在等候做呼氣測試以確診有沒有 SIBO 的時候，使用低腹鳴的食單。幾週後的一個早上，她來了我的辦公室，告訴我說，低腹鳴的飲食已經讓她的胃酸逆流、腹脹、脹氣全好了，雖然排便

還沒有恢復正常。那天她稍晚的時候，去做了呼氣測試，果然結果是 SIBO 陽性。

露莎給我們的一個重要提示是，SIBO 常常容易被誤診為其他病徵，特別是胃酸逆流以及腸躁症。差別只在，那些治療其他疾病的藥物對 SIBO 沒有效果，引發其他病徵的食物，對 SIBO 患者也不會激起什麼身體的反應。

露莎的醫師為她開了抗生素，我提醒露莎堅持低腹鳴飲食，直到抗生素的療程結束。等抗生素療程結束之後，她就可以恢復到之前的日常飲食了，因為在 SIBO 之前，沒有問題的飲食，在徵狀治癒之後也理應是沒有問題的。我還建議她，不要服用益生菌，因為她的小腸似乎對好菌非常友善。我們懷疑 PPI 是露莎 SIBO 的誘發原因，她的醫師停用了 PPI，加大了 H2 阻斷劑的用量。我們治療目的是，希望透過飲食改變，H2 阻斷劑來控制她的胃食道逆流，在有什麼特發狀況時，使用碳酸鈣制酸劑，而盡量讓她不要使用PPI。到目前為止，我已經有一年半沒見到露莎了，想來她的腸胃應當很健康吧。希望她就此保持下去。

如果讀者的脹氣徵狀很像 SIBO，診斷之後，得到了治癒，那麼真是個好消息。但是有些患者徵狀很像 SIBO，同樣放屁有惡臭、脹氣的疼痛、淺色的排便，以及排便時的刺痛感，但卻不是 SIBO的，我們就繼續看第 9 章，那裡會揭示更多造成腹脹的原因。

09

碳水化合物不耐症
引起的消化道脹氣

　　大多數的消化道氣體，也就是大家所說的屁，都是由大腸內的細菌產生的。當然啦，也有像第 8 章所說的，原本在大腸內的細菌跑去小腸，在大腸的鄰居家也產生了大量的氣體。細菌只有在有食物吃的時候，才會產生大量氣體，這個過程叫做發酵。但是細菌也不是什麼都吃的，讓他們發酵的食物主要是碳水化合物，比方說某些糖類，某些纖維以及複合式碳水化合物。

　　要弄清楚的一件事是：消化道產生氣體不是壞事，也不表示哪裡出了問題了。事實剛好相反。放屁是健康的正常現象，因為吃了豆類、蔬菜、水果、堅果、種子類食物或者全穀物之類富含纖維的食物，而產生的副產品。就我認識的好些頂健康的人，他們也很會放屁。平均來說，每人每天通常會產生半公升到 2 公升的屁，大概分 8~20 次排出。

　　那麼，健康飲食的放屁和腸胃出問題的放屁之間的界線倒底在哪裡呢？如果放屁伴著非常臭的氣味，腹部脹氣帶來了劇烈的疼痛，腹瀉或者突然忍不住要大號，甚至從睡夢中驚醒，那就是消化道出問題了。我們下面要談的就是消化道的另一個問題：碳水化合物不耐症。

·────── 碳水化合物不耐症 ──────·

如果讀者還記得第 8 章的內容，就會了解到我們絕大多數的食物是在小腸裡被分解成基礎的營養成分，被身體吸收使用。如果某些特殊的食物組成部分沒有在小腸被吸收，它們繼續在消化道內的旅程，到了大腸裡，就會遇見大量的細菌。如果這些未被吸收的食物成分又是容易被細菌發酵的，細菌就會一湧而上，在發酵的過程中產生的副產品就是大量氣體。而在我們吃下去的各式營養當中，碳水化合物是最容易被細菌發酵的。換句話來說，如果消化道中出現了氣體，有很大的原因是細菌分解了某種形式的碳水化合物。

我們人體有很多不同的工具來分解和吸收飲食中不同類型的碳水化合物。在唾液和胰腺中含有澱粉酶，可以把長鏈的碳水化合物分解成結構簡單的糖，方便身體吸收。在小腸內，有小腸細胞自己製造的其他酶，把乳糖和蔗糖分解成更容易吸收的基本單元。小腸粘膜上有專門的載體，其主要工作就是把果糖輸送到小腸細胞裡。

既然消化道內有這麼多的消化工具，為什麼還會有碳水化合物逃過吸收這一關，跑到大腸裡成為細菌的大餐呢？算起來，大致有以下幾種可能：

1. 乳糖不耐症，也稱為乳糖分解酶缺乏症：

這個名字讀者多少聽見過，而這就是幾種常見的碳水化合物不耐症中間的一種。如果小腸粘膜產生愈來愈少的乳糖酶，這種把乳糖分解成簡單的糖方便身體吸收所必須的酶，乳糖不耐症就產生了。因為如果乳糖沒有被分解，也沒有被吸收，它們就會繼續運行到大腸。而細菌容易就讓乳糖

發酵,乳糖愈多,發酵產生的氣體也就愈多。同時,大量沒有吸收的乳糖也吸引了大量的水分滲透入大腸,這就產生了急性的腹瀉。

乳糖不耐症和對牛奶以及乳製品過敏是不一樣的。過敏是免疫系統引起的全身性發炎反應。而乳糖不耐則是一種營養吸收不良,引起的非發炎反應,而且只侷限在消化道。對乳糖不耐症的患者來說,吃到乳糖並不是多不健康或者多危險的事,只是很不舒服而已。

2. 果糖不耐症,也稱為果糖載體缺乏症:

相較於乳糖不耐症,果糖不耐症比較少聽說。但其實果糖吸收不良是一種常見的疾病,影響著大約 3 成的人口。果糖自然存在於一些水果以及甘甜的食物當中,比方說蜂蜜、龍舌蘭糖漿。常常添加在食品、糖果以及非酒精飲料中的高果糖玉米糖漿(HFCS)也是果糖的一種。我們的身體需要一種特殊的載體把這些果糖從消化道運輸到血液中。有些人的身體缺乏這類的載體,而另一些人則是載體的功能不夠健全。這兩種中間的一種,都會出現即便吃下去很多的果糖,吸收的卻很少,大部分未被吸收的果糖就進入了大腸。這些果糖一樣會產生氣體,造成腹脹和腹瀉,這就是果糖不耐的症狀。

3. 無法消化的糖醇(多元醇):

雖然我們人體有不同的方式吸收不同類型的糖,但是有一種糖類的表親,我們人體的吸收能力卻非常有限。這個表親就叫做糖醇,或者多元醇,它們在結構上與糖很相似,也一樣有甜味,但卻無法遵從要的消化途徑被人體吸收。在梅干、花椰菜和酪梨當中,可以找到不同的糖醇。它們也被

當作代糖，加入到無糖飲料、口香糖、蛋糕、藥品以及營養補充劑當中，增加風味，又不增加卡路里。

讀者可以從食品成分上發現糖醇，在英文中是以 ol 結尾的字，在中文裡就是以醇結尾的字，比方說：山梨糖醇、木糖醇、甘露糖醇、丁四醇、乳糖醇等。因為糖醇無法被小腸吸收，進入大腸後卻容易被細菌發酵。如果食入的劑量高，就一樣會產生氣體、腹脹、腹瀉等，如乳糖不耐以及果糖不耐類似的徵狀。事實上，有些糖醇就直接標明了有瀉藥的效果。山梨糖醇就是梅干具有通便效果的原因。

4. 食入蔬果類中可發酵的纖維：

如果你曾經發現過排便中有玉米粒的殘留，這就是一種纖維，它們是無法被人體消化吸收的。所以植物蔬果中無法被人體吸收的碳水化合物，統稱為纖維。它們可能是水果、蔬菜、或者豆類的皮中的某些成分，或者是全穀物的麩皮、種子的外衣或者葉菜類、鳳梨以及芹菜中的小顆粒，雖然無法被人體吸收，但對我們的健康很有幫助。（11 章我們會詳細討論纖維的益處）

雖然纖維無法被人體吸收，但是它們大多卻容易被大腸內的細菌吸收。那些細菌如果遇見了喜食的纖維，它們就要大顯身手，製造出大量的氣體來。每種纖維產生氣體的量不同，有些比其他更容易生（出）氣（體）。最容易產生氣體的纖維稱為高腹鳴食物，13 章會有專門的介紹。不同的人對纖維的反應也不同，因為大腸內棲息菌種不同的關係。

就算兩個人腹中產生了同樣的氣體，也不能保證同樣氣體對他們身體的影響就一樣。比方說，兩個人都吃了一碗黑豆和花椰菜，有的人覺得難

過好幾天，另一個卻完全沒感覺。換句話說，沒人可以消化纖維，因此吃下去產生氣體是正常的，但是如果產生的氣體讓你覺得不舒服，那就有問題了。如果改善這些氣體造成的疼痛和腹脹，就是一個需要解決的問題。

　　碳水化合物不耐症的徵候在進食 6~8 小時出現，有些也可以提前到 4 小時就出現。正如前頭說到的，如果身體無法吸收乳糖、果糖或者糖醇，但又進食了大量此類不能消化的食物，就會產生腹瀉。如果某天這類食物吃得特別多，還有可能嚴重到半夜起床上大號。儘管這些徵狀很不舒服，但是碳水化合物不耐症並不會對健康造成傷害。這種腹瀉並不是炎症，對消化道不會造成傷害。

　　有些碳水化合物不耐症是自然發生的，有些則是其他疾病造成的。前者的例子是，有些人年歲增長之後，身體的乳糖酶減少，這樣的人在兒童後期、青少年時期已及青春期前期就會產生乳糖不耐的徵狀。後者的例子是，有些人年紀增長一樣會分泌乳糖酶，但是因為某些原因，讓小腸內產生乳糖酶的細胞被破壞了。原因可能是乳糜瀉的疾病（我們會在第 10 章討論），或者是一種腹瀉感染。後一種情形如果小腸內壁細胞的損害修復了，乳糖不耐的症狀就會改善了。

　　如果有一天，你突然發現，不管什麼碳水化合物，包括含有乳糖的奶製品，含有果糖的水果糖果，各種蔬菜、麵食類以及豆類，都會產生強烈的腹脹，那就極可能有小腸細菌過度生長的問題（詳見第 8 章）。由小腸細菌過度生長引起的碳水化合物不耐症是暫時的，也就是說，那些引起腹脹腹瀉的食物，在罹患此症之前吃下去是沒有問題的，抗生素治療好之後，再食用也是沒有問題的。還有一點差異，那就是小腸細菌

過度生長引起的脹氣通常比其他原因引起的要更快，大概在餐後 60~90 分鐘內就會有反應。

碳水化合物不耐症的徵狀

碳水化合物不耐不免會產生大量的氣體，主要透過放屁排出，而不是打嗝。屁味非常臭，我的病人常常形容那是有毒的，還有人形容那是「綠煙」或者死屁。正常消化道產生的氣體，大約是 1 個小時放一兩回屁，但是碳水化合物不耐產生的氣體是讓人不斷放屁，1 小時不間斷，甚至更久。這是因為碳水化合物到了大腸之後，是非常受到飢餓細菌歡迎的。

通常在剛剛進食之後，就會產生氣體和腹脹，但是棘手的問題是，引起脹氣的不是剛剛進食的食物，往往是前一餐前兩餐的食物。比方說，一個果糖不耐患者，早餐時吃了芒果或者蜂蜜，可卻非常可能是在中餐之後感到脹氣、腹脹。因為剛剛吃下去的中餐，引起了胃結腸反射（詳見第 7 章），推動進入大腸內的前餐食物，這消化不良的問題就顯示出來。

碳水化合物不耐會讓患者覺得肚子脹滿了氣體，即便放屁也沒有緩解。如果這時醫師檢查患者的腹部，可以感覺到腹部腫得好像一個鼓。患者自己可以感覺到氣體在肚臍下方篡來篡去。有時候甚至覺得肚子再也不能太平了，除非可以睡上一覺（這時就可以自由自在的放屁）。

某種營養成分不耐，也就是吸收不良也有可能造成嚴重的疼痛感，這是因為氣體累積在腹部造成的（如果腹脹伴隨著腹瀉，通常也同時伴隨著疼痛）。有些患者的痛感集中在下腹部，有些人的疼痛會擴散到側身，或者背後。有時候，腹脹造成的疼痛會讓我的患者躺下來，或者縮做一團。預防產生脹氣的藥物，如 Gas-X 或者 Phazyme (simethicone)，對這類患者

是沒有幫助的，因為氣體已經產生之後再服用，就已經太晚了。

軟便、急便或者腹瀉，通常都伴隨著乳糖、果糖以及其他糖類的吸收不良症狀。碳水化合物不耐造成的腹瀉通常非常急迫，可能會讓患者一早從睡夢中驚醒過來去上廁所，或者其他難堪的情形。糞便的顏色也要比平常時候來得淺，比較類似橘棕色，解完便之後，肛門覺得酸性的刺激感。有時候，解便之後是一種刺痛感。至於無法消化的糖醇帶來的緊急腹瀉有多難堪，不妨去亞馬遜的網站，看一看使用者對無糖小熊軟糖的客評（因為無糖軟糖使用了糖醇做代糖）。

碳水化合物不耐的診斷

✳ 呼吸測試

呼吸測試是一種安全的非侵入性檢查，而且也不會帶來痛苦，可以檢測有沒有乳糖或者果糖不耐的問題（這項測試也可以用來幫忙診斷有沒有小腸細菌過度生長，我們在第 8 章）。我們人體的細胞是不會產生氫氣或者甲烷氣體的，但是細菌卻可以。因此，在喝下含有乳糖或者果糖的甜味飲料 3 小時之後，如果身體完全吸收了他們，呼吸測試中，氫氣或者甲烷的含量就不會有所增加。相反，如果無法吸收這些糖類，這兩種氣體，或者其中之一的含量就會增加。

做呼吸測試必須一早空腹到醫師的辦公室。先往一個袋子裡吹氣，然後喝下甜味飲料，含有 25 公克的果糖或者乳糖，大約 2 杯牛奶或者 2 罐可樂。之後，在接下來的 3 小時之內，每隔 15~30 分鐘，就往一個袋子裡吹氣。這些收集了受測者呼出氣體的袋子會放到一個機器裡，就可以分析出其中的成分。如果後來呼出的氣體中，氫氣或者甲烷的含量超過了一開

始的，就可以診斷出受測者有乳糖不耐或者果糖不耐的問題。

可惜的是，並不是每一個醫師都專精於解讀呼氣測試的數據。因此，我常常鼓勵我的患者保留呼吸測試的結果，每一個時間點的數據，方便其他的醫護人員再做確認。因為還有更重要的一點就是，呼吸測試可以測出乳糖或者果糖不耐的同時，還可以測出是不是有 SIBO 的問題。因為一個很有經驗的醫師，會根據不同時間點的數值，做出許多的診斷。

✱ 血液測試

血液測試也可以用來檢查是不是有乳糖不耐的問題，但是因為其準確性不夠高，所以在呼吸測試問世之後，就少有使用了。但是也還是有部分醫師會使用。常用的包括 IgG 抗體測試、MRT 測試、還有 Alcat 食物敏感測試。我並不建議這些昂貴卻未經證實的測試。

✱ 消去式飲食 / 食物的挑戰

雖然我們可以有一個客觀的方法（上述呼吸測試）來診斷身體對乳糖和果糖是否耐受，但是對其他碳水化合物的耐受性卻還沒有一個可靠而科學的方法可以來判斷。從理論上來說，每個人對糖醇和纖維都是無法消化的，因此也就不需要特別對其中某一種能否耐受做出測試了。但是，如果是想知道是不是糖醇或者某種特別的纖維造成了脹氣以及相關的徵狀，那麼我就會推薦消去式飲食法。

消去式飲食可以是一種鎖定某個目標食物的限制飲食，也可以是廣泛的某類食物不吃的飲食方法。就一個職業營養師來說，我通常會根據患者前一餐吃了什麼，什麼時間點開始出現脹氣症狀，大致推論出造成腹脹的元凶是什麼。比方說，假如一個患者腹脹開始發作的時間是下午 3 點，每次都準時發作，那麼我會問一問，在早上 7~9 點的時候，患者吃了什麼高

腹鳴的食物嗎，還是喝了什麼樣的飲料。由此得到的資訊當中，我只會建議去除其中一兩項的食物，或者某種包含某種成分的食物。這樣針對性的消去式飲食通常很快見效，也不會對日常生活帶來很大改變。

可是有時候，造成腹脹的究竟是哪一種氣體很難辨識出來。拿我的患者來說，有些人的腹脹和排氣是不規律的，每天吃了什麼也不一定，其中包含著多樣的腹鳴食物，很難判斷其中的哪一種是罪魁禍首。這種時候，需要消除的食物就要廣泛一點，我通常會推薦2週內進行非腹鳴的飲食（13章有詳細的食物推薦）。大多時候，這兩週的腹脹和脹氣會完全消失，如果沒有消除，這本身就是另一個線索。那我們再一次嘗試另一種腹鳴的食物，看看造成脹氣的原因是哪個。

我知道市面上有許多其他種類的消除式飲食，像無麥麩飲食、無穀物飲食、無乳製品飲食、無糖飲食、不含大豆、無酵母、無茄科飲食等，可能是其中的一種或者混合兩種以上。就我個人的經驗來說，這樣廣泛的禁吃某類食物，會造成很大的負擔。儘管可能產生效用，但可能要花好長時間來弄清楚究竟是哪一種食物造成了脹氣腹脹。也就是說，這樣的廣泛禁食是無法確定哪種食物是元凶的前提下進行的，患者哪天會受不了這樣嚴格禁食而放棄了，我認為與其如此，不如先弄清楚造成腹脹的原因，然後再開始小範圍的消去式飲食。

比方說，消化道脹氣和腹脹當然會把所有問題食物都戒除了而得到解決，但是這並不能判斷，不吃奶類會不會有不一樣的結果。如果可以判斷消除奶類，就可以產生不一樣的結果，那麼是不是有助於發現比方說乳糖不耐的問題？如果是這樣，那就不用戒除所有奶類，只要不食用含乳糖的奶製品就好。而呼吸測試就可以幫忙判斷是否有乳糖不耐的問題。而且很

大的可能是，如果戒除所有奶製品，可能之後就會持續下去，而這過度且不必要的限制飲食卻忽略了身體的需求。

　　類似的情形是，如果一個患者脹氣因為無麩質飲食而消失了，這位患者的醫師已經排除了乳糜症的可能，那麼造成脹氣的原因真的就是對小麥中的蛋白質麩質不耐受嗎？還是其實只是對小麥中的一種名叫聚果糖的碳水化合物過敏？這兩者的差別在於，如果患者以為自己是麩質不耐，那麼之後就可能終其一生都對含麩質的美食敬而遠之，但這是沒必要的。如果可以知道，只是不能食用酸種麵包，而其他含有少量麩質的食物是沒有問題的，比方說傳統燕麥、醬油以及其他飯店中的美食，這樣不是太冤了？

碳水化合物不耐的治療

碳水化合物的醫藥療法

　　其實因為碳水化合物不耐症並不會傷害身體，並不需要尋求治療方案。只要避免引發脹氣的不適，避開引起脹氣的食物就好。但是你特別喜歡某種碳水化合物，而這個碳水化合物卻不喜歡你，可以補充一些酶，幫忙消化吸收他們就好。

非處方箋的酶補充劑

　　如果有人是乳糖不耐者，但是又特別喜歡吃高乳糖製品，就可以去藥局買非處方箋的乳糖酶補充劑，來預防乳糖消化不良的問題。之後，再食用含有乳糖的餐點，這款酶補充劑就可以幫忙吸收乳糖，不會產生脹氣的問題。在美國市場上，常用的乳糖酶補充劑是 Lactaid 和 Dairy Ease 品牌的，其他仿製藥也不在少數。需要提醒的是，有些「快速有效」的嚼片式乳糖補充酶，本身含有糖醇，原本的乳糖可能消化了，但是糖醇本身卻又可能

產生氣體。購買時請仔細閱讀成分說明，帶有 -ol 字尾（中文的醇）的成分的，就不要選購。

最近新上市的一種酶補充劑稱為木糖異構酶，行銷點是它對果糖不耐的效果就像乳糖酶對乳糖不耐者的效果一樣。有報導顯示，這種酶可以媒合一種化學反應，讓不容易消化的果糖轉變成更容易消化的葡萄糖。這個原理是不錯的，但是因為藥品剛上市，我的患者較少實際使用的經驗。我們在第 14 章有更詳細的討論。

另一種酶名叫 α-GAL 酵素，可以幫忙消解由豆類、高麗菜家族、甚至某些堅果類吸收不良引起的脹氣。品牌藥名是 Beano 或 Bean-zyme，也有其他仿製藥。這種酵素是從一種黴菌中提取的，可以消化哺乳類動物無法消化的複雜纖維。

補充 α-GAL 酵素之後，再吃到豆類、西蘭花、高麗菜苗或者開心果等的食物，其中的纖維就會被小腸吸收了。參見 13 章，了解到底哪些食物含有此類低聚半乳糖，簡稱 GOS。因此這類食物不會造成大腸內的氣體。但是，正如很多乳糖酶補充劑當中填入了糖醇（比方說甘露醇），α-GAL 酵素補充劑中也含有醣醇，可能是這類附加物造成了脹氣。仔細閱讀補充劑的成分，如果有 -ol 字根的成分，就不建議食用。

從木瓜和鳳梨水果中提煉出來的木瓜蛋白酶以及鳳梨蛋白酶，對碳水化合物不耐是沒有幫助的。因為酶能起作用，是因為能夠媒合一些化學反應。而這類水果酶能夠促進蛋白質的分解，卻不能促進糖類和碳水化合物的分解。也就是說，不管是木瓜蛋白酶還是鳳梨蛋白酶都無法把乳糖或者果糖分解成更容易消化吸收的結構，對蔬菜中的纖維也一樣無效。

其他多種消化酶補充劑，可含有多達 12 種不同的消化酶，也是非常

受到歡迎的。通常來說，這些補充劑大多含有乳糖酶（幫助消化乳糖）、α-GAL 酵素（幫助消化豆類和某些蔬菜纖維），外加各種澱粉、蛋白質和脂肪的消化酶。胰臟功能良好的自體就可以分泌充足的脂肪消化酶。換句話來說，如果脹氣的原因是乳糖或者植物纖維吸收不良引起的，吃了這些補充酶之後，會受惠良多，而且原本有些不能吸收的營養，現在也可以吸收了。

✱ 碳水化合物不耐的飲食

　　如果某種碳水化合物是造成腹脹的原因，飲食改善的方法很簡單，不吃就好。如果把醫師的告誡當作耳邊風，至於有多難受，就看吃下去多少囉：少吃一點，就少量的脹氣，吃下去很多，脹氣的感覺也就愈嚴重，有時還會拉肚子。也正是因為這個原因，也有人覺得少量嚐一口，也不會有嚴重後果。不斷嘗試，經過錯誤，就會知道如何兼顧自己的口與腹了。

　　對果糖敏感的人，通常對糖醇也很敏感。如果列在低果糖清單上的那些水果，依然會造成您腸胃的不適，那麼我建議也盡量避免含有糖醇的食物。詳見表單 9.2。

表 9.1: 低乳糖飲食

	高乳糖食物 （盡量避免）	中乳糖食物 （適度食用）	低乳糖及無乳糖食物 （安全食用）
飲料及酒類	牛奶，羊奶 熱巧克力 乳酪 拿鐵 蛋酒	優格或者酸奶	不含乳糖的奶類 杏仁奶、豆漿、椰子奶，以及其他的植物為原料製作的奶類

蛋白質類	瑞可塔起司 北印起司 濃縮乳清蛋白 （蛋白粉或者添加在零食棒中）	乾酪 希臘優格 優格 羊奶優格 莫扎瑞拉起司 濃縮牛奶蛋白	不含乳糖的優格 由杏仁、椰子或者豆漿為原料的非奶類優格 硬／陳年奶酪，如切達乾酪、瑞士乾酪，巴馬乾酪、羊乳酪、美國奶酪 分離乳清蛋白（粉劑以及添加在能量棒中）
甜點／點心	美式冰淇淋 奶昔 義式冰淇淋 霜凍優格 卡士達（包括奶油布丁、焦糖布丁、焦糖燉蛋、義式奶酪布丁、米布丁） 焦糖牛奶醬 起司蛋糕 三奶蛋糕 焦軟糖 原料中含淡乳的食品（例如南瓜派，越南咖啡）	牛奶巧克力 雪酪	不含乳糖的冰淇淋 不含奶的冰品（水果冰沙，素冰淇淋）
組成成分	淡奶 乳糖（添加在藥品或者奶油巧克力棒裡）	鮮奶油（大份額）	低脂鮮奶油 奶油 奶油起司

表 9.2: 低果糖飲食

	高果糖飲食 （避免）	低果糖飲食 （安全食用）
水果及蔬菜	蘋果／蘋果醬 櫻桃 無花果 芒果 梨 西瓜 蘆筍	香蕉（熟了但還沒有變軟） 漿果類 哈密瓜 柑橘類（柳橙、葡萄柚、柑橘，橘子、檸檬、萊姆） 葡萄 蜜瓜 奇異果 木瓜 鳳梨
飲料及酒精	用高果糖玉米糖漿（HFCS）調製而成的汽水飲料 用果糖或 HFCS 調製的運動飲料、能量飲料以及烈酒 用 HFCS 調製的冰茶或軟性飲料 加強酒精的葡萄酒（雪莉酒和波特酒） 蘋果汁和蘋果酒 蔓越梅汁調酒 其他水果酒（包括雞尾酒） 高果糖水果調製的果汁冰沙 以蘋果為基底調製的綠色果汁 HFCS 調製的血腥瑪麗	用真糖（非代糖）調製的汽水或稱墨西哥氣水 用糖或葡萄糖調製的飲料或運動飲料 100%蔓越梅汁（加糖） 檸檬汁（加糖） 葡糖酒和香檳 不加糖的茶和冰茶

增加甜味的成分	蜂蜜 龍舌蘭花蜜 高果糖玉米糖漿（HFCS） 果糖 濃縮果汁（例如梨、蘋果、葡萄等） 糖蜜 轉化糖	白糖（也就是我們常說的食糖、蔗糖、葡萄糖、原蔗糖） 黑糖 100%楓糖漿 糙米糖漿葡萄糖漿 玉米糖漿 人造甜味劑（所有） 甜菊
調味品	鬆餅用的糖漿 含有 HFCS 的醬料 含有 HFCS 的調味料 含有 HFCS 的番茄醬 含有 HFCS 的沙拉醬和醃醬 含有蜂蜜的燒烤醬 含有上述原料的果醬／果凍 含有芒果或其他水果的酸辣醬	100% 楓糖漿 用糖做的有機醬料 沒有添加糖的番茄醬 芥末 美乃滋 醬油 植物香辛料 醋 油 牛油 果醬／果凍，或者加糖的柑橘醬
甜點	許多「80 卡路里」優格 水果軟捲糖 小熊軟糖、水果軟糖 牛奶硬糖 含蜂蜜的點心，如土耳其甜點 含蜂蜜的格蘭諾拉麥片和麥片棒 含 HFCS 的烘焙食品 水果糕點，丹麥麵包和餡餅派 水果蜜餞	莓果類或者檸檬、椰子為原料的冰沙 加糖（非代糖）的高檔冰淇淋 自製或買來的加糖（非代糖）烘焙點心

表 9.3: 避免糖醇 / 多元醇脹氣的食物

	高糖醇食物（避免）	低糖醇食物（安全食用）
蔬菜	花椰菜 芹菜 蘑菇 荷蘭豆 甜豆	除了左邊欄位列出之外的
水果及果汁，還有以他們為原料的甜點、點心以及食物棒	牛油果 蘋果 / 蘋果醬 杏子 黑莓 櫻桃 荔枝 桃子 梨子 梅子 西瓜 水果乾（李子，杏子等） 蘋果汁 酸櫻桃汁 蔓越莓汁為基調的果汁 以蘋果為基底的綠色果汁 以及冰沙 黑梅汁 梨和杏花蜜 / 果汁 低卡路里的果汁	香蕉 藍莓 哈密瓜 柑橘類水果（柳橙、葡萄柚、柑橘，橘子、檸檬、萊姆） 無花果 葡萄 奇異果 蜜瓜 芒果 木瓜 鳳梨 樹莓 草莓 100%蔓越梅汁 加糖（非代糖）的檸檬汁

增加甜味的成分	山梨糖醇 木糖醇 甘露醇 赤藻糖醇 乳糖醇 Truvia（含有赤藻糖醇）	代糖 龍舌蘭糖漿 蜂蜜 100％楓糖漿 糖精 甜菊 三氯蔗糖（蔗糖素） 糖
其他	無糖口香糖、薄荷糖以及糖果 無糖巧克力、無糖餅乾以及無糖蛋糕 不添加糖的無糖低卡路里優格、冰淇淋和冰棒 部分低卡路里汽水、飲料及冰茶 部分低碳水化合物、低糖食物棒 部分無糖果凍和果醬 無糖鬆餅糖漿 兒童維他命嚼片以及 B12 舌下含片	除了左邊欄位列出之外的

10

吸收不良引起的腹脹：
乳糜瀉和胰腺功能不足

　　本章與前面章節都有所不同，因為這裡討論的是兩種器官疾病引起的腹脹。也就是說，前面討論的腹脹是在腹部的肌肉、神經以及器官功能都正常的前提下，產生的脹氣，而器官疾病是身體的器官或者組織發生了變化，這些變化造成了消化吸收的問題，脹氣只是其中徵狀之一，而且通常它並不是最嚴重的。這兩種器官疾病是**乳糜瀉和胰臟功能不全（PI）**。

　　我們在前一章討論的碳水化合物不耐症也是是吸收不良而導致腹脹常見原因，雖然造成不適，但是對身體沒有傷害。 但是我們現在討論的卻與乳糖不耐、果糖不耐等良性碳水化合物不耐症不一樣，乳糜瀉和胰臟功能不全有可能導致嚴重的營養缺乏，體重明顯減輕。

────── 胰臟功能不全（PI） ──────

　　人體的胰臟器官可以分泌多種酶，幫助分解澱粉、蛋白質和脂肪，方便身體吸收。當食物從胃部進入小腸的時候，胰臟會依需要把消化酶輸送到小腸。但是如果胰臟無法分泌足夠的酶，或者雖然分泌了卻無法傳遞到小腸，都會影響到消化功能，患者可能對各種營養成分，比方說澱粉、蛋

白質和脂肪都會吸收不良。胰腺功能不全說的就是這樣的情形，有可能是胰臟產生的酶不足，也可能是釋放過程受損。年長及酗酒的人出現胰腺功能不全的機率要比年輕的不酗酒的來得高。其他的疾病也可能是造成胰臟功能缺失的風險因子，比方說曾經罹患過急性胰腺炎或者囊狀纖維化。

胰臟功能不全的脹氣特徵

胰臟功能不全會產生大量氣體，下腹部（肚臍以下）痙攣，且有嚴重腹瀉。大便有惡臭，重量輕可能浮在水面，且有浮油。抽水馬桶可能很難沖淨，因為油膩質地讓糞便沾黏在馬桶內側。可能會伴有維他命缺乏的徵狀，體重也可能減輕（不是因為減肥而減輕），那是因為進食的卡路里相當部分未被吸收。如果有胰臟功能不全的徵狀，要離及就醫做進一步的檢查，因為也可能有其他更嚴重的潛藏問題。就胰臟功能不全來說，主要是脂肪的吸收不良造成了嚴重的脹氣以及腹瀉。

胰臟功能不全的診斷

✱ 糞便檢查

通常通過檢測患者提供的糞便樣本，可以來診斷其胰臟功能是否健全。有一個名叫糞彈性蛋白酶的檢查，也就是把樣本中彈性蛋白酶的值與正常值做比較。每個單位檢查糞便中高於 200 微克，就是正常，若低於 200，就是胰臟功能不全。

如果去諮詢替代醫學或者非正統的醫療機構，要留心的是，他們可能會把你的糞便拿去實驗，然後用一個較高的糞彈性蛋白酶數值來作為判斷依據。這樣的結果是，有一批原本不算胰臟功能不全的人，也被診斷為胰

臟功能不全，然後推薦他們使用昂貴且高劑量的非處方箋酶補充劑，有些此類藥物是從動物身上提取的，且根本沒必要使用。

72 小時糞便測試是另一項糞便檢查，這項檢查是在受測者服用高脂肪食物後的 3 天裡，檢查其糞便中的脂肪含量。從這樣的定義，我們就知道這項檢查有點麻煩，需要收集 3 天的大便，存放在冰箱裡，然後帶到檢驗中心化驗。可以驗出受測者有沒有吸收脂肪。但是這項檢查不如彈性蛋白那樣精準，也就是說，即便受測者脂肪吸收不良，但卻無法判斷是不是胰臟功能不全造成的。不過，假如檢驗結果正常，那一定沒有胰臟功能不全，這點倒是可以確定。

✻ 胰臟功能不全的治療

胰臟酵素替代治療（PERT）

如果胰腺無法提供足量的消化酶，讓身體吸收所有營養的話，就需要補充胰臟酵素酶。這是一種處方藥，除了食用糖果、汽水等只有糖類的食品，食用其他的餐點時都需要服用此藥。這款處方箋的酵素，完全不同於非處方箋的消化酵素補充劑。

首先，很多酵素補充劑外面都有一個保護層，以確保他們順利通過酸性的胃部，進入小腸。這種酵素只能在相對鹼性的環境，比方說小腸中才能發揮作用。如果外面的保護層是便宜沒好料的，或者根本沒有保護層，它們在進入胃部的時候，就會和其他食物一起被消化了，失去了活性，也就無法再促成其他化學反應。

其次是，處方箋酵素較能精準把握中間酵素酶的含量。這個劑量補充者可以剛好控制徵狀。但是非處方箋的補充劑卻是欠缺規範的，安全性與實用性都沒有經過檢測。或許所含酵素的劑量不夠，或許外面的保護層品

質不夠在胃裡就被消化了。因此，我建議胰臟功能問題比較嚴重的患者，不要自己去買成藥吃，而是接受醫師的建議、。

近期之內，處方箋胰臟酵素補充劑很有可能會被納入美國醫療保險內藥物，但是非處方箋則是沒有這種可能的。被美國食品及藥品管理局核可的胰臟功能不全補充酵素有：Creon, Zenpep、Pancreaze、Ultresa、Viokase，以及 Pertyze。

✱ 胰臟功能不全的飲食

除了食用只含糖類的食物之外，每個正餐以及點心都要配合使用胰臟酵素補充劑。以外，下面的飲食建議也供各位讀者參考。

1. 補充水溶性的維他命：ADEK

A、D、E、K 這四種維他命是脂溶性的，也就是說，他們只能和脂肪一起才能被身體吸收。但是對胰臟功能不全的患者來說，因為脂肪無法吸收，也就無法吸收這 4 種維他命，但他們又是人體必需的營養。為了解決這一困難，醫藥公司發展出了這 4 種維他命的水溶性補充劑，也就是說不需要脂肪，也可以被人體吸收。美國市場上有兩款，分別叫做 AquADEKs 和 DEKAs，在藥局就可以買得到。有些製藥公司為了培養客戶忠誠度，也會提供免費的水溶性維他命補充劑為行銷方式之一。

2. 戒酒

造成胰臟功能不全的首要原因就是酗酒。即便有些患者一開始出現胰臟功能問題的前因不是酗酒，但是在出現病徵之後，飲酒會讓發炎變得更加嚴重。戒酒的理由很多，但是胰臟功能不全絕對是其中強有力的一項。

3. 食用容易消化的澱粉類和糖類

人體消化系統的設置是不同器官重疊，多方消化食物中的碳水化合

物。雖然胰臟分泌的酵素酶在消化吸收中起著重要作用，但是在唾液和小腸裡，我們還有其他的酶來分解簡單的糖類和低脂類以及簡單的澱粉類，比方說白麵包、白米飯、精緻玉米，以及洋芋。正因為如此，即便胰臟功能不足，只要少吃需要胰腺酶幫助消化的高蛋白高脂肪類食物，依靠這些容易吸收消化的食物，我們一樣可以維持一個穩定的體重。這方面的食物包括低纖維的早餐麥片：棉花糖麥片餅、家樂氏、玉米片、Chex、Crispix、Kix，煮熟的穀物：麵粉糊、玉米糊、米粉糊、烤洋芋、麵包加果醬、年糕、米飯以及果汁。

還要注意的一點是細嚼慢嚥，這可以讓食物最大可能和唾液酶接觸，進入消化道的時候，已經經過了預先消化。

乳糜瀉

乳糜瀉是一種自體免疫系統的疾病，罹患此症的患者體內的免疫細胞會攻擊小腸的內襯，從而導致發炎，並且影響小腸吸收重要維他命、礦物質的能力，甚至無法吸收食物的能量。某些體質的人，在吃用了小麥、大麥或者黑麥之後，其中的麥麩蛋白質會啟動這種免疫系統自我攻擊的行為，也就是乳糜瀉的徵狀。

對乳糜瀉患者來說，如果嚴格且堅持的避開麥麩食物，包括在烹飪過程中沾染到的都一律避免，就可以止息非發炎性的免疫系統反應。如果一番嚴格控制之後，小腸襯裏終於得以治癒，其吸收營養的功能就會回到正常。

乳糜瀉的徵狀有很多種，有時候並不表現在消化道上。有些乳糜瀉的患者完全沒有脹氣、腹脹或者腹瀉的情形，至少在初期階段沒有。但是患

者通常會有其他癥狀，比方說皮膚出現紅疹，不明原因的缺鐵性貧血，年紀輕輕就骨質疏鬆或者骨密度低於正常，在沒有減肥時體重突然減輕，如果出現上述徵狀，醫師也會安排做乳糜瀉的檢查。沒有消化道徵狀的乳糜瀉也被稱為靜止型的。

乳糜瀉所引起脹氣的感覺

除了上述靜止型的乳糜瀉沒有消化系統的徵狀之外，大多數的乳糜瀉患者的徵狀大抵是，在食用了含有麩質的麵包、義大利麵、麥片，或者其他烘焙食品之後，肚子就像氣球一樣脹大了。通常要好幾天的時間，才會消下去。碳水化合物不耐造成的脹氣通常睡一夜就消失了。腫脹的肚子明顯可見，好像懷孕了一樣，可能有些患者連褲子都扣不上。

乳糜瀉引起的腹脹範圍比較廣，整個腹部都不舒服，並且放的屁非常臭。有些病人會描述說，好像農舍的糞味，或者有毒廢氣。而且此疾的患者，腹瀉比脹氣更嚴重。也有少數患者沒有腹瀉的徵狀，但是從來沒有患者出現便祕情形。

乳糜瀉的診斷

如果懷疑自己有乳糜瀉的問題，很重要的一件事是在檢查確診之前，還是要堅持吃少量的含麥麩食物。因為如果在檢查幾週前停止食用麩質食物，可能出現錯誤的診斷。

✱ 血液抗體檢查

診斷乳糜瀉的血液檢查，第一步是檢查血液中是否含有 tTg-IgA 抗體轉麩醯胺酶，如果可以測到這個酶，就表明身體的自身免疫系統啟動了。

醫師還可能要檢查抗體總量 IgA，以確保免疫系統可以提供足以信賴的數據。有些患者 IgA 總量不夠，因此會出現假陰性的問題。大約 98% 的乳糜瀉患者 tTg 檢驗是陽性的，但是 tTg 檢驗陽性，卻也有可能是其他自體免疫系統的問題。

　　醫生也可能會檢查您的血液中是否有其他抗體稱為脫醯胺醇麥醇溶蛋白肽 IgA 和 IgG 抗體（DGP IgA 和 IgG）。這些用於防止誤報結果。具體而言，它們可以幫助識別 IgA 患者的潛在乳糜瀉或者患有乳糜瀉的 2% 少數患者，這些患者沒有 tTg 抗體檢測陽性。

✳ 內視鏡檢查

　　如果任意一項血液抗體檢測結果數據高於正常值，醫生可能會進行第二項檢查：內視鏡 (EGD)。內視鏡是在鎮靜作用下完成的。腸胃科醫師會把一個攝影鏡頭伸入受測者食道，經過胃，直到小腸，收集組織樣本。取樣會放在顯微鏡下方，給專業的檢驗醫師研讀。根據血液檢查結果和內視鏡檢查結果，醫師就可以診斷患者是否有乳糜瀉的問題。

✳ 皮膚切片

　　有些乳糜瀉的患者，他們的皮膚會出現紅疹搔癢，類似濕疹的徵狀，紅疹可能出現在手肘、膝蓋、後背以及屁股上，也稱為皰疹樣皮炎（DH）。皮膚科醫師會在紅疹部位直接取樣，送去實驗室。如果在樣本中發現 IgA 抗體，也就可以診斷為乳糜瀉，雖然醫師有時候會堅持再做一個內視鏡來確認。有些患者始終都沒有腹瀉腹脹等消化道徵狀，儘管腸胃可能已經發炎了，吸收功能已經不健全了。那如果是出現了皮膚方面的徵狀，確診是乳糜瀉之後，採用無麩飲食，才可以維持長久的健康。

✳ 基因檢查（抽血檢查）

有些消化道功能長期受損的患者，到我辦公室來的時候，已經自行採用了無麩飲食，這樣的案例是愈來愈來多。對這一群人來說，是無法用驗血或者做內視鏡的方法，來診斷是否患有乳糜瀉的。這時可以抽血檢查患者的基因，看看有沒有編號為 HLA-DQ2 或 HLA-DQ8 的。換句話說，如果體內沒有這兩種基因，檢查結果是兩個陰性的話，就極少有機會罹患乳糜瀉。

但是反過來，基因檢查即便是陽性，也無法確認即患有乳糜瀉。因為就拿美國來說，有 25~30% 的人口帶有這兩個基因其中的一種，但是乳糜瀉的罹患率在美國卻只有 1%。所以即便是基因檢查的結果有一項為陽性，我們只能說不能排除罹患乳糜瀉的可能。不過，假如採用無麩飲食相當長的時間，腹痛、脹氣以及腹瀉的情形沒有改善的話，很有可能背面的原因不是乳糜瀉。都已經沒有吃他們了，問題還是在，元凶自然另有其他。

乳糜瀉的治療

乳糜瀉的醫學治療

乳糜瀉的醫學治療與飲食治療是一樣的：嚴格的無麩質飲食。沒有任何藥物或營養補充劑幫助乳糜瀉患者安全攝取麩質。雖然有些營養保健食品公司在藥局販售宣稱可以幫助消化麩質的酵素補充劑，其實是對乳糜瀉患者無效的。

乳糜瀉的飲食療法

就目前來說，嚴格的無麩質（GF）飲食是乳糜瀉症狀的唯一一種有效治療方法。嚴格遵守無麩質飲食，可以使小腸完全痊癒，並且讓小腸內受損的細胞恢復吸收營養的功能。當吸收不良的情形不再發生的時候，乳糜瀉相關的消化道症狀，比方說脹氣、腹痛以及腹瀉，理應會改善的。

但是，有些乳糜瀉患者即便在無麩質飲食之後，由於其他消化道的問題繼續造成腹脹的，這種情形也並不少見。因此如果您是一位乳糜瀉患者，在嚴格落實無麩質飲食之後，血液抗體檢查都呈陰性了，腹脹情形依然沒有改善的，那就需要繼續找出造成腹脹的原因。比方說，像第 8 章說的小腸細菌過度生長，在乳糜瀉發作期引發出了發炎徵狀；第 7 章討論的便祕，當開始食用無麩質飲食時，食用的可溶纖維變少了，可能又成了問題；第 4 章說到的傳統消化道問題，可能因為用沙拉代替三明治的時候誘發出來；第 9 章說到的碳水化合物不耐，可能吃到了在加工無麩質食品時添加的菊糖和豆粉中，又浮上了檯面。

如何閱讀加工食品的成分表

上述問題扯出了另一個重要的事，那就是要真正做到無麩質飲食，我們要學會如何閱讀加工食品的成分表。不幸的是，光光看到產品上標示的「無麩質飲食」是不夠的，因為現行的商標法下，標示無麩質的食品是可以在加工過程中沾染到麩質的。不過，某些天然不含麩質的食物，雖然沒有無麩質的標籤，卻又是可以食用的。還有極少數的時候，在無麩質的標題底下，食物成分上卻清清楚楚寫著麩質。錯誤在所難免，關鍵在於你自己如何為自己的腸胃把關。

如果大家有常常會閱讀食物成分表的習慣，可能已經注意到食品包裝上都依照法律標註了過敏原，如果食物中含有小麥成分，標示上就會出現：「成分：小麥」類似的字樣。但是，這後面還是有玄機，因「無小麥」的食品，未必是「無麩質」食品。因為這款無小麥的食物，卻可能還有大麥或裸麥，以及他們提煉出來的加工物。

所以，在閱讀成分表的時候，是有許多機關的，下頭列出了含有麥麩

的各種名目：

大麥、大麥麥芽、麥麩、麵包屑、溴化（處理的）麵粉、碾碎乾小麥、做蛋糕麵粉、北非小米、硬粒小麥、單粒小麥、二粒小麥、（添加營養補充物）強化麵粉、穀物粉、法老小麥、麵粉、麥麩、全麥麵粉、植物蛋白水解物（HVP）、卡姆麥、麥芽（以及麥芽提取物、麥芽調味品、麥芽糖漿）、用於不發酵餅的麵粉、燕麥和燕麥粉（除非特別標注無麩質燕麥）、米麵、逾越節蛋糕粉、點心麵粉、洋薏仁、酥皮粉、裸麥、素肉粉、粗麵粉、醬油（除非特別標注無麩釀造醬油）、斯佩爾小麥粉、黑小麥、未經漂白處理的麵粉、小麥、小麥粉（全麥麵粉）、小麥澱粉、小麥胚芽、小麥麩、白麵粉。

了解麩質都藏在哪些食物裡

如果想要享受美食，又免受麩質干擾，那麼麩質到底藏在哪些食物中，最好有多一點的了解。因為並不是每一個食品包裝上都做了清楚標示，也不是所有飯店的菜單上都會清楚註明。對於要去一個新飯店嘗試美食，又要堅持無麩飲食的人來說，這是很重要的。首先要了解的是，麥麩通常藏身在小麥、大麥和裸麥中。

大麥類	· 含大麥的湯或燉菜 · 一些多種穀物早餐包 · 大麥麥芽作為調料的食物（如洋芋片、米菓類以及其他休閒零食） · 啤酒 · 麥芽醋 · 含麥芽的酒類 · 咖啡的替代物（比方 Pero 沖泡飲料）

小麥類	· 麵包、吐司、麵包卷、捲餅、玉米餅（奶酪捲餅、白麵餅、薄捲餅）、貝果、中東餅皮、英式鬆餅、牛角麵包、披薩餅皮。 · 義大利麵、彎管麵、義大利麵疙瘩、義大利米麵、日式烏龍麵、蕎麥麵、拉麵、中華料理的麵類、大魯麵。 · 餛飩、水餃、波蘭式餃子、日式煎餃、義大利餛飩。 · 北非小米 · 美式鬆餅、比利時鬆餅、法國吐司、可麗餅 · 麵粉、麵包屑、日式麵包粉、未發酵的麵粉（以及由它們加工成的食物，比方說包裹了麵包屑的雞肉塊以及其他油炸食物） · 餅乾、棒狀麵包、中東餅皮做成的脆片、蝴蝶餅、未發酵的猶太餅 · 穀粉、早餐麥片、全麥粥 · 許多沖泡型麥片 · 餅乾、蛋糕、鬆餅、點心、烤餅（包括玉米麵包和玉米鬆餅） · 許多能量棒、蛋白質棒、纖維棒、格蘭諾拉麥片棒 · 肉汁、濃醬（特別是白色、黃色及棕色） · 亞洲菜色、醃料，或用醬油調製的調料醬汁 · 啤酒及其衍生的成分（例如啤酒酵母） · 聖餐餅
裸麥類	· 裸麥麵包 · 某些斯堪的納維亞風的薄餅乾（例如：Wasa、Ryvita、Finn Crisp） · 裸麥粉粗麵包或薄脆餅乾 · 需要煮沸的多穀物麥片和沖泡多穀物麥片

小心潛在的麩質

其實無麩質飲食就這麼簡單，仔細看一下食物成分，再決定可不可以

吃，這並不是一個需要很長時間去掌握的技巧。對新手比較困難的是，麩質可能藏在飯店的菜單裡、家中的藥品箱中、當地的小咖啡館、假日的大餐或者宗教聖餐，甚至在孩子的萬聖節糖果桶裡。

表 10.1: 麩質的藏身之地

餐廳	**· 日式餐廳：** 醬油（以及用醬油醃漬過的其他食物）、沙拉上的薑汁醬、味增湯（味增醬大多含有大麥）；仿蟹肉（用在加州卷當中）、魚漿、天婦羅； 烏龍麵、拉麵、蕎麥片； 燒肉醬燒煮的肉或魚 **· 歐系食物：** 所有用麵包、小餐包、麵包卷或者捲餅做成的三明治； 肉丸、肉餅、素食漢堡、某些火雞及鮭魚堡、蟹粉餅，以及所有需要沾黏劑（通常是麵包屑做的）蛋白質類食物； 肉醬和其他沙拉醬（通常都使用到了麵粉）； 所有油炸食物外衣都裹了麵粉或麵糊：比方說酥脆蝦仁、炸起司條； 所有和上述油炸物共用一個鍋的其他食物，包括炸薯條； 乾煎的雞或魚（很可能表面需要沾麵粉）； 濃湯或者馬鈴薯泥； **· 牛排屋食物：** 沾麵粉油炸的開胃菜（比方說洋蔥圈，油炸蝦）； 蟹粉餅； 上面有油炸麵包、油炸起司的沙拉； 麥克雞和起司點心； 大多數的甜點

・ 義大利餐：

義大利麵和披薩；

沾了麵包屑或者麵糊的油炸開胃菜（如炸魷魚）；

釀蘑菇，或者填充他物的其他蔬菜（通常填充物中有麵包屑）；

有油炸麵包塊的沙拉；

雞肉／茄子巴馬干酪（肉餅麵包屑）；

雞肉或肉類菜餚以非番茄醬為主，如瑪薩拉醬（醬汁經常用麵粉加厚）；

香酥乳酪烤茄子、香酥乳酪烤雞（香酥通常是麵粉烤了之後的口感）；

用非番茄醬調味的各式肉類，因為醬汁為了濃厚，都加了麵粉

・ 中華料理：

各式的麵類；餛飩水餃；春捲、蛋餅各類的麵皮；

各類紅燒的食物，使用了醬油或蠔油，兩者都還有麩質；

配肉末的煎餅類；

沾了麵粉油炸的肉類

・ 墨西哥餐：

墨西哥捲餅、墨西哥烤肉和捲餅（雖然可以要求用玉米粉代替麵粉）

・ 東南亞餐點（泰國、越南）：

用白醬油、黑醬油和蠔油烹飪的菜；

雞蛋麵以及其他麵，非米粉；

油炸食物，如炸春捲、炸餛飩；咖哩泡芙；

蔥油酥（放在熱湯上的）；越南三明治

	・南亞 / 西印：
	各式印度餅（如 naan、paratha、poori、chapati 以及 roti）；
	開胃菜：咖哩餃及烤蔬菜；
	任何一道加了麵粉料理的菜餚；
	南印餡餅：麵糊以及其中的某些餡料比如粉絲；
	甜點：玫瑰小丸子和各種點心
藥櫃	藥品外頭的膠囊或者其中的填充劑中含有小麥澱粉、纖維補充劑含有糊精、 修飾澱粉或者列為非活性成分的澱粉。
糖果類	甘草糖（包括繩子糖品牌）、約旦杏仁、外包巧克力的米餅、華夫餅乾以及其他餅乾、 麥芽精（比方說，Whoppers 牌麥芽巧克力）。
假日及宗教節慶	聖餐薄餅（可以找到不含麩質的）、 逾越節未發酵麵餅（可以找到不含麩質的）、 請注意：猶太逾越節的標籤不等同於無麩質
咖啡和茶	某些南瓜口味的咖啡、 拿鐵用的糖漿，某些品牌及口味的含有麩質、 成分中含大麥麥芽成分的香草茶（請仔細閱讀成分標示）、 用大麥製成的咖啡替代品（例如，Pero）。

要小心食品在加工過程中可能沾染到了麩質

　　有些患者只需要一個麵包屑大小的麩質，就會誘發乳糜瀉的徵狀。對這樣體質的人來說，單單避開麩質食物還是不夠的，還要留意到食品加工的過程，如果會碰到含麩質的食物，就有可能沾染上了。下面列出了可能沾染了麩質的無麩食品：

- 無麩燕麥、無麩格蘭諾拉綜合燕麥和無麩燕麥棒，儘管標示著無麩，但卻可能在加工時沾到了正常的燕麥，而變得不再是無麩的
- 提供正常披薩和無麩披薩的店面（無麩披薩沾到桌面上的麵粉）
- 提供正常義大利麵和無麩義大利麵的餐廳（可能未能分鍋烹煮）
- 提供炸薯條的餐廳（無麩的薯條和其他炸油蔥圈、炸蝦等在同一鍋油裡煎炸）
- 使用彈出式麵包機烤麵包時，沾到了正常的麵包屑
- 使用同樣的瓶裝花生醬、奶油起司、果醬或者奶油

到這裡為止，我們對問題源自腸道脹氣的討論就告一段落了。如果至此為止，所說的特徵都與您親身感受的不同，那麼我建議這樣的讀者回到測試題的部分，重新再做一回，或許翻看其他章節，找一找有沒有更加符合的。如果現在你現在已經可以釐清引發腹脹的原因，並且已經改善的問題，那麼我們就進入第 4 大章，我們來深入討論一下，如何使用纖維幫助改善腹脹的問題，讓腹脹、腹痛回不來。

Part 4
解救腹脹困擾的
飲食方法

介紹改善腹脹的飲食清單、食譜，
包含溫和易消化飲食、低腹鳴飲食，
解決腹脹很有感！

11

纖維不是隨便吃就有效

纖維可能是受到最多誤會的營養素了。大多數來我辦公室的患者對纖維都只有一個看法，那就是它會協助人們排便，引起人們腹脹。事實卻是，纖維要比想像的複雜許多。對被脹氣所困的患者來說，各式細微差異的纖維可能是各種不同的武器，讓你吃得最健康，並且完控腹脹。

────── 到底什麼是纖維？為什麼要吃纖維？ ──────

纖維是一組源自植物的碳水化合物。與其他碳水化合物的區別在於，人體沒有相應的消化酶來消化吸收他們。這句話有兩層含義：

- 首先，照定義來說，纖維是不可被消化的。他們會出現在排便當中，高纖的淺色纖維食物更容易被看到。比方玉米粒、番茄或辣椒的皮、奇異果的籽、亞麻籽、藍莓的皮、皺巴巴的菜葉、堅果碎片、藜麥纖維等。如果在排便中發現著這些，不用緊張。這不表示你的腸胃對這類食物不耐，也不表示你的身體沒有吸收他們的營養。這只表示纖維正在做他們該做的事。在不成形的鬆軟糞便中，更容易發現纖維，因為內容物更容易暴露出來。

・ 其次，纖維提供了非常少量的卡路里。如果食物無法被小腸中的消化酶消化，就意味著身體無法獲得它儲存的能量，也就是卡路里。雖然當纖維進入大腸時，腸道中的細菌可能可以發酵某些纖維，釋放非常少量的卡路里。但由於纖維在胃部佔據了空間，而這個空間是無法提供熱量的，因此可以提供熱量的胃部空間相對變小，進而幫忙控制身體吸收的卡路里。

要記得的是：根據定義，纖維是來自於植物，所有源自動物身上的蛋白質（雞蛋、肉類、雞、魚、起司）都不包含任何纖維，所有的脂肪類比方說食用油或者奶油也都沒有纖維。另一方面植物類的蛋白質，豆類、堅果、種籽除了包含可消化的蛋白質、脂肪以及少量澱粉之外，則都含有纖維。

從不同食物中攝取纖維素對健康的幫助非常大。高纖飲食的人體重通常不會過重，也較少機會感染二型糖尿病和心臟疾病。對於已經罹患二型糖尿病的患者來說，高纖飲食可以更好控制他們的血糖；而對心血管疾病的患者，高纖飲食也可以幫忙控制他們的膽固醇。而且高纖飲食還可以預防數種癌症，特別是像消化系統的大腸癌、食道癌和胃癌。換句話說，高纖食物帶來了諸多益處。

我的患者常常問，到底一天該吃多少纖維呢？這個問題很難回答，因為每個人身體對纖維的需求量和耐受力都是不同的。從客觀的健康角度來說，女性每天纖維建議攝取量為 25 公克，男性則是 38 公克。美國人平均每天的攝取量在 11 ～ 14 公克之間。此數據供參考，如果讀者有興趣想紀錄每天攝入的纖維量，可以使用食物日記的應用程式，比方說：MyFitnessPal 或者 FatSecret，只要輸入吃了什麼食物，就會自動計算出纖維量來。

但是如果消化道出現了問題，就沒有一個教科書上的公式可以用來計算出標準的纖維量。我有一位慢性便祕的女性患者，一天超過 40 公克的纖維外加鎂補充劑，依然只能讓她 3 天解一次大號；另一個極端是，我的另一位患者，哪怕一天只吃 10 公克的纖維，而且是以水果冰沙或者蔬菜濃湯的方式攝取，也會遭受非常嚴重的脹氣。合適的纖維攝取量，就是不會引發消化道不適的最高纖維攝取量。

纖維的各種功用

所有來自植物、不能被消化的碳水化合物通稱為纖維，因此纖維其實也有不同種類，而不同纖維在消化道裡的功能也各不相同。下面我們來說說纖維的主要功用。

- **首先是具備保濕潛力**：纖維的差異之一是他們是否具有保濕的潛力，這與他們能不能溶解於水有關。可溶性纖維溶解在水中之後，可以形成黏稠的凝膠狀，可以保持排便的濕度，讓糞便成形卻又柔軟，易於在消化道通行。可以把它們想像成糞便中的膠水，把碎片的排泄物變成一長條，一次排出體外。

  而不可溶的纖維對排便的作用是讓它比較大塊，但又不會太粘。我們可以想像一下，假如把即溶麥片倒入水中發生的情形，麥片像海綿一樣吸收了水分，變得厚實黏稠，這就是可溶性纖維在消化道內發生的變化。另一個圖景是，把一片生菜浸入水中，儘管它變濕了，但它依然是一片生菜。這就是非可溶性纖維進入消化道的情景，它讓大便很大，但不會幫忙保濕。

以不可溶纖維為主的飲食，可能會導致排便變得更多，更碎片，而不是一整條的形狀。如果小腸排出物在大腸停留的時間正常，這些碎片化的排便可能是柔軟蓬鬆的。如果在大腸內停留時間過長，那些碎片就會變得乾硬的小球，好像兔寶寶的排泄物。對容易便祕的人來說，最好兩種纖維的攝取是比較均衡的：不可溶纖維的飽實感可以刺激大腸的蠕動，而可溶性纖維可以維持排便的濕度以及外型，使其順利排出體外。

- **其次是影響食物在消化道裡的時間**：不可溶性纖維因為體積大以及無法保留水份的關係，會加速食物以及廢棄物在消化道內的時間，對因為腸胃蠕動過慢型便祕有改善的作用；相對的，可溶性纖維厚重黏稠的特質，可以拉長食物及廢棄物在消化道內停留的時間，對腹瀉、排便過頻過急的患者有幫助。同時，後者因為可以讓廢棄物在大腸內吸收更多的水份，免得排便散開，讓它更有「型」，讓頻於進出廁所的人，可以一次 OK。

- **纖維也會影響腹脹**：有些類型的纖維，也就是我們前頭介紹過的高腹鳴食物的，容易被大腸內的細菌發酵，生成大量氣體。另一種類型的纖維，也稱為低腹鳴食物，不容易被大腸內細菌發酵，也產生較少氣體。我們會在 13 章更詳細討論腹鳴食物，現在只要記得，高腹鳴食物就是潛在更多氣體，低腹鳴食物就是潛在更少氣體。

── 哪種纖維最適合我？ ──

該吃什麼種類，哪個種類該吃多少，這些問題對於沒有消化道問題

的人來說，都不是問題。但是對於本書的讀者來說，這些問題卻值得花時間去思考的。因此，我認為把不同食物，根據其纖維的可溶與否，產生氣體的多少，進行分類分組，將會有很大幫助，讀者可以找到適合自己需求的食物。

雖然每個個體對食物的耐受度都不同，但是選擇纖維食物，主要有兩大指標：

- 如果是容易出現脹氣的，最好的選擇就是可溶性纖維多，且低腹鳴食物。

  這些富含纖維的食物卻激起最小的消化道反應：胃部伸展有限、大腸蠕動沒有變很快，產生氣體的機會也較少。表 11.1 下方的食物都符合這兩項要求。

- 如果容易出現腹脹，最不耐受的蔬菜就是不可溶纖維含量高，且高腹鳴的食物。

  這些食物引起的脹氣是在胃部，如果可以煮成湯，打成泥，脹氣的情形就不會太嚴重，但是如果是不加工，直接食用的話，對容易腹脹的患者，還是很有問題的。表 11.1 的右上欄，列出的就是高不可溶纖維，高腹鳴的食物。

至於其他類的食物，耐受程度就取決於脹氣的類型了。

表 11.1 富含纖維食物的特徵

	高可溶性纖維	高不可溶纖維
高腹鳴食物	（去皮）蘋果，以及蘋果醬	洋薊 豆類（黑色、白色、斑豆）

	杏子	黑莓
	牛油果	高麗菜
	甜菜	芹菜
	花椰菜	櫻桃
	涼薯	鷹嘴豆
	芒果	毛豆
	蘑菇	甘藍菜
	油桃／桃子	扁豆
	洋蔥	豌豆
	梨子	石榴籽
	洋薏仁	麥麩
	梅子／梅乾	
	西瓜	
低腹鳴食物	哈密瓜	芝麻菜
	亞麻籽	豆芽
	胡蘿蔔	藍莓
	（去皮）小黃瓜	白菜
	四季豆	玉米棒／玉米粒
	蜜瓜	茴香
	奇異果	亞麻籽（最多 2 茶匙）
	燕麥片、燕麥麩、燕麥粉	葡萄
	柑橘	生菜（各類生菜）
	木瓜	花生
	藜麥	辣椒
	（去皮）甘薯	鳳梨
	橘子	爆米花
	冬南瓜（橡實南瓜、日本	南瓜子
	小南瓜、大南瓜）	芝麻
	櫛瓜	菠菜
	胡瓜	草莓
		葵花籽

腹脹原因在於胃部

如果腹脹的原因在於胃部，不管是胃輕癱，還是橫隔膜協同失調，消化不良或者功能障礙，這種時候選擇纖維食物的時候，要更多考慮的是食物的質地和形狀大小，這兩個因素要比纖維的可溶性和 FODMAP 更重要。因為高纖維不溶於水的食物，往往體型比較大，而且質地比較硬。想一想，那些粗莖的葉菜、蔬果的皮、種籽類食物還有雜糧，除非去了他們的皮、煮軟了，或者打成汁煮成湯，不然定會引起脹氣的。這樣打個比方好了，一盤甘藍菜加了蘋果片的沙拉是一個惡夢，但是甘藍菜泥或蘋果汁卻溫和多了。

還有較高可溶纖維的食物，即便沒有加工，也較少引起脹氣，因為他們更柔軟、更濕潤，因此容易從胃部排出。富含可溶性纖維的食物有煮熟的穀類，以及削去皮的根莖類蔬菜（比方說甜菜根和胡蘿蔔）以及去皮去籽的水果。第 12 章我們會討論如何處理食物，讓可溶性纖維高含量的和不可溶性纖維高含量的皆可享用。

對腹脹起因在胃部的人來說，食物 FODMAP 含量高低倒不會是一個大問題。因為胃部沒有細菌，所以腹鳴食物不會在胃部造成脹氣。因此即便是高腹鳴的食物，只要質地溫和，比方說豆泥或者蔬菜濃湯，都不會帶來任何問題的。除非患者同時也伴隨著腸道的便祕及排氣的徵狀，那就另當別論了。

如果脹氣是起因於無法耐受包含在豆類或者蔬菜中的特定類型高腹鳴碳水化合物，那就最好還是選用低腹鳴的食物，參見表 11.1 中列出的。第 13 章我們會列出更詳細的食物清單，讀者可以找到更加量身定做的菜單。

脹氣原因在於小腸

對於脹氣原因出在小腸的，要特別留心食物的 FODMAP，因為高腹鳴的食物會造成腸內的脹氣。對於小腸細菌過度滋生的患者來說，高腹鳴的食物永遠都是一個大問題，若同時有便祕問題，下游的出口被堵住了，那就更是雪上加霜。但是低腹鳴的食物，不管可溶於水的纖維成分多少，SIBO 患者的耐受性都比較好。

如果患者同時有便祕和腸道充滿糞便（FOS）的問題，高腹鳴食物會被擋在腸道之中，這時產生的氣體會造成非常嚴重的脹氣感和疼痛。如果腸道得以疏通，那麼高腹鳴的食物是會讓人覺得很舒服的。如果便祕是由腸躁症或者大腸滯留時間過長引起的，那麼不管是高可溶性纖維的還是低可溶性纖維的低腹鳴食物都會是耐受良好的。如果便祕是由盆底功能障礙引起的，那麼就要限制不可溶纖維的攝取量，並且堅持只吃低腹鳴食物且可溶性纖維含量較高的食物，直到盆底功能障礙的問題得到改善。因為盆底功能障礙就是在運送廢氣物出體外的過程有了障礙，這時增加堆積的負荷，增加纖維的量，只會讓運輸途徑更加的堵塞。而如果這些纖維又是不可溶的，在等候過程中後變得更加乾燥，造成更嚴重的堵塞。

如果脹氣是因為對乳糖、果糖和糖醇的吸收不良引起的，那只要食物中含有無法吸收的任何一個類型，不管可溶還是不可溶的纖維，都會造成耐受問題。第 9 章的表格列出了對果糖或者糖醇不耐者需要避免的食物清單。任何不在清單上的，都對飲食沒有什麼大影響。另外有一點值得一提，那就是所有包括纖維的食物都不含乳糖。

纖維營養補充劑

如果排便不規律的問題，單單飲食改變依然沒有完全改善的話，我們會使用纖維營養補充劑。可溶性纖維補充劑通常用於排便過於頻繁，近於腹瀉的患者，可以減緩排便的速度。對於排便之後，老是覺得沒有排乾淨的患者，也有幫助。而非可溶性纖維補充劑以及洋車前子殼粉補充劑（營養劑中混合了兩種纖維）用於排便過慢，甚至便祕的患者。這一類當中的品牌藥和仿製藥在第 14 章我們有更詳細的說明。

對於除了有排便問題，還伴隨腹脹問題的，那麼在選擇纖維補充劑的時候，要格外小心一些。因為纖維補充劑可能改善問題，也可能讓問題變得更嚴重，取決於腹脹類型，以及補充劑的類型。

纖維可以減緩胃部食物排空的速度，因此腹脹原因發生在胃部的人，比方說胃輕癱（GP）、橫隔膜協同失調（APD）、功能障礙（FD），這些補充劑是補不得的。但是纖維補充劑通常不會刺激胃酸分泌，因此如果有消化方面的問題，而且也伴有排便的問題，那麼纖維補充劑就是一個好補劑。

如果患者的腹脹原因在腸道，那麼補充劑的選擇我們分別敘述如下。

- 盆底功能障礙型便祕的患者，在使用纖維補充劑之前應當先諮詢一下醫師。如果盆底肌肉無法協調，讓糞便順暢通過，那麼補充大量額外纖維，只會讓腹脹變得更加嚴重，而不是緩解。但是，如果盆底功能障礙的原因是肌肉過於鬆弛，或者是有直腸膨出（詳見第 7 章）的問題，那麼可溶性纖維的補充劑，則會幫助把累積的糞便排出體外。

- 有些腸躁症或者廢棄物運送緩慢的患者，可能可以耐受纖維補充劑，但是這不是首選療法。我的有些患者，脹氣非常嚴重的，說吃了纖維補充劑之後，好像吞了一塊石頭下去，被堵在原本就排不出去的糞便後方。但是對於類鴉片便祕型的患者來說，纖維補充劑和非處方箋的瀉藥及第 7 章及 14 章的其他補充劑，合併使用，成效倒是不錯。但是對於嚴重的類鴉片型便祕，我不建議纖維補充劑，因為那會造成大便非常乾硬，真的如石頭一般了。

- 對因 SIBO 引起的腹瀉患者，可溶性纖維補充劑可以讓排便成形，改善大號的急迫感和降低頻率，同時又不會讓腹脹更嚴重。低 FODMAP 的纖維，比方說 Citrucel 和 Benefiber，要比容易發酵的纖維益生菌耐受性更好。關於益生菌型的補充劑，我們在後面會有詳細的介紹。我不建議含有益生菌的纖維補充劑，因為我覺得體內的菌類已經足夠了，不需要補充。

- 對於其他類型吸收不良型的脹氣或者排便問題，比方說乳糖不耐症、果糖不耐症、乳糜瀉或者嚴重的胰臟功能缺失，纖維補充劑都幫助不大。當然了，如果乳糜瀉已經得到了控制，用纖維補充劑來改善其他非乳糜瀉原因，像腸躁症，引起的便祕或者腹瀉，那是可能有幫助的。但是要擠得選用無麩質的補充劑，第 14 章我們有羅列出來。

12

溫和易消化飲食

改善食物的質地，可以減緩源自胃部的脹氣和腹痛，這種腹脹腹痛通常在飲食之後會加劇。質地柔軟的食物可以讓胃部更快清空，這樣就不會長時間分泌胃酸。同時，柔軟的食物也會減少胃部對腸部拉伸的刺激，對原本腸子裡就堵滿了糞便的患者來說，腸部的過度伸展會造成下腹部痙攣。

「溫和飲食」由濡濕、柔軟或者液態食物組成。可以是高纖的，也可以是低纖的，或者居於其中，單看食用者的需求和耐受程度。大多數的纖維來自於成熟的去皮水果，煮熟的蔬菜和質地柔軟的穀類。因為去了皮、去了籽、不含麩質、沒有粗糙的大塊結構，因此使胃部較快排空。較粗的葉類、高麗菜類、肉質較硬的水果以及還有大量的籽以及粗糙的皮，還有豆類、堅果類、種籽類的食物，應該打成泥來吃，否則就該避免。長時間需要以上飲食的朋友，其實像 Vitamix 這樣的高效攪拌機是值得投資的。

通常來說，採溫和飲食的人對脂肪類需要更加小心些，脂肪類食物包括油炸類、比較濃厚的醬汁（如義式白醬、雞蛋乳酪胡椒醬以及奶油醬等），以及較油膩的肉類，如小羊羔肉、豬肉、牛肋排、鴨子等。因為脂肪會減慢胃部排空的速度，延長了第 3 章所述的「食物寶寶」在胃部停留

的時間，也會讓第 5 章所述的功能缺乏脹氣更加難受。而且高脂肪食物也會引發胃酸逆流，因為對胃酸型脹氣的患者（第 4 章討論的）來說，這種食物也是一個惡夢。

─────── 水果 ───────

水果是溫和飲食中的固定咖，常吃水果可以幫助如廁順暢，又不會增加飲食中粗糙不容易消化的負擔。選擇適當水果的訣竅在於，他們要能夠快速在胃部被液化，不需要很多胃酸，後者會產生脹氣。

對進行溫和飲食的時候，吃水果很重要的一點是吃多少的量。比方說，西瓜柔軟的瓜肉質地很是完美，但是當我的患者食用過量的時候，一定會產生脹氣。水果冰沙也是一樣，它們柔軟的質地對溫和飲食者來說，是不錯的選擇，但是因為容易吞嚥，不小心吃多就會讓腹部隆起。普通冰沙店販售的多在 450g 至 900g 之間，可能不留意，幾分鐘就喝下去了。因此盡量選用 220g 至 450g 的份量，大約花 1 個小時的時間吃完。

對有胃食道逆流的患者來說，有些酸性較高的水果會造成他們的困擾，雖然未必是讓食道逆流更嚴重。但如果經過治療，胃酸逆流的情形得以改善，以前是困擾的水果也就不再是問題。在本章的表格中，標出星號的水果是不適合胃酸逆流患者的，即便打成冰沙也還是不要食用的好。

質地堅硬的水果	質地軟熟的水果
有較厚的皮，較多的籽，果肉堅硬的： 蘋果 莓果*	柔軟熟成，無籽無皮或者皮薄的水果： 杏子（每次 2 粒）、香蕉、 柑橘（每次 2 粒）、

櫻桃
葡萄柚和柚子*
葡萄
鳳梨*
百香果*
柿子
石榴籽

有著堅硬質地的水果乾：
葡萄乾、椰棗、梅乾、杏子乾、
芒果乾、無花果乾

軟熟的梨子（每次 1 個）
柔熟的瓜類：哈密瓜、
蜜瓜和西瓜（每次最多 2 杯）、
木瓜（每次 1-2 杯）熟軟的桃子、
李子和油桃（每次大小中等的 1 粒）
軟熟的芒果：特別是台灣芒果、墨西
哥芒果和海地芒果（每次中等大小的
1 粒）
罐裝鳳梨和罐裝水果

果泥類：
兒童擠出式果泥、梅子汁或梨汁、
用左欄中的水果打成的冰沙（如提示
的在一小時內飲用適量）、
用果泥或者優格製作的冰棒

煮熟的水果：
蘋果醬
烤蘋果（去皮）
由切碎的果乾製成的蜜餞
莓子醬

———— 蔬菜類 ————

採用溫和飲食時，如果不想吃得太多而引起體重增加的訣竅就在要包含適當蔬菜。糟糕的是，沙拉中常用的生蔬菜常常是腹脹問題的元凶之一。有些患者可以食用少量的開胃菜份量的沙拉，特別是如果選用較幼嫩的生菜苗，而不是用羅馬生菜或者冰島生菜。對有胃酸型脹氣（第 4 章）的患者來說，生菜在餐後吃比餐前吃更好。此外，一件重要的事是，在常用的

菜之外，開發一些新菜色。我們本章稍後的地方會討論。

　　某類蔬菜天然就含有亞硝鹽，如果生吃或者打成汁，會激發易感人群的胃酸逆流徵狀。而另一些蔬菜的酸性較高，比方說番茄，也會讓原本的胃酸逆流變得更加嚴重。在下方的表格中，這類高亞硝鹽食物和高酸性食物，我都標記了星號，如果在過去的經驗中，他們會引起你胃酸逆流的話，那麼之後就要盡量避免。

質地較硬的蔬菜	質地柔軟的蔬菜
雖然煮熟，但是有較厚的皮、口感粗、質地硬： 炒西蘭花、煮熟的羽衣甘藍、或蒸或煮或炒的蘆筍、烤歐洲防風、甜碗豆或雪豆、蒸洋薊、煮熟的茄子（連皮連子）、高麗菜苗、高麗菜	**煮熟後質地軟的蔬菜（每次吃 1/2 到 1 杯）：** 或切細或蒸煮的菠菜*、 煮熟的四季豆、 煮熟的冬南瓜（橡實南瓜、奶油南瓜、日本南瓜）以及大南瓜、 煮熟的胡蘿蔔、煮熟的夏南瓜（小胡瓜及黃南瓜，最好去籽）、 螺旋狀蔬菜麵、 去皮煮的茄子、 煮熟的蘆筍尖、 或烤或煮的甜菜*、 或蒸或煮的花椰菜，或者磨成泥的花椰菜、 或蒸或煮的西蘭花、 罐裝洋薊心、 炒熟的青椒、菇類和洋蔥*、 蔬菜湯（360 毫升～ 480 毫升） 烤甜菜根以及山羊起司沙拉、搭配少量生蔬菜的酪梨沙拉； 去了皮的涼拌黃瓜*；

生菜沙拉，特別主餐份量大小的： 球型生菜、羅馬生菜、生菠菜、羽衣甘藍 高麗菜類：高麗菜沙拉，酸菜	綠色蔬菜汁、番茄汁 *、或是其他類別的蔬菜汁（甜菜汁 * 以及芹菜汁 *，但這兩樣有可能會誘發胃酸逆流）； 西班牙冷湯 *； 如果可以耐受的話，可以食用開胃菜份量的沙拉（但要細細咀嚼）
沾醬吃的生菜（比方說，鷹嘴豆泥或者其他風味的沾醬）： 芹菜 *、小胡蘿蔔、生辣椒絲、西蘭花或者花椰菜	**切塊後，或蒸或煮的蔬菜，每次食用不要超過一杯：** 蒸熟的小胡蘿蔔、蒸熟的西蘭花或者花椰菜、烤熟的辣椒，或者罐裝去皮辣椒

———— 穀類 ————

採用溫和飲食的族群，在選用穀類的時候，最好是適當精緻穀類和加工過的全穀物搭配使用，這裡說的加工過全穀物是是經過細化處理的，比方說全麥麵包、全麥餅乾、全麥麥片以及冰凍華夫。就拿麥片來說，我們可以用煮熟的麥片和契瑞歐來比較，雖說他們的成分都是全麥麥片，但是前者粗粒的結構和麩質都會讓胃清空的時間加長。

此外，還要考慮到全穀物之間纖維含量的差異。雖然同樣是全穀物，糙米的纖維含量要比大麥低許多，後者在胃部停留的時間也較長，對脹氣源自於胃部的人來說，這是值得考慮的一個重要因素。

在精緻穀物和全穀物之間找到一個搭配的平衡點，可以吃得健康，也吃得舒服。為此要留意選用食物的特徵，考慮一下煮熟後的穀類到口中的質地和感覺。有一個安全穩當的方法，那就是兒童食物是一個非常安全的選擇。

質地較硬的穀物	質地柔軟的替代穀物
煮熟後依然質地硬、咬勁足的全穀物： 燕麥粒、燕麥片 大麥 全顆粒小麥 野米 小米 蜀黍 全麥麵食類 **高脂類的麵食：** 速食拉麵 外帶炒麵 雜糧麵包以及外皮很厚的硬皮麵包 由全麥粉或者各式雜糧烘烤的扎實的歐式黑麵包（比方説德國 Mestemacher 麵包）	**低纖及柔和的全穀物，煮熟使用（每次最多 1 杯）：** 快煮型燕麥或者即食燕麥片 法瑞納品牌下的奶油米飯，奶油蕎麥，熟穀物 北非小米（正常的或者全穀） 褐米 白米（以及胚芽米） 義式玉米粥 藜麥 尋常的義大利麵、斜管麵以及麵條 蕎麥麵 米粉 去皮的烤洋芋或者烤紅薯 柔軟的三明治麵包 2 公克，或者低纖麵包 2 片 **精緻穀物麵包：** 白麵包（三明治麵包，英式鬆餅） 酸種麵包 黑麥麵包 貝果（如果是紐約式貝果，一次只能吃 1/2 粒）
高纖早餐麥片（每次多於 >5 公克）： 細粒的麥片（推薦 Weetabix 和 Mini Wheats） 麥麩薄片：Raisin Bran 葡萄乾堅果 高纖穀物（All Bran、Bran Buds、Fiber One、Kashi Go Lean，以及 Twigs 和	**質地經過細化以及中度粗細的（每次 3～4 公克）：** 威帝、Total 品牌、家樂氏的 Oat Bran、契瑞歐、生活麥片、芭芭拉巧克力花生醬麥片或多穀物麥片 **低纖麥片（每次 1~2 公克）：** Special K, Rice Krispies, Kix, Corn Flakes,

Flakes & Clusters) Granola 和 muesli	Chex varieties（除 Wheat Chex 之外）, Crispix 請留意：上方列出的低纖麥片非常容易被消化，因此對胃清空時間正常的食用者來說，會造成血糖立即升高。對糖尿病前期和二型糖尿病患不是一個好選擇。
雜糧餅乾或者質地堅硬的全麥餅乾（像 Triscuits 品牌） 緊實、扎實的北歐風餅乾（比方說原味的 Wasa，Finn Crisp 或者 GG 麩脆餅乾）	**由全穀物粉製作的全穀物餅乾（每次不超過 3 公克）：** 小麥薄脆片 Kashi 素食餅乾 Wasa 酥脆薄片 糙米蛋糕（無麩質） Le Pain des Fleurs 薄脆餅乾（無麩質） **精製穀物粉製作的餅乾和薄脆片：** 皮塔餅做成的脆片 爆米花薄片或爆米花棒 椒鹽捲餅 蘇打餅乾、薄脆餅乾、米餅乾、奶油餅乾，起司餅乾，鹽 堅果脆片

———— 蛋白質和奶製品 ————

蛋白質類食物，特別是動物蛋白，原本就不含纖維的成分，因為容易在胃中被液化，也容易被排空。因為這個原因，許多有腹脹問題的患者，對蛋白質的耐受卻是極好的。除非是特別油膩的高脂肪肉類，才會需要較

長的胃排空時間。同樣的道理，即便不那麼油膩的蛋白類，比方說雞肉、魚、蝦，經過了奶油監烤，也一樣不容易消化。高脂肪含量的食物還會在易感人群中激發胃酸逆流，因此胃輕癱患者以及胃酸型脹氣的患者，應當避免這類食物。

但是，包含植物蛋白的食物如堅果類、種子類以及豆類，他們是含有纖維的。因此在食用植物蛋白時，要留意他們的質地和食用量，以確保他們在胃部停留時間不會過長，不會引起腹脹，特別是要在吞下之前，細細咀嚼。

值得特別說一下的是豆類，這一類食物以引發脹氣而著稱，即便質地加工得像鷹嘴豆泥一樣光滑，他們也一樣會在小腸引起腹脹。如果這對患者來說不是一個問題，那麼在下表中找到質地柔和的，適當食用。但是如果小腸脹氣已經有些嚴重了，那麼我建議最好避免豆類食物，也不要使用 α-GAL 酵素酶補充劑，我們在第 9 章和 14 章會有詳細說明。

需要長時間消化的蛋白質和奶類	容易消化的蛋白質和奶類
高脂肪的肉類： 翼板牛排、紅屋牛排、鐵板牛柳排、紐約客牛排、丁字骨牛排、肋眼排等含脂量高肉質扎實的部位 肋排：豬肋排、燒烤肋排、牛小排，韓式烤肋排或者韓式烤肉 培根 碎羊肉 肝臟 **油炸蛋白質類食物：** 炸雞	**較精瘦、蛋白質較軟：** 魚：可烤可蒸可煮可煎 冷切精瘦蛋白質：火雞及燻火雞、雞肉、火腿、烤牛肉 加拿大培根或火雞肉製作的培根 較瘦的牛肉（後腿心、沙朗、後腿肉上部、牛腰肉、頂級沙朗） 雞蛋、蛋清、雞湯 由絞碎的土雞肉、雞肉或者小牛肉做成的肉丸或者肉餅 鮪魚沙拉、雞肉沙拉，以及用低脂蛋黃醬製成蛋沙拉

油炸類的中華料理：左宗棠雞、酸甜雞、芝麻雞 炸蝦、炸天婦羅、 炸魚、油炸魚片 冷切的高脂肪肉類：義大利香腸、煙燻牛肉、醃牛肉	烤雞，或燉或燜或烤或煎的雞腿 豆腐，或炒、或烤或煮湯
大份量的全脂起司： 奶油燉菜用的起司醬以及奶油義大利麵醬 美國家庭自製的義大利式起司斜管麵（外面買的通常反倒 不會有問題） 千層麵 起司火鍋 乳酪烤茄子或者乳酪烤雞 重起司披薩 白醬義大利麵或者培根蛋義大利麵 炸奶酪棒 **以奶油為配料的冰淇淋：** 高檔冰淇淋（海根達斯和本傑瑞） 起司蛋糕 奶昔 全脂米布丁	**有奶油口感，低脂或者無脂奶油替代品：** 低脂茅屋起司 減脂乳酪 無脂或低脂地中海優格，以及豆奶優格 **全脂奶酪做的點心，或者以全脂奶酪調味的點心，用量需控制（每次限量1個）：** 條狀起司或貝比貝爾乾酪 在意大利面或煮燉蔬菜上撒上羊起司、山羊起司或帕瑪森乾酪 火雞三明治或者火腿三明治裡的的一片起司（例如火雞或火腿三明治） 一次只能吃一片普通大小的披薩 以低脂乳酪或者不含奶替代品做成的甜點（每次 1/2~1 杯）
	低脂肪乳製品或非乳製飲料（每服務 1/2 杯 -1 杯的限制部分）： 冷凍優格 低脂冰淇淋 雪酪、雪糕、水果口味冰棒 低脂布丁或低脂軟糖 果凍

各式連皮的豆類、碗豆和扁豆：
鷹嘴豆
豆子（黑豆、大紅豆、花豆以及白豆）、
碗豆和扁豆煮成的湯
煮毛豆
甜豆

各式種籽及堅果類：
花生、杏仁、腰果、開心果、核桃、
山核桃
南瓜子、葵花籽、亞麻籽、奇亞籽、
芝麻
各式營養棒以及堅果棒

煮熟的豆子及扁豆：
鷹嘴豆泥
不加脂肪的豆泥
英式碗豆泥（不超過 1/2 杯，參見後
面的食譜）

以質地柔軟的豆類為主餐的料理：
質地柔軟的蔬食漢堡（每次不要超過
1 個）
豆腐
包含少量豆類的蔬菜湯（比方說，義
大利斜管麵湯）

種籽類或者堅果醬：
花生醬、杏仁醬、葵花籽醬（每次限
2 湯匙以下）
芝麻醬（2 湯匙）
粉狀花生醬（PB2）
杏仁粉
由堅果粉作成的點心棒

溫和飲食範例，以一天為樣本

　　執行溫和飲食的時候，除了沙拉之外，可供選擇的食物種類還是很多
的。對食物有不同偏好的，都可以找到適合自己的食物。下面我們就來看
一天的範例食譜吧。

	素食食譜	混合食譜	舊石器時代食譜	無麩食譜
早餐	一包即食燕麥粥加入一湯匙的花生醬 一隻小型香蕉 肉桂或者楓糖漿調味	2 片酸種吐司 1/2 酪梨泥 2 個炒蛋清 胡椒和鹽調味	3 根早餐香腸，雞肉或火雞肉的 1 杯西瓜或者木瓜 1/2 杯椰汁優格	以下食材混合食用： 180 毫升低脂酸奶、牛奶或者杏仁奶 1 根熟香蕉 1 杯冰水果（草莓、芒果、桃子、鳳梨） 1 湯匙乳清蛋白分離或者有機米蛋白，或只 1/3 杯 巴氏殺菌處理的液體蛋白
午餐	1 個素食小漢堡，裡頭夾鷹嘴豆泥、罐裝烤紅椒以及小黃瓜切片 1/2 個烤地瓜	1–2 個壽司卷（每個大約是 6 個壽司的大小） 1 碗味增湯	120g~180g 的烤鮪魚片 1 杯 煮熟的花椰菜 1/2 蘋果醬	2 個玉米餅包雞肉，裡頭可以加一些酪梨泥，或豆泥，以及口感滑順的莎莎醬
晚餐	4 盎司的烤豆腐 1/2 杯白米飯 1 杯亞洲風冷凍炒菜，可以蒸熟再調味	1/2 個（或 4 盎司）烤雞胸 1/2 杯 馬鈴薯或蕃薯泥 1 杯蒸熟的四季豆	2 個雞蛋放在半個酪梨中，烤箱設置 220 度，15 分鐘。加鹽、胡椒，或者切碎的韭菜調味。 1/2 杯日本南瓜泥	4–5 粒鮮貝，用奶油或者橄欖油煎熟。 1/2 杯玉米粥或雜糧粥 1/2 杯 菠菜，也可炒熟加調味

| 點心 | 零脂肪的希臘優格或者椰子奶製作的替代奶製品
1 杯胡蘿蔔薑湯貨者奶油南瓜湯
1 盎司的黑巧克力
2 粒小顆的奇異果 | 2 粒柑橘或杏子
1 條減脂起司條
1/2 杯芒果或其他水果冰棒
1/3 杯酪梨醬配1 盎司的皮塔餅脆片 | 180ml 盎司的罐裝鮪魚，1 盎司的烤地瓜片
1 根香蕉配1 湯匙的杏仁奶油
1 根營養棒，輕度烘焙的水果和較瘦的蛋白質數片海苔 | 1 個糯米糕配鷹嘴豆泥
0g 的熟火雞切片配1 盎司的瑞士起司
1/2 杯低脂布丁（米布丁、巧克力布丁、西米布丁或者香草布丁）
1 杯西瓜丁 |

───── 溫和飲食的食譜 ─────

　　雖然湯類、蔬菜泥、歐姆蛋、火雞三明治以及壽司是溫和飲食上的熟面孔，但是也沒必要就拘泥於這幾樣。因為溫和飲食並不意味著必須無聊單一。來點創意靈感，就可以同時滿足你的口味和腸胃。

　　下方的食譜是同時兼顧了低腹鳴食物（第 13 章），無麩質替代物以及不含奶替代物的一個多方位食譜，提供給不同需求的使用者。所有食譜還同時考慮了胃食道逆流問題，除了低脂肪之外，也少有大蒜和辛辣刺激，只用了少量洋蔥，以及非常有限的刺激調味。

> **早餐**
> - 酪梨香菜吐司，配炒蛋清
> - 地瓜、香腸和羽衣甘藍菜蛋餅
> - 蘑菇炒豆腐
> - 綠色果菜汁

湯品和沙拉
- 甜菜山羊起司配辣根醬

- 小黃瓜和甜瓜沙拉
- 蘆筍稀飯
- 烤奶油南瓜及蘑菇湯

主菜
- 夏威夷鮪魚飯
- 鮭魚鹹蛋糕、芥末優格及花椰菜
- 白腰豆洋薊玉米餅
- 火雞、甜椒搭地瓜餅
- 墨西哥捲餅包烤魚及小胡瓜，配芒果酪梨莎莎醬
- 希臘風橄欖油燜雞腿及燈籠椒
- 蔥花黃瓜優格醬
- 蔬菜北非小米餐
- 煎烤豆腐、香菇

蔬菜小菜
- 奶油南瓜奶蛋麵包
- 薄荷碗豆泥
- 烤花椰菜排
- 摩洛哥香辣胡蘿蔔

低脂點心
- 蜂蜜薑梨
- 酥皮蘋果桃子
- 熱帶水果雪酪及天使蛋糕
- 巧克力香蕉慕斯
- 低脂南瓜口味餅乾

酪梨香菜吐司佐炒蛋白

　　香脆的吐司加上奶油狀的酪梨，嫩炒蛋清，撒上菲達起司粉，就是一個漂亮又清爽的早餐。這是我個人最喜歡的早晨餐點，因為可以讓我從早上到中午都有飽足感。我用了蛋清，而非整顆雞蛋，是因為酪梨當中已經有脂肪，讓早餐容易消化。炒出蓬鬆蛋白的祕密在於火候，火不要過大，烹飪時間不要太久。

食材（1 人份）：

- 麵包 2 片（可以選正常的也可以選無麩的）
- 酪梨 1/3 粒
- 檸檬 1/2 粒
- 粗粒猶太鹽
- 蛋清 3 個，或液體蛋清 1/3 杯（常用杯大小）
- 橄欖油或植物油噴霧
- 新鮮現磨的胡椒粉
- 奶酪屑 1 湯匙
- 切碎的香菜 1 湯匙

作法：

1 把麵包烤熱，放到盤子裡。從酪梨皮中舀出果肉，放在兩片麵包上。用叉子把酪梨壓碎，塗勻。擠上檸檬汁，撒一小粗鹽。

2 將蛋清從雞蛋中分離出來，放到一個小碗中。往不沾鍋裡噴少量的油，調到中火，熱鍋 30 秒。

3 將蛋清倒入鍋中，轉動不沾鍋，讓蛋汁均勻分佈。撒入鹽和胡椒，靜置約 1 分鐘，直到蛋清底部變成白色。

4 用橡皮刮刀攪拌蛋清，約 15 秒，直到蛋清全部變白變硬。

5 把不沾鍋從爐頭移開。將奶酪和香菜撒上去，並攪拌。將蛋白夾在麵包中間。即可食用。

地瓜、香腸和羽衣甘藍菜蛋餅

現在介紹的餐點適合於早餐、早午餐、午餐，甚至當作晚餐。這份餐點是由低脂食物構成，比方零脂肪的瑞可塔起司，雞蛋由全蛋和蛋清混合而成（也就是說減去部分的蛋黃）。值得留意的是，香腸要選用低脂的，比方說每盎司脂肪含量在 2.5 到 3.5 之間。這幾個牌子的可供參考：Bilinski、Trader Joe、Al Fresco、Applegate，以及 Coleman。

食材（4 人份）：

- 雞蛋 6 顆
- 蛋白 4 個
- 極細帕瑪森起司 1/2 杯
- 切碎新鮮羅勒 2 湯匙
- 的猶太粗鹽 1/4 茶匙
- 新鮮現磨的胡椒
- 粗榨橄欖油 2 茶匙
- 雞肉蘋果香腸 2 節（參見上方推薦品牌），順長度方向切成四份，再斷成 1/2 寸的小塊
- 去皮的地瓜粒 1 杯（約 4 盎司）
- 小羽衣甘藍 1 杯，橫向切絲

作法：

1 烤箱預熱到 204℃。

2 把雞蛋、蛋清、帕瑪森起司、羅勒、粗鹽及現磨胡椒放到中等大小的碗中，用叉子攪拌均勻。

3 選 10 英吋的不沾鍋，加入 1 勺油，中大火熱油。加入香腸翻炒，直到開始變色，再攪拌 1~2 分鐘。加入地瓜粒，加熱直到軟化，翻炒約 2 分鐘。

4 加入羽衣甘藍，炒約 1 分鐘至收水。把剩餘的 1 湯匙油倒入鍋中，搖晃鍋身，讓油均勻分佈到鍋底。加入混合好的蛋汁，均勻分佈。

5 轉到中火。在上方均勻撒上瑞可塔起司。烹煮約 2 分鐘，直到鍋底蛋汁凝結。

6 將平底鍋移入烤箱，烘烤到蓬鬆完熟，約 15 分鐘。用軟的橡膠鏟或矽膠刮刀，從邊緣取出。

· 無脂瑞可塔起司 1/3 杯	**7** 把整個蛋餅裝盤，也可留在不沾鍋中。可以趁熱吃，也可在室溫下享用。也可以照個人喜歡，切成三角形或是其他形狀。 **注意：**要把小羽衣甘藍切成細長條，把菜葉理順，橫向切開。

蘑菇炒豆腐

　　這是一道美味的素食，沒有吃素的朋友也會覺得很美味。我很喜歡把這道菜夾在吐司當中，或許用玉米餅包著吃。為了節省製作的時間，可以在豆腐瀝乾水分的時候，準備其他食材。另外一個訣竅是，蘑菇要切成細丁，或者薄片，然後炒軟。

食材（4 人份）：

- 硬豆腐 1 盒
- 特別初榨橄欖油 2 湯匙
- 蘑菇粒 2 又 2/3 杯（也可以是香菇或者金針菇）
- 洋蔥 1/4 個，切碎
- 猶太粗鹽
- 醬油或者日式黑醬油 1 湯匙

作法：

1 瀝乾豆腐水份，用兩層廚房紙巾包好，放置在一個大盤子裡。上方再放一個盤子，或者一個重的罐頭，瀝水 15 ～ 20 分鐘。把豆腐切成一寸見方大小，用叉子壓碎。

2 在不沾鍋裡倒入油，中大火加熱。加入蘑菇和洋蔥，撒入鹽，炒大約 4 分鐘，直到蘑菇和洋蔥變軟。加入豆腐，繼續拌炒大約 1 分鐘。

- 百里香草 2 茶匙
- 新鮮的帕瑪森起司粒
- 綠色蔥花少量

3 把火轉小，蓋上鍋蓋，繼續悶 5 分鐘，直到所有蔬菜都變軟了，香味混合在一起，可以偶爾拌炒一下。再加入醬油和百里香，加鹽調味。

4 把菜分成 4 份，撒上起司。可依個人喜好，加上蔥花。

綠色果菜汁奶昔

我非常喜歡奶昔狀的綠色果菜汁，是一道營養豐富的快食型早餐。其中帶著莓類水果自然的甘甜，當然也可以依照個人喜歡，加一點糖或者楓糖漿。如果是純素食的朋友，可以不要加奶，用其他奶類替代品，或者使用新推出的無奶克菲爾。

食材（2 人份）：

- 冰凍莓類 1 又 1/2 杯（可以選擇自己喜歡的口味）
- 克菲爾 1 杯
- 冰凍莓類 1 又 1/2 杯（可以選擇自己喜歡的口味）
- 克菲爾 1 杯
- 熟香蕉 1/2 根（切成一寸大小）

作法：

1 把莓果、克菲爾、香蕉以及大麻籽放到攪拌機裡，打成果泥狀。

2 加入牛奶拌勻。如果喜歡口味甜一點，可以加楓糖漿或糖。

小提醒：如果想要打一個低脹氣的果菜汁，可以用不含乳糖的牛奶、水克菲（而不是奶克菲）、杏仁奶或者椰奶來代替牛奶，用菠菜代替羽衣甘藍，莓類僅限草莓、藍莓或蔓越梅。

- 切好的羽衣甘藍 1/2 杯
- 大麻籽 1 茶匙
- 脫脂奶或者低脂奶 1/4 杯
- 楓糖漿或者糖 1 茶匙

甜菜山羊起司配辣根醬

我使用溫和飲食的患者最懷念的食物就是沙拉了。所以我研發了這個沙拉食譜，彌補他們的遺憾。而且在大多數超市的冷藏區，可以找到預先處理過的甜菜，因此這道沙拉是非常容易完成的。

食材（4 人份）：

- 切好的四季豆 372g
- 軟山羊起司 155g
- 辣根 1 湯匙和 1 茶匙
- 克菲爾 1 湯匙（無脂或低脂奶，或依個人需求選擇無奶替代品）
- 蘋果醋 1 又 1/2 茶匙
- 糖 1/8 茶匙

作法：

1 將加鹽的水煮沸，放入四季豆，約 12 分鐘，煮軟。瀝乾水分，冷卻待用。

2 把山羊起司、辣根、克菲爾、蘋果醋和糖放到一個小碗中，或者放到一個迷你食物料理機當中，手動調勻，質地光滑。

3 把四季豆分到 4 個盤子裡，每個盤子裡淋上 1/2 的醬汁，並均勻撒上蒔蘿。

- 切碎的蒔蘿 1 又 1/2
  湯匙
- 去皮蒸熟的甜菜 1
  份（240g 裝，瀝乾
  水分切成小圓片）

4 把甜菜放在四季豆的中央，在甜菜上淋上醬汁和蒔蘿。

小提醒： 這款醬汁很好用，煮四季豆時也用來調味。

小黃瓜及甜瓜沙拉

　　這是另一個非常適合溫和飲食的沙拉。而且新鮮可口，不如把這個食譜記在心中，夏天的時候就可以來做一份。如果把黃瓜去了皮去了籽，切細條，對敏感的胃來說是非常溫和的食物。而甜瓜也是很適合的水果，熟透的甜瓜肉質柔軟，去皮去籽容易消化。

食材（4 人份）：

- 哈蜜瓜 1/4 顆，去皮，橫向切薄片
- 無籽西瓜 1/4 顆，去皮，切薄片
- 溫室黃瓜 1 條，對半剖開，切小塊
- 新鮮檸檬汁 1 湯匙
- 切碎的薄荷 1 湯匙
- 特級初榨橄欖油 1 湯匙

作法：

1 把哈蜜瓜和西瓜的薄片放到一個淺的沙拉碗中。削去黃瓜的皮。然後繼續用削皮器把黃瓜刨成細長的片狀，直到碰到中央籽的地方。

2 把檸檬汁、橄欖油、薄荷、檸檬皮加到甜瓜中。撒上鹽，搖晃容器，使其均勻分佈。再加入黃瓜薄片和菲達起司細粒，再輕輕搖晃。嚐味，若不夠再加一點鹽。分成 4 份。

小提醒： 如果是採低腹鳴飲食的使用者，可用哈蜜瓜代替西瓜。

- 磨得很細的檸檬皮 1 茶匙
- 猶太鹽
- 碎菲達起司 1 湯匙

蘆筍稀飯

這道舒服的熱稀飯可以在半小時內完成。如果在稀飯上再打一顆蛋，更是把一道開胃菜變成了主餐。雖然龍蒿和蘆筍味道很搭配，但是蒔蘿和九層塔也是不錯的替代選項。蘆筍後方莖可切成細片，方便消化，前方的嫩尖則可以整個入菜。

食材（4 人份）：

- 蘆筍 372g
- 特級初榨橄欖油 2 湯匙
- 切細的洋蔥 1/2 杯
- 蔬菜湯或者雞湯 4 杯
- 印度香米或泰國香米 1/4 碗
- 菠菜葉 1 杯
- 檸檬汁 1 茶匙

作法：

1 把蘆筍的尾部較粗老的地方摘去。切成小圓片，嫩尖保留。

2 選用一個厚重湯鍋，中低火熱油。加入洋蔥，炒至透明，約 5 分鐘。加入 4 杯湯和米飯，煮到沸滾。

3 轉小火，蓋上蓋子，約 15 分鐘後直到米飯變軟。加入切細的蘆筍莖，蓋上蓋子，約 8 分鐘直到蘆筍軟熟。加入蘆筍尖，再加蓋，悶 5 分鐘。加入菠菜、檸檬汁，煮約 1 分鐘。混入龍蒿。

- 切碎的龍蒿 1 湯匙
- 猶太粗鹽
- 新鮮研磨的胡椒
- 新鮮磨細的帕瑪森起司

用鹽和胡椒調味，如果喜歡湯多一點，可再加入高湯。

4 把湯裝入碗中。撒少量帕瑪森起司調味。

烤奶油南瓜及蘑菇湯

這道溫暖柔和的菜色，帶著秋天的味道。可以當作下午點心，也可以加一些烤土司，就是一份不錯的午餐。

食材（4 人份）：

- 橄欖油噴霧
- 奶油南瓜 2.5 磅
- 特級初榨橄欖油 1 湯匙（外加適量猶太鹽）
- 新鮮現磨的胡椒
- 雞肉高湯或者蔬菜高湯 3 杯（可視個人喜好，加適量切片蘑菇）
- 洋蔥 1/4 顆，切片

作法：

1 先把烤箱預熱至 220℃。用橄欖油噴霧在帶邊烤盤上噴一層油。

2 把奶油南瓜順著長度的方向，對半切，去除中間的籽和囊。在切邊撒上鹽和胡椒，把兩半的南瓜切口朝下，置入烤盤中。烤到最厚的地方也烤軟了，大約 1 小時。待稍微冷卻。

3 從烤熟的南瓜中刮出瓜肉，大約 2 杯的樣子，放入到食物處理器中。加入雞肉高湯或者蔬菜高湯，打成均勻的糊狀。

4 倒 1 匙油到厚重的炒鍋中，用中火熱油。

- 切細的百里香草或者馬鬱蘭 2 茶匙
- 磨細的孜然 1 茶匙
- 糖 1 湯匙加 1 茶匙（黑糖更好）
- 新鮮磨細的帕瑪森起司

5 加入切好的蘑菇、洋蔥和 1 茶匙的百里香草。翻炒直到洋蔥和蘑菇變軟，約 8 分鐘。加入孜然，拌炒約 30 秒，直到香味出來。加入 2 又 1/2 杯高湯。火轉大，煮沸，看到有深色物浮上來，就要把它攪勻。加入打碎的南瓜泥，煮至沸騰。

6 接著轉小火，加蓋，小火燉 20 分鐘，讓各式材料混合均勻。用鹽和少量胡椒調味。如果喜歡湯淡一點，可以將剩下的高湯倒入。

7 把湯裝到碗中，每碗加入 1/4 的百里香草和少量帕瑪森起司。

小提醒：現烤奶油南瓜可以增加湯品的香氣，但是如果想節省時間，可用 15 盎司的南瓜罐頭或者南瓜泥來代替。如果是這樣的話，在製作順序上，先炒過蘑菇之後，加入高湯，煮到滾，然後加入罐頭南瓜，最後調味。

夏威夷鮪魚飯

我在紐約實習的時候，鮪魚飯非常盛行，而且像沙拉一樣，很容易外帶當午餐。選用不同材質，可以變出許多不同味道以及質地的版本來。比方說，切得很細的大黃瓜和蘿蔔，去皮的胡蘿蔔，還有肉質柔軟的鮪魚，都是溫和飲食中一個不多見的組合。

食材（4 人份）：

- 醃黃瓜和蘿蔔
- 米醋 1 湯匙
- 糖 3/4 茶匙
- 猶太粗鹽
- 溫室大黃瓜 1/4 條（去皮，縱向對剖，用湯匙取出籽，切成薄片）
- 小蘿蔔 3 個，切成薄片
- 度香米或泰國香米 1 杯
- 鮪魚和蔬菜
- 醬油或者日本溜醬油 1/4 杯
- 新鮮生薑 1 湯匙加 1 茶匙，磨細待用
- 米醋 2 茶匙
- 芝麻油 2 湯匙
- 糖 1/4 湯匙
- 菠菜 496g
- 中等的胡蘿蔔 2 條，切片
- 鮪魚 450g(略煎後切成 1/2 吋見方)
- 蔥花 2 湯匙（僅用綠色部分）
- 酪梨 1 粒 (對半切，取出核)
- 烤香的芝麻

作法：

1 醃製大黃瓜和小蘿蔔：把醋、糖和鹽放在一個小碗裡，加入少量的水，攪拌，直到糖和鹽都溶化。加入大黃瓜和小蘿蔔。醃至少 10 分鐘，最多 1 小時。

2 沖洗米飯，放入小平底鍋中。加入 1 又 1/2 杯水。煮沸，將火轉到最小，蓋上鍋蓋，煮至收乾水份，15 至 20 分鐘。關火悶 5 分鐘。用叉子攪拌，蓋好保溫。（其實對台灣讀者來説，用大同電鍋煮飯就是啦）

3 在煮飯的同時，可以準備鮪魚和蔬菜。把醬油、生薑、醋和芝麻油以及糖，放在一個中號的碗裡，攪拌均勻。把略煎的鮪魚放到醬汁中，沾勻。

4 取一支鍋，加水加鹽，煮沸。加入菠菜，約 10 至 20 秒，葉子收縮時既可撈起，放入冰水中冷卻。把胡蘿蔔加入沸水中，約 6 分鐘，煮軟。把菠菜從冰水中撈出，擠去多餘的水分。用漏杓把胡蘿蔔從沸水中撈出來，放入冰水中。把菠菜切成粗略大小，鋪在碗底。並瀝乾胡蘿蔔。

5 加入 1 又 1/2 杯調好的醬汁，攪拌。用剩下的醬料醃鮪魚，周邊都要沾上。混入蔥花，醃製 5 分鐘以上。

6 將米飯分成 4 碗。將胡蘿蔔和菠菜分到碗中，並撒上醬料。把鮪魚分放到碗中，也把碗底的醬料分到鮪魚上。

7 將酪梨連著皮切成小方塊，然後舀出酪梨塊到碗中。瀝乾大黃瓜和小蘿蔔的醃汁，把他們鋪到碗上。等這些都準備好之後，淋上芝麻油。

小提醒：如果把酪梨的量降至 1/8，這個食譜也可以用於採低腹鳴飲食的朋友。

鮭魚蛋糕、芥末優格以及花椰菜

如果照我奶奶的做法，會選用螃蟹代替鮭魚，但是考慮到方便、廉價，可以採用罐頭鮭魚。因為冷熱都一樣美味，所以這是一個可以預作許多，然後慢慢食用的。而烹飪處理好的花椰菜，在許多美國超市的生鮮櫃檯上都找得到，比起米飯來，是一個更健康且美味的選擇。

食材（4 人份）：

芥末優格醬
- 脫脂希臘優格 1/2 杯
- 第戎芥末醬 1 湯匙
- 切碎的新鮮蒔蘿 2 又 1/2 茶匙
- 糖 1/4 茶匙
- 蘋果醋 1/4 茶匙
- 猶太粗鹽
- 新鮮現磨的胡椒

花椰菜
- 花椰菜 1 袋 480g 裝

作法：

調製醬料：將優格、芥末醬、蒔蘿、糖，以及醋放到一個小碗中，攪拌均勻。用鹽和胡椒調味。

花椰菜的處理：將烤箱預熱至 204℃。將花椰菜放到一個有邊的大烤盤上。淋上油，加鹽攪拌均勻。攤勻了置入烤箱，約 12 分鐘，蔬菜烤軟後，再靜置 6 分鐘，攪拌。加蓋保溫。

鮭魚蛋糕：
1 把麵包的邊緣切除，再切成一吋見方的小塊。放到食物處理器中，直到變成細屑。

- 特級初榨橄欖油 2 湯匙
- 猶太鹽 1/2 茶匙

鮭魚蛋糕
- 麵包 2 片，壓成屑，可以選用普通的麵包，也可以用無麩麵包
- 罐裝鮭魚 1 罐約 465g 的，連帶湯汁
- 雞蛋 2 個，打散
- 克菲爾或低脂酪奶 1/2 杯（參見第 182 頁的小提醒）
- 切碎的新鮮蒔蘿 1 湯匙
- 精細磨碎的檸檬皮 2 茶匙
- 小蘇打粉 1/4 茶匙
- 猶太鹽 1/4 茶匙
- 新鮮現磨胡椒粉
- 特級初榨橄欖油，也可以用選菜籽油

2 把鮭魚罐頭以及湯汁倒入一個中號碗中，挑出骨頭。加入蛋，用叉子壓碎魚肉，直到和蛋汁形成均勻的混合物。

3 加入 1/2 杯麵包屑、克菲爾、蒔蘿、檸檬屑、小蘇打、鹽，以及少量胡椒粉。混合均勻。

4 選一個厚重的大鍋（最好是不沾鍋），中火熱油。分批把鮭魚蛋汁混合物倒入鍋中，每回 1/3 杯。煎炸約 3 分鐘，直到變成淺褐色。翻面，再 3 分鐘，另一面也變成淺褐色。取出放到一個盤子裡，覆蓋鋁箔紙，直到全部煎完。

5 把花椰菜分到 4 個盤子裡，每個盤子上方放兩個鮭魚蛋糕。再淋上醬汁。

小提醒：如果不喜歡克菲爾的味道，可以用 1/2 湯匙的新鮮檸檬，或者醋和低脂牛奶（也可以酸奶）代替。攪拌後，靜置 5 分鐘，等它變黏稠。如果想採低腹鳴飲食，可用大米飯代替花椰菜放在盤底。且使用不含乳糖的奶類替代品替（比方說優格、水克菲爾）代替牛奶。

白腰豆和洋薊玉米餅

　　這道菜很有地中海風味，富含纖維的洋薊心和白豆打成了奶油狀，對疲軟的胃特別友善。它本身可以是一道午餐，對高腹鳴食物不過敏的人來說，可以用來當作沾醬，其他蒸熟的蔬菜可以沾醬食用。對速食者來說，可以把醬料塗在烤玉米餅上，再加上其他個人喜歡的菜色。我喜歡加炒菠菜、還有羊奶酪，或者是烤紅燈籠椒和羊奶酪。

食材（4人份）：

- 特級初榨橄欖油2湯匙
- 洋蔥1粒，切碎
- 新鮮迷迭香2茶匙
- 罐裝白腰豆480g，瀝乾
- 罐裝洋薊心434g（選用新鮮，沒有醃製），瀝乾水分，切小塊
- 新鮮檸檬汁2湯匙
- 磨碎的檸檬皮2茶匙
- 猶太粗鹽
- 新鮮現磨胡椒粉
- 玉米餅8片

作法：

1 配菜可以是炒菠菜，羊奶酪，幾條罐裝烤紅燈籠椒，罐裝鮪魚，切片的蘿蔔，去皮去籽切成薄片的黃瓜。

2 選用厚重小鍋，低溫熱油。加入洋蔥和迷迭香。炒約10分鐘，至香味溢出，洋蔥熟軟。

3 將瀝乾水分的豆子和切碎的洋薊放入食品加工器中，加入炒軟的洋蔥、檸檬汁和檸檬屑。打到非常滑順。用鹽和少量胡椒調味。

4 在明火上直接加熱玉米餅，或者放在煎鍋中以中火加熱，直到兩面出現少量焦褐色的斑點。將熱好的玉米餅移到檯子上，在上方塗抹3到4湯匙打好的豆泥。添加配菜。將每個玉米餅切成4份。即可食用。

火雞、甜椒和地瓜餅

如果吃膩了漢堡和肉丸，這道火雞餅是個不錯的選擇，脂肪低，風味獨特，而且營養均衡，有較瘦的蛋白質，健康的碳水化合物，紅椒中還有許多維他命。

食材（4 人份）：

- 橄欖油噴霧
- 地瓜去皮 562g，切成長 1/2、寬 3/4 英吋的小塊
- 特級初榨橄欖油 1 又 1/2 湯匙
- 煙燻紅辣椒粉 1 又 1/2 茶匙
- 猶太粗鹽
- 紅燈籠椒 1 個（去籽，切成手指寬小丁）
- 洋蔥 1/4 顆，切碎
- 火雞肉糜 1 磅（85% 瘦肉）
- 新鮮迷迭香 1 茶匙
- 新鮮現磨胡椒粉
- 碎小茴香 3/4 茶匙
- 沒有甜味的白葡萄酒 1/2 杯
- 雞高湯 2 杯
- 第戎芥末 1 茶匙

作法：

1 烤箱預熱至 220℃。選一個帶邊的小烤盤，噴橄欖油。把地瓜放到一個中型的碗中，加入 1/2 湯匙的橄欖油，均勻裹上一層油，加入 3/4 茶匙煙燻紅辣椒粉和少量鹽，搖勻。

2 把地瓜放到預備好的烤盤裡，均勻的排一層，放入烤箱約 20 分鐘，直到中間都烤軟了。

3 同時，在一個大號的不沾鍋中加入剩下的橄欖油，加熱。加入燈籠椒和洋蔥，炒 2 分鐘。蓋上蓋子，偶爾翻炒一下，大約 10 分鐘，直到食材煮軟。

4 將火轉大，並將火雞和迷迭香加到不沾鍋中。撒上鹽和少量胡椒，煮至火雞肉變色，約 4 分鐘。將火雞肉切開，加入剩下的煙燻紅辣椒粉和小茴香，翻炒 30 秒，直到香味溢出。加入白葡萄酒，煮 2 分鐘，至沸騰。加入 1/2 杯雞汁高湯，小火煮到滾，偶爾翻炒，約 8 分鐘。

5 放入地瓜，以及剩下的 1/2 杯高湯和芥末，小火攪拌，直到湯汁變得濃稠。嘗嘗看，調整鹹度，即可食用。

墨西哥捲餅包烤魚及小胡瓜，配芒果酪梨莎莎醬

當我的患者擔心質地柔軟的飲食會單調無趣的時候，我就會介紹這款美味的烤魚玉米餅料理，對胃清空緩慢的患者來說，柔軟的玉米餅加上容易消化的魚都是不錯的選擇。檸檬點綴的莎莎醬更讓口感清爽，酪梨又營養豐富，且沒有會引發胃酸逆流的洋蔥和碳水化合物。

食材（4 人份）：

莎莎醬

- 大芒果（約 400g）1粒（去皮，切小塊，約 1 公分半）
- 切碎的新鮮香菜 1/4杯
- 蔥花 2 ～ 3 湯匙（只取綠色的蔥葉，調味用）
- 磨細的檸檬皮 1 茶匙
- 新鮮的檸檬汁 1 茶匙
- 中等大小的酪梨 1粒（去皮，去核，切成小塊）
- 猶太粗鹽
- 新鮮研磨的胡椒

作法：

莎莎醬：
把切丁的芒果、西菜、蔥花、檸檬丁和檸檬汁在一個中號碗中混合。加入酪梨壓碎、攪拌。用鹽和現磨胡椒調味。

墨西哥捲餅：

1 把烤肉箱開到中火。把魚肉和小胡瓜放到小烤盤上。給魚肉和小胡瓜的兩面都刷上橄欖油，撒上鹽和胡椒。把小胡椒和辣椒粉在一個小碗裡混合。在魚肉和小胡瓜的兩側都沾上。讓小胡瓜沾上香料，魚肉的一側撒上檸檬屑。

2 在爐子或者烤肉箱內，烤玉米餅。

3 悶烤魚肉和小胡瓜，直到烤透，大約每側 4 ～5 分鐘。放置到盤中。

4 把小胡瓜切成 3/4 英吋長短的小塊。把烤魚切成較大的塊狀。把魚肉、小胡瓜以及莎莎醬放到玉米餅上，還可以隨個人喜歡，加入嫩葉沙拉。即可食用。

墨西哥捲餅
- 鬼頭刀或者鮪魚 340g
- 中等大小的小胡瓜 2 個（順著長度的方向，切成 4 塊）
- 橄欖油
- 猶太粗鹽
- 新鮮研磨的胡椒粉
- 磨細的小茴香 1 茶匙
- 煙燻紅辣椒或者紅辣椒粉 1 茶匙
- 磨細的檸檬屑少量
- 墨西哥玉米餅 8 個
- 嫩葉沙拉 3/4 杯（如果腸胃可以耐受，即可食用）

小提醒： 如果你沒有 BBQ 的設備，可以在普通烤箱料理魚肉和小胡瓜。

希臘風橄欖油燜雞腿及燈籠椒

　　這道地中海式料理用檸檬和橄欖油調味，沒有大蒜會引發胃食道逆流的問題。我推薦雞腿，因為比起雞胸肉來，肉質更加美味多汁。

食材（4 人份）：

- 特級初榨橄欖油 1 又 1/2 湯匙
- 雞腿 680g（去皮去骨雞，修去油脂的部分）
- 猶太粗鹽
- 新鮮現磨胡椒
- 紅洋蔥 1/4 顆，切碎
- 去籽卡拉馬塔橄欖 1/3 杯
- 檸檬皮 4 圈
- 乾燥馬鬱蘭或奧勒岡 1 又 1/2 茶匙
- 不含糖的白葡萄酒 1/2 杯
- 雞汁高湯 1/2 杯
- 細條的烤紅椒 1 杯，也可以用罐裝的紅椒，瀝乾水分
- 新鮮檸檬汁 1 茶匙
- 新鮮現煮的白米飯，可以是印度米也可以是泰國香米，也可用柔軟的皮塔麵包
- 蔥花黃瓜優格醬（可選用）

作法：

1 選用一支大的不沾鍋，中火熱油。往雞腿上撒鹽和胡椒，放入到熱油中。兩邊分別煎 4 分鐘，直到表皮變色。把雞腿放到盤子裡。

2 把火轉成中小火，放入切細的紅蔥，炒約 6 分鐘，至透明。

3 再把雞腿和其他調味料一起加入到鍋中。加入橄欖、檸檬條，以及馬鬱蘭或奧勒岡。翻炒 2 分鐘，直到香味出來。

4 加入白葡萄酒，煮 2 分鐘，待酒精揮發掉。加入高湯和紅辣椒條，直到煮沸。

5 蓋上鍋蓋，小火燉煮，直到雞肉變軟，偶爾翻動，溫度計插入肉質最厚的地方，到達 74℃ 時，煮 30 分鐘。

6 打開鍋蓋，加入檸檬汁和 1/2 茶匙的馬鬱蘭或奧勒岡，沸煮 1～2 分鐘，等湯汁略收。再用鹽和胡椒調味。

7 把雞肉、湯汁、橄欖和紅燈籠椒裝盛到盤子裡。視個人喜好，可以搭配米飯和皮塔麵包，以及蔥花黃瓜優格醬。

蔥花黃瓜優格醬

這道傳統的希臘優格沾醬通常使用了大量的蒜頭。我做了改良，用溫和的蔥代替蒜頭，有胃酸逆流問題以及採低腹鳴飲食的朋友都可嘗試。

食材（1.5 杯的份量）：

- 溫室小黃瓜 1/2 顆（去皮去籽，或刨成屑，或者切得很細）
- 脫脂希臘優格 1 杯（有乳糖不耐症的患者，可使用不含乳糖的優格）
- 特級初榨橄欖油 2 湯匙
- 切細的蔥花（只用綠色部分）2 湯匙
- 猶太粗鹽
- 新鮮現磨的胡椒

作法：

1 把切細的黃瓜放入濾盆中，擠去部分水分，移至小碗。

2 拌入優格、橄欖油以及蔥花。用鹽和少量胡椒調味。可以提前一天準備，裝盒冷藏。

小提醒：這款希臘優格醬也可以用來配烤肉、雞肉或者蒸熟的花椰菜。小黃瓜可以用食物處理器來處理。

北非蔬菜小米餐

　　塔吉鍋，又稱為摩洛哥的煲仔飯，是一道非常地道的北非餐點，加入北非小米，非常對味。原本配料中大量使用蕃茄，胃食道逆流的患者不宜食用，因此我們改用了其他異國香料，讓菜色溫和不刺激。好吃卻沒有腸胃負擔。可以一次做較大份量，當作主餐，剩餘的可以當小菜。

食材（4 人份）：

- 特級初榨橄欖油 2 湯匙
- 洋蔥 1/4 顆，切碎
- 紅辣椒粉 2 茶匙
- 磨細的孜然 1 茶匙
- 磨細的肉桂粉 1/2 茶匙
- 磨細的薑 1/2 茶匙
- 有機鷹嘴豆 1 罐（約 440g）有湯汁
- 蔬菜高湯 3 杯
- 山藥 450g（去皮，切成 2.5cm 小丁）
- 葡萄乾 1/4 杯，切碎
- 胡蘿蔔 450g（切成 1.3cm 大小的圓球形）
- 小胡瓜 450g（縱向對半剖開，橫切成 1.3cm 厚的小塊）

作法：

1 選一支大號重鍋，中火熱油。加入洋蔥，炒 5 分鐘，直到洋蔥熟軟。

2 加入紅辣椒粉、小茴香、肉桂和薑，拌炒約 30 秒，直到香味飄出。

3 加入罐裝鷹嘴豆泥以及湯汁。小火燉 5 分鐘。用湯匙把鍋中的菜和豆泥拌勻。

4 加入蔬菜高湯、山藥和葡萄乾。把火轉大，直到煮沸。再轉小火，蓋上鍋蓋，燜煮 5 分鐘。

5 加入胡蘿蔔和小胡瓜，蓋上鍋蓋，再燜煮 5 分鐘。

6 加入四季豆。蓋上蓋子，偶爾翻炒，燜煮至軟熟，約 20 分鐘。用鹽和胡椒調味。

7 將煮熟的北非小米或者藜麥裝到 4 個盤子裡，將煮熟的菜以及湯汁舀上去。撒上香菜，即可食用。

- 四季豆 250g（去粗莖，切成約 5cm 長）
- 猶太粗鹽
- 新鮮現磨胡椒粉
- 煮熟的北非小米或者藜麥
- 新鮮香菜切細

小提醒：選用有機罐裝的鷹嘴豆泥，鹽份要比傳統的豆泥低許多，口感也要滑順許多。

煎豆腐、香菇

　　煎烤豆腐配香菇是一道容易準備的菜，週間的晚上也可充當晚餐。豆腐質地軟，對採溫和飲食的人來說，是一道理想的蛋白質來源。但是我的許多患者坦白承認，他們很少食用豆腐的原因是因為不知該如何料理。下面，我就來介紹這道菜。

食材（4 人份）：

- 盒裝硬豆腐 1 盒
- 醬油或者溜醬油 1/4 杯（譯註：作者一直提到這款日式醬油，是因為這個品牌在美國的超市很常見，對台灣讀者來說，

作法：

1 瀝乾豆腐，切成 8 塊。均勻放在兩層紙巾上，上方再用兩層紙巾蓋住。讓紙巾吸收水分，同時可以準備醃料。

2 選一個適當大小的玻璃烤盤，將醬油、糖、魚露、烤芝麻油、檸檬汁和薑泥混合，持續攪拌，直至糖溶解。

並不需要特別去買溜醬油。）

- 糖 3 湯匙
- 魚露或者醬油 3 湯匙
- 烤芝麻醬油 2 湯匙
- 新鮮檸檬汁 2 湯匙
- 磨碎生薑 2 湯匙
- 芥花油 1 又 1/2 湯匙
- 新鮮香菇數朵，去除蒂，切成薄片
- 新鮮煮熟米飯，可用印度香米或泰國香米，也可用藜麥
- 蔥花適量（僅用綠色部分）
- 新鮮九層塔，切細

3 將豆腐加入 **2** 中，單層排列，再翻面，兩面都沾上醬汁。醃約 1 小時，偶爾翻動一下。也可以提前 1 天準備。加上蓋子，冷藏保存。

4 把烤箱預熱至 204℃。 在有邊烤盤上鋪一層烘焙油紙。從醃料中取出豆腐，單層排放到烘焙油紙上，醃料留作他用。烤 20 分鐘。給豆腐翻身，再烤約 15 分鐘，直到豆腐的邊烤成褐色。

5 同時，取中號不沾鍋，用中火熱油。加入香菇，炒約 6 分鐘，至熟軟。再加入 2 湯匙的水，繼續煮 30 秒，待水分略收，把鍋從爐火移開，加入 2 湯匙醃料，攪拌均勻。

6 把米飯分裝到 4 個盤子裡。在上方排放兩片豆腐，倒一些醃料，並把香菇、蔥花和九層塔排入。

小提醒：我個人喜歡早上做好醃料，或者前一晚就做好，把豆腐放進去，吸收醬汁。這樣的話，可以更快上菜。

奶油南瓜奶蛋麵包

在秋天的諸多節慶日，我的家庭特別期待這道餐點，而且剩下的加上蛋和起司，可以做次日的午餐或早午餐。而且如果使用不含奶的替代品以及不含麥麩的麵粉，也可以適合於無奶飲食和無麩飲食的朋友。可以趁熱

吃，也可以冷藏之後，隔天切塊，用微波爐和烤箱加熱後食用。不加熱，從冰箱中取出直接當作點心食用，亦無不可。如果使用不含乳糖的牛奶，採用低腹鳴飲食的人，也可以少量食用。

食材（6～8 人份）：

- 食用油噴霧，可用橄欖油或植物油
- 奶油南瓜冷凍切塊，約 560 公克
- 雞蛋 3 顆
- 適合各種用途的麵粉，也可以用無麩麵粉 1/2 杯
- 褐糖 1/4 杯（可用袋裝的）
- 特級初榨橄欖油，也可用芥花油 1/4 杯
- 猶太粗鹽 1/2 茶匙
- 無脂或者低脂牛奶 1又 1/2 杯
- 研磨肉桂粉 1 茶匙
- 砂糖 1 湯匙

作法：

1 將烤箱預熱至 176℃。在有邊框的 9 寸蛋糕的烤盤上噴上橄欖油和芥菜油噴霧。

2 在中號平底深鍋中倒入 1/2 杯的水，煮沸。加入南瓜，蓋上蓋子，煮約 7 分鐘，直到南瓜軟熟，瀝乾水份。把南瓜倒入一個小碗中，用叉子壓碎。

3 把雞蛋打入一個大碗中，攪拌。加入麵粉，快速攪拌，直到麵粉和蛋混合均勻。加入褐糖、油、鹽，繼續拌勻。加入牛奶，拌勻。加入南瓜，直到混合均勻。

4 將麵糊倒入準備好的烤盤中。烘烤 30 分鐘。

5 在一個小碗中，將肉桂和砂糖混合。將烤盤取出，將肉桂粉和糖的混合物撒在上方，再重新放回烤箱中。烘烤約 15～20 分鐘，直到麵包開始冒熱氣，外表凝固，用叉子和勺子插入中間，也沒有液體流出。

6 把完成的麵包從烤箱中移出，冷卻 20 分鐘後，即可食用。

小提示：冷藏後可放到微波爐中重新加熱半分鐘，也可以數片一起放在烤盤中，用錫箔紙覆蓋，在 176℃烤箱中加熱 10 分鐘左右，即可食用。

酒吧菜色：薄荷碗豆泥

碗豆泥是一道英式酒吧的招牌菜，雖然它的名字看不出其奶油多汁的滋味。我把原本菜單上的乾碗豆換成翠綠的冷凍碗豆。雖然用整顆豆子去做，正在採用溫和飲食的讀者，可能會覺得消化道負擔較重，但是如果燉爛了，其實是相對容易消化的，可以做一個小菜。如果薄荷會造成您腸胃的逆流，可以不用，即便只是奶油和鹽調味，也很不錯吃。

食材（4～6 人份）：

- 冷凍碗豆 1 袋，約 430g
- 水 1/2 杯
- 奶油 1 又 1/2 湯匙
- 切碎的新鮮薄荷 1 又 1/2 茶匙
- 猶太鹽 1/4 茶匙
- 高湯或水 1 湯匙（視個人喜好）

作法：

1 把碗豆、水和奶油放入一個小號燉鍋裡。煮沸。轉小火，慢慢燉約 20 分鐘，偶爾攪拌，直到豆子完全煮軟。

2 將豆子和湯汁倒入食物處理機當中。加入剩下 1/2 湯匙的奶油，開動處理機，直到豆以及外頭的皮都完全打碎。加入薄荷和鹽。用高湯或水讓混合物不要太稠。

烤花椰菜排

　　取花椰菜中央的部分，配上麵包屑，加松子、檸檬屑和新鮮香料調味，是一道不錯的小菜，搭配雞鴨或者魚料理一起食用，更增美味。為了美觀，可以加點蛋黃醬讓麵包屑固定，但是如果不喜歡，沒有蛋黃醬也沒問題。

食材（4 人份）：

- 大花椰菜 1 朵（約 900g）
- 橄欖油噴霧
- 猶太粗鹽 1/4 茶匙，視個人口味，可調整多少
- 新鮮現磨胡椒
- 麵包 1 片，撕成小塊，可選普通麵包，也可選無麩的
- 松子 2 湯匙
- 帕瑪森起司 1/4 個
- 新鮮百里香草 1 茶匙
- 磨得極細的檸檬皮 1 茶匙
- 特級初榨橄欖油 2 茶匙
- 蛋黃醬 1 茶匙（也可選擇低熱量的沙拉醬）

作法：

1 把烤架放到烤箱下 1/3 的高度，預熱烤箱到 232℃。選用有邊烤盤，墊上料理紙。

2 去除花椰菜的葉子，沿著中央的菜梗把菜對切，但不要除去梗。把對切後的菜平放在切菜板上，切成 10 公分寬的厚片。

3 排入預先準備好的烤盤裡。兩邊都噴上食用油，並用少量的鹽和胡椒調味。

4 烘烤花椰菜，約 20 分鐘，直到變軟。

5 同時，將麵包片撕成小碎片。放到食物處理器當中，打成屑。把 1/2 杯的麵包屑放到一個小碗裡。

6 把松子放入食物處理器，切成小粒。加入到麵包屑中。加入起司、百里香、檸檬屑、以及少量的鹽，均勻。再倒入 2 茶匙的橄欖油，拌勻。

7 如果喜歡蛋黃醬，可以把 1/4 茶匙的蛋黃醬到花椰菜上，每一片上都沾上一點。

8 把麵包屑放到各片麵包之間，輕輕壓著，幫助黏在一起。繼續烘烤約 10 分鐘，到麵包變成焦黃色。移入盤中，即可食用。

> **小提醒：**這道菜譜只用了花椰菜中央的部分。我通常會把其他的花菜切成一口大小，噴上橄欖油，灑上鹽、胡椒，還可以加一點咖哩粉，另外用一個盤子放在旁邊一起烤。是一道不錯的小點。

巧克力香蕉慕斯

　　這道點心帶著黑巧克力的濃郁香氣，也適合於溫和飲食者食用。希臘優格和香蕉讓點心帶著慕斯的奶油質感，卻沒有脂肪，高品質巧克力更是在味道上的一大加持。

食材（6 人份）：

- 脱脂牛奶 3/4 杯（或無乳替代品，如杏仁奶）
- 黑巧克力約 30g，切碎
- 糖 1 又 1/2 湯匙（或依個人口味調整）
- 香草精 1 茶匙
- 鹽少許
- 熟香蕉 2 根（去皮，切塊）
- 無脂肪希臘優格 1 杯

作法：

1　選用一支小號平底鍋，冷水沖洗後擦乾。加入牛奶，加熱到邊緣有小泡泡泛起。把鍋從爐頭移開，立即加入巧克力、1 匙半的糖、以及少量鹽。攪拌，直到巧克力融化，冷卻到微熱。

2　把香蕉放到食物調理中。放入巧克力醬，攪拌。把優格放到一個中號碗中，慢慢攪拌巧克力和香蕉。

3　嚐嚐看，如果甜度不夠，可以加入少量糖。可以包裝好放冰箱，也可以即時食用。如果在冰箱，最好 5 天內食用完畢。

小提醒：如果喜歡較重奶味，可以在製作時使用 2 杯希臘酸奶，這樣的話，可供 8～10 人使用。

摩洛哥香辣胡蘿蔔

溫和飲食不代表無味飲食。精心設計的調味可以提供豐富的味覺滿足，又不會造成胃食道逆流，本菜就是其中一例。這道菜本身可以是一道開胃小菜，但是加上一點藜麥和優格，也可以變成一道素食午餐料理。

食材（4～6 人份）：

- 胡蘿蔔約 450g，削皮，切成手指寬的片狀
- 特級初榨橄欖油 1 又 1/2 湯匙
- 孜然粉 1 茶匙
- 芫荽子 1/2 茶匙
- 辣椒粉 1/2 茶匙
- 肉桂粉 1/4 茶匙
- 薑末 1/4 茶匙
- 新鮮檸檬 2 茶匙
- 糖 1/2 茶匙
- 猶太鹽少量
- 新鮮現磨的胡椒粉
- 新鮮的香菜、歐芹或者新鮮薄荷 1 湯匙

作法：

1 將胡蘿蔔放入沸水中，約 8 分鐘，煮到軟，瀝乾水分。

2 選用大號不沾鍋，中火熱油。加入孜然、芫荽子、辣椒粉、肉桂粉和生薑粉，炒到香味飄出來，約 30 秒。

3 加入胡蘿蔔，拌勻香料，煮透。加入檸檬汁和糖。用鹽和胡椒調味。用新鮮的香料植物裝飾，即可食用。

蜂蜜薑梨

　　這道特別的甜點一大好處是，對腸胃非常溫和無刺激。蜂蜜薑梨的特色是，法國經典燉菜的溫和，低酸度的梨加上新鮮的薑汁非常順口，還有蜂蜜滋潤。檸檬條可以增加柑橘味，又不會其他酸性食物引發的問題。

食材（4～6人份）：

- 水 2 杯
- 蜂蜜 1/2 杯
- 薑片 6 片
- 檸檬皮 3 條（可用削皮刀從檸檬表面刨出）
- 中等大小的梨子 4 顆（熟了但還沒有變軟，測試方法是輕輕按壓梨的尾臍，這個部位受壓之後會略微變形；去皮，切成四塊，挖除中央的核）
- 可以搭配希臘脫脂優格或者不含乳糖的優格

作法：

1 選用一個中號的平底鍋，把水、蜂蜜、薑和檸檬倒入其中。煮沸後，蓋上蓋子，轉成小火。慢煮 10 分鐘。

2 加入梨子，轉大火，鍋中物沸騰即可。再轉小火，不要加蓋，煮 4～6 分鐘，用細而長的刀剛好可以插入梨肉即可。用一個漏勺把梨舀入碗中。

3 將鍋中含有生薑和檸檬的剩餘湯汁煮沸，約 10 分鐘，湯汁收到 1 杯左右就好。把濃縮的湯汁倒在梨子上。等到略為冷卻，再加蓋放入冰箱中，再等至少 2 小時。（也可以提前 2 天準備，保存在冰箱中，味道更好）

4 丟棄生薑和檸檬條。將梨和糖漿倒入碗中。每個上方可搭配適量希臘優格食用。

酥皮蘋果桃子

有時候我們會渴望吃點甜的食物，但是家中太多高脂肪的甜點，即便再有自制力的也難免受到誘惑。對此，我的應對方法是準備一些低脂肪的甜點，可以滿足我們對甜食的渴望，又不會吃進太多脂肪。這道酥皮桃果就是不錯的選擇。搭配適量的希臘優格，是一道不錯的早餐。

食材（2 人份）：

- 植物油噴霧
- 冷凍桃子切片 1 又 1/2 杯，解凍（解凍之後約 1 杯）
- 蘋果 1 粒（去皮，切成 4 塊，去核。切成薄片）
- 快熟燕麥 1/4 杯（非即溶麥片）
- 普通麵粉或無麩麵粉 2 湯匙
- 褐糖 2 湯匙
- 肉桂粉 1/2 茶匙
- 小荳蔻和生薑 1/4 茶匙（也可以不用）
- 鹽適量
- 室溫下的無鹽奶油 2 湯匙

作法：

1 預熱烤箱至 176℃。選用兩個做蛋奶酥或者小蛋糕的烤盤，用植物油噴霧噴灑。

2 將桃子和蘋果在一個中號碗中混合。把混合好的水果分放到兩個烤盤上，均勻攤平。

3 把燕麥、麵粉、糖、肉桂、小荳蔻，還有鹽放到一個小碗，混合均勻。加入奶油，用手指將奶油和以上調料混合捏碎。把混合物均分到兩個盤子上方，壓平。

4 放到烤箱中，大約 35~40 分鐘，直到水果變軟，表面酥脆。略加冷卻即可食用。

小提醒：某些品牌的即溶燕麥中的添加劑會讓成品原本應該酥脆的表面，黏呼呼的。因此我推薦使用快煮燕麥，也可以用食物處理器把大燕麥片切細，但是不要磨成粉。（開關鍵大約按 10 次）。

熱帶水果雪酪及天使蛋糕

這種低脂蛋糕不需要烘焙，只要材料齊全就可以了。採用了低脂的天使蛋糕，加上天然低脂的雪酪，風味獨特，也不會給腸胃造成負擔。而且還可以照自己喜歡的變化口味，比方說可用水蜜桃和蔓越梅做出經典的蜜桃口味。可以把雪酪保鮮罐放在冷藏中，讓冰品略微軟化，直到可以在蛋糕上漫開，但是不能等到完全融化。就我的經驗來說，芒果雪酪放 30 分鐘剛好，椰子雪酪則要 1 個小時。

食材（12 人份）：

- 長條型天使蛋糕約 300g
- 芒果雪酪 1 又 3/4 杯

- 軟化的椰子雪酪 1 又 3/4 杯
- 軟化的無籽莓果醬 2~3 湯匙

作法：

1 在一個 22x11 公分的麵包模子裡，墊上保鮮膜。用鋸齒形的刀把天使蛋糕橫切一半。下方的一半放到預備好的麵包模裡。

2 用金屬湯匙把 1 又 3/4 杯的芒果雪酪舀到蛋糕上，鋪均勻了。把保鮮膜四周都拉起來，輕壓頂部，讓雪酪定型。放冰箱，冷凍 1 小時。

3 用一個金屬湯匙把 1 又 3/4 杯的椰子雪酪平鋪在芒果雪酪梨上方，再把蛋糕的上半放回。輕壓固定。再把保鮮膜從四周拉起來，輕壓側面和兩端，包好後，放入冰箱，冷凍 6 小時。

4 從冷凍蛋糕上取下保鮮膜，把蛋糕移到一個盤子裡，或者切菜板上。修邊成形。切片食用。

小提醒：成品可以在冰箱中保存一個禮拜。

低脂南瓜枕頭餅乾

這種軟餅乾類似蛋糕，但是脂肪含量低，含糖度也低，而且味道非常好。其後的祕密就是用罐裝南瓜代替部分的奶油。餅乾本身就已經夠好吃的，但是如果配上巧克力碎片的話，味道就更好了。對低腹鳴飲食的人來說，可以用無麩麵粉代替正常麵粉，用等量的香蕉泥代替蘋果醬。

食材（約 50 片）：

- 適合各種用途的麵粉 2 又 1/4 杯（也可用無麩麵粉）
- 肉桂粉 1 又 1/2 茶匙
- 泡打粉 1 茶匙
- 小蘇打 1/2 茶匙
- 鹽 1/2 茶匙
- 薑末 1/2 茶匙
- 荳蔻粉 1/2 茶匙
- 室溫下的無鹽奶油 1/2 杯（1 條）
- 褐糖塊 1/2 杯
- 砂糖 3/4 杯
- 南瓜 1 罐（約 466 克）
- 雞蛋 2 個
- 香草粉 1 茶匙
- 不加糖的蘋果醬 1/2 杯
- 半糖巧克力脆片 1 又 1/2 杯（可選用）

作法：

1 烤箱預熱到 190℃。在烤盤中放入烘焙紙及防油紙，或者噴上防止沾黏的噴霧。

2 將麵粉、肉桂粉、泡打粉、小蘇打粉、鹽和荳蔻，攪拌均勻。

3 取一個大碗，將兩種糖和奶油放入其中混合。使用攪拌器混合，也可使用打蛋器打勻。

4 再加入南瓜、雞蛋、香草，攪打均勻。加入蘋果醬。如果要用巧克力碎片的話，用低速打成碎片。

5 用圓湯勺把麵糊放到準備好的平底鍋上，每個間隔 3、4 公分。直到邊緣變硬、底部變成褐色，約 18 分鐘，中間要轉動平底鍋。

6 最後讓餅乾留在平底鍋中冷卻 5 分鐘。移到容器中，繼續冷卻。

小提醒：通風良好的地方，室溫下可存放 4 天。

13

低腹鳴飲食

所謂的低腹鳴飲食 (low-FODMAP) 就是在飲食中減少無法消化的碳水化合物含量，使得對腸子的刺激降到最低。如果有讀者的脹氣是源自腸子的，那麼這樣的飲食對脹氣徵狀的緩解是很有助益的。

FODMAP 一詞的第一個字母 F 是 fermentable 的縮寫，原詞是發酵的意思。也就是說，這些食物進入腸道是可能會發酵產生氣體的。而低 FODMAP 食物是一組特別經過篩選的食物，即便他們可能含有高纖維，也不會引發腸胃脹氣。這組由澳大利亞蒙納許大學的醫師及營養師團隊研發出來的食物，對許多脹氣以及腸躁症（比方說克隆氏症引起的）的患者，帶來了革命性的改觀。我常常回想到早年營養師的生涯，那時還沒有聽說過這組食物，在面對病人時的無力感。愈發覺得，有了這組食物真好。我可以幫助我的患者許多。

腹鳴家族

腹鳴 (FODMAP) 是一個縮寫詞，其名下囊括了所有會引起消化道脹氣的食物。我們前頭已經解釋過 F 的意思了，我們會在這一章節裡陸續介紹

其他字母的含義。我先說 A 好了，它是 and 的縮寫。

除去小腸細菌過度滋生 (SIBO) 的患者，否則不太可能全部 FODMAP 家族的食物都會引發腹部腫脹、消化道脹氣，或是其他不舒服。比方說，我有好些病人，聚果糖讓他們感覺糟透了，但是最容易引起脹氣的豆類，吃下去卻完全沒問題。

不過，假如是在一個欄位裡，有某種食物讓你腸胃很不舒服，那麼同一類的確實很可能也是一樣。比方說，如果小麥讓你脹氣了，但是你並沒有乳糜瀉的問題，那麼其他含有聚果糖的食物可能也在不宜食用的範圍之列。這類食物包含洋蔥、大蒜（也包括洋蔥粉和大蒜粉）、洋薊、豆薯（或稱涼薯），以及所有包含菊粉（菊苣的根部）的所有營養補充劑和甘味劑。

從另一個方面來說，如果你知道自己吃某一欄位中的某樣食物是沒問題的，那麼整個食物家族應該都可以放心食用的。比方說，富含甘露醇的花椰菜沒有阻攔你，那麼其他菇類、荷蘭豆和碗豆也不會為難你的。

就像「地點、地點、地點」是房地產的第一首要因素一樣，「數量、數量、數量」也是 FODMAP 食物的首要因素。也就是說，FODMAP 食物造成的脹氣和吃了多少有很大的關係。比方說，小麥和洋蔥同樣含有聚果糖，但是洋蔥中聚果糖的含量要比小麥高許多。所以，可能吃一兩片麵包消化道是不會有問題的，但是一小口洋蔥卻可能造成很大的問題。因此我建議讀者在看下頁表格的時候，可以列出最容易引起你脹氣的食物先後順序，然後依照過去的經驗，判斷自己可不可以小嚐一口。

如果乳糖是造成腹脹的 FODMAP 食物，那麼可以服用幫助消化乳糖的補充酶，來提升身體對乳糖的耐受；如果果糖是 FODMAP 食物中的元凶，那麼有一種補充劑名叫木糖異構酶 (xylose isomerase)，可以改善果糖不耐

的問題，不過如果同時還有其他營養物質不耐的問題，這種補充劑是無法解決的；如果半乳寡醣 (GOS) 是造成消化道問題的原因，可以服用一種名叫 α- 半乳糖苷酶（也稱為 α-GAL）的補充劑。參見第 9 章和 12 章，有關於營養補充劑的詳細說明。

　　不過有個遺憾，那就是沒有一種補充酶可以改善糖醇或者聚果糖不耐的問題。

表 13.1 富含纖維食物的特徵

	縮寫字	還有前述醣類的碳水化合物家族	食物源頭
O	Oligosaccharides 寡醣	果聚糖 半乳寡糖（簡稱 GOS）	**果聚糖：** 小麥、大麥、洋蔥、大蒜、青蔥，韭菜、菊苣根纖維 / 菊粉、洋薊、耶路撒冷洋薊（也稱菊芋）、豆薯、半乳寡醣 **所有的豆類：** 扁豆、鷹嘴豆、豌豆，未發酵的大豆以及和豆漿 **十字花科蔬菜：** 高麗菜苗、綠色花椰菜、白色花椰菜、高麗菜、羽衣甘藍、甜菜
D	Disaccharides 雙醣	乳糖	**乳類製品：** 參見 P .130 高乳糖製品

M	Monosaccharides 單醣	果糖	某些種類的水果、大多數的果汁和濃縮果汁、蜂蜜、龍舌蘭花蜜、加工食品、非酒精飲料、用高果糖玉米糖漿加糖的調味品 參見 131 頁。
P	Polyols(sugar alcohols) 糖醇	在英文中以 ol 結尾的字，在中文裡就是以醇結尾的字，比方說：山梨糖醇、木糖醇、甘露糖醇、赤藻糖醇、乳糖醇等	**山梨糖醇：** 某些水果：黑莓、蘋果、梨、西瓜、杏子、桃子、油桃、李子、櫻桃、酪梨（含量很高）、無糖果醬和果凍、糖果和蜜餞、某些嚼式兒童維他命、口含是維他命 B12 補充劑 **木糖醇：** 不含糖的口香糖和糖果 **甘露醇：** 蘑菇、花椰菜、荷蘭豆和蜜豆、低碳水化合物 / 低糖能量棒一些可咀嚼的酶補充劑 **赤藻糖醇：** 低糖的減肥果汁以及飲料、低卡路里「健康冰淇淋」、Truvia 品牌的代糖

──── 2週消腹鳴飲食 ────

如果你不知道，哪種高 FODMAP 食物會導致腸道脹氣和腹脹，那麼最好的辦法就是 2 週之內，採用完全沒有 FODMAP 的食物。假如此類食物是造成腹脹和脹氣的元凶，那麼戒用 2 週是可以完全控制徵狀的。然後，開始挑戰 FODMAP 家族，一次嘗試一種，看看到底哪個碳水化合物在作怪。

在這 2 個星期內，我提醒讀者，不要覺得高 FODMAP 食物就是壞的食物，或者他們就是不健康的食物，因為其實我的許多患者，都會有這樣的想法。要知道，世界上有些最健康的食物剛好就是高 FODMAP 食物，而有些最不健康的食物（我剛好想到了洋芋片），剛好正是 FODMAP 最低的食物。食物 FODMAP 值的高低，只表示期產生氣體可能性的高低，與營養價值高低無關。我必須這樣提醒大家，是因為嚴格的低 FODMAP 飲食如果長期採用，是非常不健康的。因此作為營養師，我會建議大家不要停留在戒斷 FODMAP 的階段，戒斷之後，要進入挑戰嘗試的階段。

許多有脹氣問題的患者，在嘗試了一兩週低 FODMAP 飲食之後，原本困擾他們的問題消失了，他們感覺好極了，因此害怕突破疆界不敢嘗試其他食物，怕脹氣又回來了。雖然數年來的腹脹和脹氣已經讓他們不敢嘗試 FODMAP 家族的食物，找出引發脹氣的真正元凶。請記得：要回到嚴格禁食 FODMAP 食物的飲食，是隨時都可以做到的。我希望達成的目標是：可以食用最健康的食物，受到最小的限制，然後又可免於腹脹的困擾。

雖然低 FODMAP 飲食開始的時候，很難適應，但是這並沒有要求長期禁食整組食物。除了動物蛋白之外，可以選擇的餘地還是很多：水果、蔬菜、穀類、奶類、還有植物蛋白，都有低 FODMAP 的選項。下面我們就來看看到底哪些食物是符合條件的。

水果類

低 FODMAP 飲食實行者最適合的水果是低果糖和低糖醇的。下面是食物清單。

高 FODMAP 水果	低 FODMAP 水果
蘋果、杏子、黑莓、櫻桃、無花果、荔枝、芒果、油桃、桃子、梨、柿子、李子、石榴、莎梨、西瓜	香蕉、藍莓、哈密瓜、小柑橘、椰子、葡萄、蜜瓜、奇異果、檸檬和萊姆、橘子、木瓜、鳳梨、芭蕉、蔓越梅、大黃、草莓、蜜桔 **熱帶水果**：菠蘿蜜、火龍果、芭樂、山竹、楊桃、百香果
蘋果乾、椰棗、無花果、枸杞、芒果乾、梅乾	最多不超過 1 湯匙的葡萄乾或蔓越梅蜜餞 最多不超過 1/4 湯匙的椰子乾（絲狀和片狀都一樣）
蔓越莓綜合果汁 和所有未列在右邊欄位的水果打成的汁	100% 蔓越莓果汁加水稀釋，加糖調味也可 檸檬汁加糖（非代糖） 1/2 杯椰子汁或橙汁

蔬菜類

通常有些患者在自行採用低 FODMAP 飲食之後，來我的工作室抱怨說，因為大量的碳水化合物讓他們體重增加了。這種時候，我會第一時間提醒他們，即便是低 FODMAP 飲食，還是有很多蔬菜可以食用的，而且許多適合做沙拉的蔬菜也在低 FODMAP 的類別底下。

其實低 FODMAP 飲食中最麻煩的是要避免蔥屬植物，其中包括：洋蔥、大蒜、青蔥和韭菜。特別要提醒的是，洋蔥粉和大蒜粉比新鮮洋蔥和大蒜引發脹氣物的含量濃度要更高。為了調味，但又不引起脹氣，我們可以食用綠葉部分：比方說青蔥、珠蔥、蒜苗的葉子。也可以自己用橄欖油來炸洋蔥、青蔥或大蒜，當然也可以用買的。這樣就可以有調味，但是又不會吃到蔥蒜。但是卻不能吃這類蔥屬調味煮的湯，因為 FODMAP 可溶於水，不溶於油。

高 FODMAP 蔬菜	低 FODMAP 蔬菜
洋蔥（包括洋蔥粉）	芝麻菜
大蒜（包括大蒜粉）	竹筍
青蔥	豆芽
韭菜	甜椒、辣椒
洋薊	白菜
蘆筍	蘿蔔
酪梨（每次不要超過 1/8 顆）	羽衣甘藍
甜菜	玉米
綠色花椰菜	黃瓜
高麗菜苗	茄子
奶油南瓜	菊苣
高麗菜	生薑
花椰菜	四季豆
芹菜	青蔥、韭菜、蒜苗（僅限綠葉）
佛手瓜	各式生菜
茴香頭	根莖類蔬菜：地瓜、洋芋、白紫色大
豆薯	頭菜、蘿蔔、褐色大頭菜、歐洲防風
羽衣甘藍（這裡的羽衣甘藍和右欄的	草、洋芹
是不一樣的英文，但是中文是一樣的。	海帶（海苔）
這裡的 Kale 葉子顏色較深，葉緣更皺，	菠菜

纖維較粗，而右邊的顏色偏淡，葉面光滑）	夏南瓜（黃南瓜，西葫蘆）
蘑菇	瑞士甜菜
秋葵	新鮮蕃茄
豌豆	荸薺
荷蘭豆	冬南瓜（橡實南瓜、日本南瓜、意粉南瓜、等）
蜜豆	
日曬番茄乾	
菊芋/洋薑	
芋頭	
絲蘭	

穀類

　　與一般的認應相反的，低 FODMAP 飲食並不等同於無麩飲食。有些食物含麩質，卻是低 FODMAP 食物；同時，另外一些無麩穀物 FODMAP 的含量卻很高。因為麩質是一種蛋白質，而 FODMAP 的食物都是碳水化合物，因此麩質和 FODMAP 是兩項不同類別的指標。前頭已經說過了，因為所有的麥類都含有麩質，因此低 FODMAP 可能含有少量的麥類成分，但是未必是完全不含有麥類成分。

高 FODMAP 穀類	低 FODMAP 穀類
未發酵的小麥和麵粉製品，包括： 全麥麵包和白麵包、麵包捲、皮塔餅、玉米餅	酸種麵包（小麥、斯佩爾特麥或裸麥）
	燕麥/燕麥片/燕麥麩
小麥胚芽	藜麥
碎小麥	馬鈴薯/馬鈴薯粉
義大利麵、斜管麵以及麵條（烏龍麵、炒麵）	米/年糕/米餅/米做的燕麥片
	玉米/玉米餅/玉米片/玉米餅/玉米粥

北非小米 用小麥或麵粉做成的免煮穀類 Farina 品牌的麥片粥或者麥片 **大麥** **未發酵的全麥以及全麥麵包** **經過加工的無麩麵包、點心棒、或者** **休閒食品,其中含有:** 菊粉／菊苣纖維 大豆粉或大豆濃縮蛋白 其他各類豆粉(小扁豆、鷹嘴豆、蠶豆)	蕎麥／蕎麥粥 無麩質麵包、意大利麵、比薩餅皮、穀物和煎餅粉(其中不含左邊高FODMAP 列出的甘味劑) 地瓜粉 高粱粉

蛋白質和奶類

只有含有碳水化合物的食材才會包含 FODMAP,因此所有肉類、家禽、魚類和蛋,都不含有 FODMAP 成分。除非在烹飪過程中,加了高FODMAP 的調味料。 然而,乳製品和植物類蛋白的 FODMAP 含量則各有不同,因為除了蛋白質外,它們還含有部分碳水化合物。

高 FODMAP 的蛋白質食物	低 FODMAP 的蛋白質食物
所有豆類(黑豆、白豆、黑白斑豆、花豆等)	牛肉
毛豆(水煮毛豆)	豬肉
扁豆	羊肉
鷹嘴豆及鷹嘴豆泥	雞肉
豌豆	火雞
大豆蛋白或以豆類加工品的漢堡	魚類
豆漿	甲殼類海鮮
	蛋
	硬豆腐

	天貝
	味增
	Sunshine 漢堡（有機漢堡及田園堡）
	大麻籽奶、杏仁奶、椰子奶
牛奶	無乳糖牛奶
優格和希臘優格	無乳糖優格
酪奶	無乳糖瑞卡塔起司
鮮乾酪	硬起司／陳年起司：切達起司、寇比、
瑞可塔起司	哈伐第切片乾酪、瑞士起司、帕瑪森
新鮮的莫扎瑞拉起司	乾酪、蒙契格乳酪、康堤乳酪、菲達
由豌豆或其他豆類蛋白製成的素食優	起司
格	美式起司
開心果	椰子優格
腰果	花生及花生醬
	胡桃
	松子
	夏威夷果
	核桃
	栗子
	杏仁（每次限 10 粒）
	榛子（每次限 10 粒）
	葵花籽
	芝麻
	南瓜籽
	大麻籽
	奇亞籽
用豌豆或其他豆類製成的素食蛋白粉	大米、大麻籽或南瓜籽提取的蛋白質，
乳清蛋白濃縮物	可加低 FODMAP 甘味劑調味
	乳清蛋白分離物，可加低 FODMAP 甘
	味劑

各類調味品

各類加工食品、軟性飲料，以及各式調味品，都有可能含有高 FODMAP 的成分，容易脹氣體質的讀者，在選擇這類食物的時候，要分外小心，仔細閱讀成分標籤。下面就是要特別小心的食物類別：堅果能量棒、蛋白質棒、纖維棒、蛋白粉、蛋白飲料，以及所有標示低碳水化合物、無糖食品；低卡優格（比方說 80 卡輕優格，100 卡希臘優格）；所有標示健康字樣的冰淇淋（就是廣告上說一公升低於 300 卡）；還有無麩餅乾、無麩麵包以及無麩鬆餅，還有無糖的糖果、口香糖以及軟性飲料汽水等。

低腹鳴一天菜單

下面列出的所有食物都是低腹鳴的，讀者可以參照下方表單，結合自己原本的飲食習慣，做出最適合自己的選擇。

	素食食譜	混合食譜	舊石器食譜	無麩食譜
早餐	純燕麥片 切片杏仁、奇亞籽或南瓜籽 藍莓 用 100% 天然楓糖漿調味肉桂捲	麥片 不含乳糖的牛奶和杏仁奶 香蕉或草莓	**楓糖雞肉香腸** **冰沙**：椰奶、大麻籽蛋白、香蕉、一湯匙杏仁奶、可可粉	**希臘歐姆蛋：** 雞蛋、菠菜、番茄、菲達起司屑 鹽和胡椒 搭配無麩酥脆麵包（比方說，Le Pains des Fleurs）

午餐	陽光漢堡（一家素食漢堡的品牌） 用雜糧玉米餅或者無麩玉米餅包裹 配上生菜、番茄、芥末和Vegenaise醬 可以佐炸地瓜條	酸種麵包夾鮪魚三明治 美乃滋或芥末調味，夾生菜、番茄 配小胡蘿蔔葡萄	用大黃瓜取代米飯做皮的壽司 生魚片 鳳梨和哈密瓜	用以下成分調成的沙拉： 菠菜、羅馬生菜、球型生菜 胡蘿蔔、黃瓜、番茄、甜椒、玉米 烤南瓜 煮雞蛋、鮪魚、烤雞肉 葵花籽 1盎司陳年起司（比方說，切達起司） 油、醋、檸檬汁，鹽和胡椒調味
晚餐	硬豆腐或者天貝糙米飯 **炒菜**：白菜、甜椒、胡蘿蔔、四季豆、豆芽小炒 用薑、蔥、醬油、蒜味橄欖油、芝麻調味	煎雞胸肉 烤洋芋 煮熟的菠菜（不要用大蒜） 田園沙拉（生菜、胡蘿蔔、黃瓜、番茄），用黑醋、橄欖油、鹽和胡椒調味	小胡瓜切成條狀 火雞波隆那醬（火雞、番茄丁、芬香植物、大蒜橄欖油、紅酒） 撒上營養酵母粉（也有片狀的）	烤雞肉 藜麥 煮熟的四季豆（用奶油和鹽調味）

點心	花生 黑巧克力 玉米片 漿果、檸檬或巧克力冰沙，用糖（非代糖）調味	甜橙或奇異果 切達起司棒 葵花籽油的年糕 泰特烘焙的無麩餅乾（巧克力片，薑汁）	芭蕉脆片 南瓜籽、核桃或葵花籽 完全煮熟的蛋 椰子杏仁餅或馬林餅（用楓糖漿而不是蜂蜜製成）	爆米花 Mary's Gone有機原味餅乾 香蕉或花生奶油 不含乳糖的冰淇淋

·———— 重新挑戰腹鳴食物 ————·

如果在低腹鳴飲食的時候，腹脹狀況控制良好，那麼兩週之後，我們就可以再次挑戰腹鳴食物了。可以參照表 13.1FODMAP 的那一欄，可以一次選定一個家族，開始嘗試。第一天的時候，在早餐或中餐的時候，嘗試其中最「正常」的部分，然後看睡前或者晚上有沒有脹氣的情形。如果都沒有，就可以開始嘗試另一種。

如果第一天沒有問題，但是第二天覺得脹氣，就意味著對這個家族食物的耐受度是中等，不用避之如瘟疫，但要減量嘗試。如果在第一天就脹氣難受，那麼就可以把這個家族的碳水化合物列為非耐受食物。回到低腹鳴飲食數天，直到腸胃恢復正常，再開始嘗試挑戰另一類。

低腹鳴食譜

有許多介紹低腹鳴食物的專門食譜，我想呈現給各位讀者的是，儘量減少飲食限制，在不引起脹氣的前提下，可以吃到最豐富。

早餐以及早午餐

前菜：

希臘烘蛋

酸種麵包夾蛋及甜菜

南瓜籽椰子雜糧棒（無堅果）

藜麥粥

奶油玉米粥搭配燉菜

印度奶茶奇亞籽布丁

主餐、湯以及沙拉：

亞洲版尼斯沙拉

泰式牛肉沙拉

低腹鳴高湯

玉米餅配雞湯

玉米燴鮮貝

墨西哥牛肉飯

蝦仁泰式炒河粉

摩洛哥風味豆腐燉藜麥

鮭魚四季豆義大利麵

辣椒檸檬雞搭配香菜孜然飯

龍蒿芥末火雞堡

蔬菜配菜：

鼠尾草烤日本南瓜

香草烤蔬菜

山核桃炒四季豆

香蒜醬小胡瓜

甜點：

橙子沙拉配肉桂醬

椰子核桃布朗尼

蛋白脆餅搭萊姆蛋黃醬及漿果

花生醬、巧克力片及燕麥餅乾

希臘烘蛋

　　低腹鳴飲食不需要戒除乳製品。拿菲達起司和帕瑪森起司來說，含有極低的乳糖，耐受良好。本食譜就使用了這兩種起司，做出來的希臘烘蛋加上沙拉，可以是一餐不錯的早中餐，食量小的甚至當晚餐也都沒問題。下面我們就來享用這道由融化的菲達起司、炒熟的紅辣椒和可愛小菠菜做出來的蛋料理吧。這道菜也適用於溫和飲食的族群。

食材（4人份）：

- 雞蛋 8 粒
- 菲達起司 1 杯（約 150g），磨成細粉
- 新鮮研磨的帕瑪森起司 1/4 杯
- 切細的蔥花 1/4 杯（只用綠色部分），做裝飾
- 乾燥奧勒岡香草 1/2 杯，磨碎
- 猶太鹽 1/4 杯，加上少許現磨新鮮胡椒
- 特級初榨橄欖油 2 湯匙
- 紅燈籠椒 1 又 1/2 粒，去籽，切成手指寬
- 嫩菠菜葉 2 杯（約 150g）

作法：

1 把雞蛋和 2/3 杯菲達起司、帕瑪森起司、1/4 杯蔥花、奧勒岡，以及 1/4 茶匙的鹽和胡椒一起放入一個大碗中。攪拌均勻。

2 在一個 10 吋的不沾鍋裡中火熱油。加入燈籠椒，撒上鹽和胡椒，拌炒約 10 分鐘，直到燈籠椒變軟。加入菠菜，拌炒約 1 分鐘，直到菜葉出水。

3 將剩餘的 1 湯匙油加入鍋中，然後加入雞蛋的混合物。輕輕攪拌均勻。將火候轉小。

4 將剩餘的 1/3 杯菲達起司灑入，蓋上蓋子，悶約 8 分鐘，直到蛋汁外圍凝固，中央依然軟潤。

5 同時，預熱烤箱。

6 把烘蛋放入烤箱中，約 2 分鐘，直到中央摸起來有彈性，頂部開始變成焦黃色。用一個有彈性的橡膠刮刀，把烘蛋和外頭的容器分開，裝入一個盤子裡。撒上蔥花裝飾。切成四塊，可以趁熱吃，也可以放置室溫時享用。

酸種麵包夾雞蛋、瑞士甜菜

這道餐要比麵包夾雞蛋好。因為酸種麵包上有大量的炒青菜、雞蛋還有起司。與許多作法不同的是，低腹鳴飲食未必是無麩飲食，當然也有可能其他原因需要採用無麩飲食的，那就是另一回事了。

長時間發酵的麵包，比方說酸種麵包，是自然的低腹鳴食物，即便受到其他麵製品困擾的人群，對此類麵包的耐受也是良好的。如果想增添風味，可以在加入甜椒之前，先放入兩片蒜瓣，煎到焦黃後撈起丟棄。

食材（4 人份）：

- 酸種麵包 4 片（小麥或者斯佩爾特古小麥）
- 特級初榨橄欖油 3 湯匙，如果要在麵包刷上油的話，就再準備多一點油
- 紅辣椒丁少許
- 中等大小的甜菜 1～2 把（約 450g），去除粗硬的莖，切細
- 猶太粗鹽
- 現磨黑胡椒
- 水 1/4 杯
- 雞蛋 4 顆
- 新鮮磨碎的帕瑪森起司（選用）

作法：

1 烤麵包。刷上橄欖油，並把烤箱設定成低溫，放入其中保溫。

2 取用一個大號的不沾鍋，加入 3 勺油，中高火熱油。加入辣椒丁，炒 20 秒。

3 加入甜菜，用鹽和黑胡椒調味。翻炒 1 分鐘，讓甜菜都沾到油。加入 1/4 杯的水。蓋上鍋蓋，直到菜葉變軟，偶爾翻炒一下，共約 5 分鐘。用鹽和黑胡椒調味。

4 將火調至中低檔。用木鍋鏟把炒好的甜菜分成 4 塊，分別打上一個雞蛋，並用鹽和胡椒調味。蓋上鍋蓋，悶煮 2~4 分鐘，直到蛋白凝結。

5 把烤好的吐司放到 4 個盤子裡，把蛋和甜菜移到吐司上。可依個人喜好，選擇是否加上起司粉。立即食用。

南瓜籽椰子雜糧棒（無堅果）

這款微甜微鹹的鬆脆穀物棒，非常受到我家人的喜愛。因此每週我都要做一批。其中含有大量的高纖穀物、種籽，還有椰子，以及少量的糖（每份大約 5g，也就是半茶匙不到的量）。我沒有使用堅果，讓對堅果過敏者也可享用。我想或者各位的孩子也會喜歡在午餐盒裡放上一個，就像我自己的孩子一樣。爆小米花或者爆米花可以增加穀物棒的輕盈蓬鬆感，但是要留心找只有單一成分的穀物（美國市場上的 Arrowhead Mills 和 Nature's Path 這兩個品牌就是這樣的穀物）。如果配上自己喜歡的新鮮莓果或者牛奶口味，就更加美味了。

食材（大約 24 份的量）：

- 無麩燕麥片 3 杯
- 膨化小米 1 杯（膨化大米也可以）
- 無糖椰子片 1 杯
- 生葵花籽 1/2 杯
- 生南瓜籽 1/2 杯
- 黑糖 1/4 杯
- 肉桂粉 2 茶匙
- 芥花油 1/3 杯
- 純楓糖漿 1/4 杯（最好是黑色）
- 香草精 2 茶匙
- 猶太鹽 1/2 茶匙

作法：

1 預熱烤箱至 148℃。把燕麥、小米（和大米）、椰子片以及葵花籽、南瓜籽、黑糖以及肉桂放到一個大碗裡，混合均勻。

2 加入油、楓糖漿，以及香草精，攪拌均勻。加入鹽。

3 把這些混合物放到一個有邊框的大烤盤上，直到香氣溢出，表面成為金褐色。翻面，要留意椰子片不要烤得太焦。前後一起烤 35 分鐘。從烤箱中移出，完全冷卻。

4 放入有蓋容器中保存。可食用 1 週。

藜麥粥

藜麥粥是一道容易做的食譜，可以替代燕麥粥。可以預先煮好，之後用微波爐加熱。藜麥粥是一道溫暖的早餐，而且營養價值高，無麩，且帶著堅果和土地的香氣。我的食譜中，有添加了許多調味，讀者可以依照個人喜好，煮出自己的風味。我最喜歡在煮好的藜麥粥上加入椰子奶、黑糖、藍莓還有烤椰子片。

食材（4 人份）：

煮粥的配料：
- 白藜麥 1 杯
- 無乳糖牛奶 1 又 1/2 杯（或不含乳不含豆類的奶品，如椰子奶或杏仁奶）
- 水 1/2 杯
- 鹽少量
- 也可添加肉桂粉 1/2 茶匙

添加的調料：
- 研磨小荳蔻
- 研磨肉豆蔻
- 奶油
- 不含奶、不含豆類的奶製品，比方說椰子奶或杏仁奶
- 黑糖、白糖、楓糖漿
- 新鮮藍莓、蔓越莓，

作法：

藜麥粥：

1 把藜麥放到一個小平底鍋裡，加入少量水，淹沒藜麥，晃一晃。靜置 2 分鐘，再晃一晃。濾乾水份。把藜麥放回鍋內。

2 加入一杯無乳糖的牛奶或者植物奶類，1/2 杯水，鹽和肉桂。煮到滾。蓋上鍋蓋，把火量轉小，煮約 12 分鐘，藜麥軟熟，水分也大多被吸收。加入剩下 1/2 杯的牛奶。

3 把煮好的粥分成 4 碗，加上自己喜歡的風味調料。

小提醒：可以提前 3 天準備。煮好後放到密閉容器中保存，冷藏保存。準備食用的時候，取出 3/4 杯藜麥粥，放到可微波的容器中，加熱 1 分半。

- 或者草莓，切片香蕉
- 核桃、山核桃、杏仁、烤椰子片
- 南瓜籽、葵花籽
- 亞麻籽粉、奇亞籽、大麻籽

奶油玉米粥搭配燉菜

蔬果旺盛的夏季，最適合嘗試這道食譜了。而且準備起來非常方便，因為羅勒和帕瑪森起司玉米粥可以在微波爐中完成，而燉菜放在爐子上小火燉煮即可。

夏天的茄子堅硬飽滿無瑕疵，因此也無需用鹽先醃再擰乾，直接放到鍋中一起烹煮即可。而且剩下的燉菜，可以搭配酸種麵包，可以放在歐姆蛋中，也可以用做煎魚或者烤雞的配菜。

這份食譜也適用於正在採溫和飲食的人。

食材（4人份）：

作法：

燉菜的材料：
- 特級初榨橄欖油3湯匙
- 蒜瓣4片

1 取一個大號鑄鐵鍋中，中低火熱油。加入蒜瓣，直到香味溢出，蒜瓣變成深色，約4分鐘。撈出蒜瓣，丟棄。

- 茄子 1 個（不用去皮，切成 2~3 公分長）
- 小胡瓜 450g（去皮，切成 2~3 公分長）
- 紅色燈籠椒 2 個（去除中間的莖和籽，切成 2～3 公分大小）
- 粗製的猶太鹽
- 新鮮研磨的胡椒粉
- 聖女番茄 450g（對半切，略去汁，切小塊）
- 蔥花 1/2 杯（僅用綠葉部分）
- 番茄醬 1 湯匙（仔細閱讀成分表，選擇不含蜂蜜、不含果糖，以及高果糖的玉米糖漿）
- 新鮮羅勒切碎 1/2 杯
- 紅酒醋 2 湯匙

玉米粥：
- 水 4.5 杯
- 玉米粥 1 杯（粗粒玉米粉）
- 特級初榨橄欖油 2 湯匙
- 猶太鹽 1 茶匙

2 加入茄子、小胡瓜、燈籠椒。用鹽和少量胡椒，翻炒 5 分鐘。加入番茄。蓋上鍋蓋，中火煮約 30 分鐘，偶爾攪拌，直到蔬菜變軟。

3 打開鍋蓋，加入蔥花和番茄醬，略為翻攪，燉至湯汁濃稠。約 3 分鐘。混合羅勒和紅酒醋。用鹽和胡椒調味。

4 可以同時準備玉米粥。將水、粗玉米粒、橄欖油，以及鹽和胡椒在一個可微波的容器中混合。

5 放入微波爐，高溫加熱 5 分鐘。取出，攪拌均勻。再高溫烹煮 5 分鐘。再次攪拌。放回微波爐中，再熱 5 分鐘。取出，加入起司和羅勒。

6 將玉米粥分裝在 4 個盤子裡。另裝一碗燉菜，搭配使用。

- 少量新鮮研磨的胡椒
- 新鮮研磨的帕瑪森起司 1/2 杯
- 新鮮羅勒 1/4 杯，切碎

印度奶茶奇亞籽布丁

　　一旦嚐過，就會發現這款口感滑順且味道豐富的印式布丁魅力難以抗拒。一小罐罐裝椰子奶（不要和椰奶飲料搞混，後者是不含乳糖的替代品，在本食譜中也有用到）很受歡迎的奶油感，以及奶茶茶包（在許多量販店都買得到），提供了非常豐富的口感。

　　可以提前一晚準備，第二天拿了就走的早餐，也是不錯的下午點心。也可以再上水果、堅果或者其他種籽類零食，搭配享用更有營養。我這裡提供幾種搭配的可能：柳橙加杏仁；香蕉加核桃；蔓越梅加巧克力片。

食材（4 人份）：

- 茶包 3 個
- 手指寬的柳橙皮 1 條
- 沸水 1/2 杯

作法：

1 把茶包和柳橙皮放到兩個標準杯大小的玻璃器皿中。加入 1/2 杯的沸水，泡 5 分鐘。取出柳橙皮和茶包，擠壓茶包，把茶包裡的水份擠回杯中。

- 椰奶飲料 1 又 1/2 杯（也可用其他非乳製品、非豆奶類飲品代替）
- 罐裝椰奶 1/2 杯，攪拌均勻
- 純淨楓糖漿 3 湯匙（最好是黑色）
- 香草精 1/4 茶匙
- 奇亞籽 1/2 杯
- 準備一些水果，如柳橙、木瓜、香蕉，新鮮的蔓越莓
- 堅果仁、種籽類、黑巧克力脆片，等等

2 倒入椰奶飲料到滿。再把液體移到一個中號碗裡，加入椰子奶、糖漿和香草精。混入奇亞籽。靜置 5~8 分鐘。攪拌，把奇亞籽和開。

3 蓋上蓋子，放到冰箱，至少冷卻 4 小時，也可以隔夜保存。做好的奶茶可在冰箱中存放 3 天。

4 將布丁攪拌均勻，分裝到 4 個碗中，或者可以隨身攜帶的容器中。上方可加水果和堅果，以及種籽類零食，搭配食用。

亞洲版尼斯沙拉

拜煮熟的雞蛋、洋芋還有魚肉之賜，這款亞洲版的尼斯沙拉著實是道令人滿意的晚餐。義大利國寶級巴沙米可醋是亞洲料理中的稀客，但是卻和中華料理中的傳統黑醋有異曲同工之妙，搭配了生薑和芝麻油，美妙絕倫。我喜歡嫩煎鮪魚，就是裡頭的肉質依然保持生鮮，當然，如果讀者喜歡熟一點的，可以翻面再煎一兩分鐘。如果在煎魚之前，可以準備好配料，只消把魚煎好，就可以立即享用了。

食材（4人份）：

- 第戎芥末 1 茶匙
- 巴沙米可香醋 2 湯匙
- 芥花油 7 湯匙
- 日式烤芝麻油 2 湯匙
- 薑末 1 湯匙，去皮現磨
- 猶太鹽
- 新鮮現磨胡椒
- 育空黃金洋芋 450g（也可以用紅皮洋芋，對半切，也可一切成四）
- 四季豆 450g（撕去莖，處理好）
- 烤芝麻 1/4 杯
- 嫩煎鮪魚 450g（約2.5 公分厚）
- 小白菜 450g，逆絲切片
- 聖女小蕃茄 1 杯，對半切
- 煮熟的雞蛋 2 顆（去殼，切成 4 瓣）

作法：

1 把芥末放在一個小碗裡，拌入義大利醋。再慢慢倒入 6 湯匙的芥花油和烤芝麻油。加入薑末。最後加入鹽和胡椒。

2 把洋芋放入一個大平底鍋裡。加入水，蓋過洋芋約一吋高，加少量鹽。煮約 12~15 分鐘，直到洋芋變軟，筷子可以穿過。

3 用漏勺把洋芋撈起來，放到一個淺的沙拉碗中。加入 2 湯匙已經調好的醬料，讓洋芋均勻沾上。

4 在原本的平底鍋內加入四季豆，煮約 4 分鐘，豆子熟了，但依然保持脆爽口感。把四季豆移入一碗冰水中。瀝乾水份。

5 把芝麻放在一個小盤子裡。在鮪魚的兩面都灑上鹽和胡椒，沾上芝麻，讓芝麻黏住。

6 取一支大號的厚重不沾鍋，加入一湯匙的芥花油，高火熱油。加入鮪魚，兩邊各煎 2 分鐘。移到切菜板上。

7 將四季豆、小白菜和蕃茄放到裝有洋芋的碗中。倒入 1/3 杯醬汁，均勻沾上。把鮪魚切小塊，排放到蔬菜上。撒上剩下的醬料。用雞蛋瓣擺在盤邊，用作裝飾。即可食用。

泰式牛肉沙拉

　　薄切牛肉、鬆脆黃瓜、芳香的薄荷和羅勒，以及微辣微酸的檸檬辣椒醬料，這是一道誘人的沙拉。在沙拉中使用了紅肉，而不是通常使用的白肉，在提供蛋白質的同時，也提供了鐵元素，就長遠的健康來說是更好的。當然雞胸肉也是不錯的選擇。在醃製肉品的時候，可以同時準備其他備料。準備好之後，肉煎一下就好。是一道即便在週間也可以輕鬆享用的晚餐。

食材（4 人份）：

牛肉的材料：
- 魚露或者醬油 1 湯匙
- 日式烤芝麻油 1 湯匙
- 醬油 1 湯匙
- 糖 3/4 茶匙
- 現磨胡椒
- 牛肉 450g～550g（切成 20 公分長短）

沙拉的材料：
- 芥花油 3 湯匙
- 新鮮現壓檸檬汁 3 湯匙
- 尖辣椒 1～2 粒，去籽，切細

作法：

準備牛肉：
在一個小型玻璃烤皿中加入魚露、芝麻油、醬油、糖，以及適量胡椒。攪拌，直到白糖溶解。加入牛肉，翻轉，周邊都沾上醬汁。靜置。

準備沙拉：
另找一個小碗，把芥花油、檸檬汁、辣椒末、魚露，還有白糖。在醬料中加入鹽和胡椒。把生菜、豆芽、小黃瓜，以及九層塔和薄荷葉放到一個大號沙拉碗中。

- 魚露或醬油 1 湯匙
- 糖 3/4 茶匙
- 猶太鹽
- 新鮮現磨胡椒
- 紫葉生菜 1 顆（手撕成片，大約一口大小）
- 豆芽 1 包（約 450g 或 4 杯的樣子）
- 黃瓜 4 根，對剖後，再切成片
- 新鮮的九層塔 1 杯
- 新鮮薄荷葉 1/2 片
- 蔥花 1/3 杯（僅用綠色的部分）
- 油炸花生 3 湯匙，粗磨成粉

1 調整烤箱架的位置，與熱源的距離約 10 公分。並預熱烤箱。把牛肉放到一個有邊烤盤中。用中火兩邊各烤 2 分半鐘。靜置 5 分鐘。

2 把調好的醬料放到沙拉中，攪拌均勻。分裝到 4 個盤子裡。把烤好的牛肉斜切成片，分置於沙拉上。把醬汁舀到牛肉上方。撒上蔥花和花生末。即可食用。

低腹鳴高湯

（準備高湯的同時，還可以順便備好川燙的雞肉）

在實踐低腹鳴飲食的時候，大多數人覺得只能用一些非常簡單的高湯，而且洋蔥還必須減量。我這裡要介紹一種湯品，可以做其他美食的湯底，比方說來調感恩節火雞的填料，或者是來做海鮮飯。處理大蒜和洋蔥

的方法是，先在熱油中炸成焦黃，然後撈出來丟棄。這樣高湯中就有了他們的調味，卻又不會增加果聚糖，因為這種糖的特點是慢煮的時候可溶於水，卻不溶於油。燉此高湯的副產品是鮮嫩多汁的雞肉，可以用來做雞肉沙拉、三明治，或者其他配菜湯品中。

食材（4 人份）：

- 雞肉 1.5 公斤左右（我喜歡量販店的家庭裝，裡頭有雞胸肉也有雞腿）
- 特級初榨橄欖油 2 湯匙
- 蒜瓣 4 片
- 大洋蔥 1 顆（剝去外皮，切成 4 塊）
- 水 3 公升
- 大胡蘿蔔 2 根（不用去皮，切成約 5 公分的小段）．蔥段 1 杯（約 5 公分，僅使用葉子的部分）
- 罐頭番茄 1 杯（也可用新鮮番茄）
- 一元硬幣大小的新鮮薑片 4～6 片，去皮
- 歐芹 4 根
- 百里香 3 根
- 月桂葉 2 片
- 猶太鹽 2 茶匙

作法：

1 沖淨雞塊。取一隻大鍋，中火熱油。加入大蒜和洋蔥，炒約 15 分鐘，至香味溢出，蔥蒜變成褐色。撈出洋蔥和大蒜，丟棄。

2 加入雞肉和水，煮到滾沸，撈出表面浮物。加入胡蘿蔔、蔥段、番茄、薑片、歐芹、百里香，以及月桂葉，並入鹽調味，煮至沸騰。

3 蓋上鍋蓋，小火煮，偶爾掀開蓋子，撈去上方浮物。40 分鐘後熄火。讓雞肉在高湯中冷卻。

4 雞肉冷卻至室溫，用夾子把雞肉移到烤盤裡。拉去皮，拆開骨頭，丟棄骨頭和油脂的部分。把烤盤中的湯汁倒回高湯容器中。把高湯和雞肉分開保存，冷藏可放 4 天，冷凍可以更久。

玉米餅配雞湯

雞湯

　　雞湯是一道很家常的菜色，但是這個墨西哥玉米餅風格的，就很不尋常了。我使用了上一道料理中準備好的低腹鳴高湯，加了安丘辣椒粉，增加了一種甘醇和土地的味道。上一道料理中的雞肉，我也順便用了一回。我的意思是想說，我們可以在週末時準備高湯和雞肉，然後週間晚上，又可以隨手變出一道好料理來。別忘了在湯中加一點新鮮檸檬，還有一把玉米片。

食材（4 人份）：

- 玉米餅 1 片
- 加了辣椒的切丁烤番茄
- 1 罐 450 克
- 低腹鳴高湯 6 杯（可參見上一則食譜）
- 特級初榨橄欖油 2 湯匙
- 蒜頭 4 瓣
- 安丘辣椒粉 2 湯匙
- 磨碎孜然 1/4 茶匙
- 猶太粗鹽
- 新鮮現磨胡椒粉
- 熟雞肉 2 ～ 3 杯，切碎（可用上一則食譜中的熟雞肉）

作法：

1 將玉米餅在明火上直接加熱，也可以放在鍋中，兩邊都要加熱均勻。然後，手撕成小塊。

2 把番茄和半杯高湯放入攪拌器中，攪拌直到變成勻質液體。

3 選用一個大號的平底鍋，中火熱油。加入蒜瓣，炒約 5 分鐘，等香味溢出、蒜瓣變色後，丟棄蒜瓣。在鍋中加入辣椒粉和孜然，炒約 30 秒，香味溢出。

4 加入番茄高湯和其他剩下高湯。煮至滾，轉小火，大約 20 分鐘，等湯汁濃稠。用鹽和胡椒調味。

5 將雞肉加入湯中，約 2 分鐘，熱透即可。加入菠菜，煮至葉子軟熟，約 30 秒，即可。嚐味道，調整鹹度。

- 小菠菜 2 杯
- 切碎的新鮮香菜
- 蔥花（僅綠葉部分）
- 磨碎的切達干酪，或傑克起司、菲達起司
- 新鮮的檸檬切片
- 玉米片

6 將湯舀入碗中。每個都撒上香菜、蔥花和起司屑。另外準備檸檬片和玉米片，食用者可以根據個人的喜歡，適量擠入檸檬汁，也可加入玉米片，和湯一起食用。

玉米燴鮮貝

　　這是一道味道豐富的菜，有培根有奶油，相較之下，煙燻辣椒粉和椰子奶都算是其中的「淡味」了。而這道菜又容易烹飪，一鍋搞定。新鮮的鮮貝味美多汁，和洋芋及玉米口味非常搭配，如果家中剛好沒有鮮貝，鮭魚代替也一樣美味。嫩菠菜可以讓菜「色」更豐富，而且也增添了營養。也可用甜菜來代替菠菜。慢火燉煮好的菜，可依照個人喜歡，選擇加上蔥花、火腿，不加味也已經很豐富了。

　　這道料理也適用於溫和飲食的人。

食材（4 人份）：

- 特級初榨橄欖油 3 湯匙

作法：

1 選用大號平底鍋，中火熱油。放入蒜頭，翻炒 5 分鐘，直到變色。丟棄蒜頭。

- 大蒜 3 粒，剝成瓣
- 燈籠椒 1 個，切碎
- 猶太鹽
- 新鮮現磨胡椒粉
- 煙燻辣椒粉 3/4 茶匙
- 蛤蜊汁罐頭 3 個 8 盎司裝
- 褐皮洋芋 670g(去皮，切約 1 公分左右小丁，約 4 又 1/4 杯)
- 新鮮百里香 1 湯匙，切細
- 罐裝椰奶 1 杯，搖勻
- 冷凍玉米粒 1 又 1/2 杯
- 鮮貝 450g
- 小菠菜 2 杯
- 意大利燻火腿 60g，切碎（可選用）
- 蔥花（僅用綠葉）

2 加入燈籠椒，用鹽和胡椒調味，翻炒約 8 分鐘，辣椒變軟。加入煙燻辣椒粉，翻炒 30 秒，香味溢出。

3 加入蛤蜊汁、洋芋和百里香。煮到沸騰，鍋蓋蓋上但不要密合，小火煮約 10~12 分鐘，洋芋熟軟就好。

4 將椰奶和玉米加入鍋中，煮約 10 分鐘，玉米熟軟就好。加入鮮貝，小火燉 3 分鐘。加入菠菜，再煮 2 分鐘。如果喜歡義大利燻火腿，現在可以加進去。

5 用鹽和胡椒調味，鹽的用量大約在 3/4 茶匙，胡椒多少依個人喜好。

6 把湯裝入 4 個湯碗中。撒上蔥花，即可食用。

墨西哥牛肉飯

誰說低 FODMAP 飲食就只能吃無味無趣的食物？下面要介紹的墨西

哥牛肉飯就營養豐富，色香味美：香噴噴的泰國米飯、可口牛肉加清脆口感的燈籠椒、小胡瓜以及玉米、還有鮮脆的番茄黃瓜莎莎醬（不含洋蔥），上方還外加了順口的檸檬醬汁。煙燻辣椒增添了一層風味，又沒有引起脹氣的成分。這會是一道討全家人喜歡的菜色。

食材（4 人份）：	作法：
檸檬醬： · 無乳糖原味優格 1 杯 · 特級初榨橄欖油 2 湯匙 · 檸檬皮細屑 1 茶匙 · 猶太鹽 · 新鮮現磨黑胡椒	**準備檸檬醬：** 把優格、橄欖油和檸檬屑在一個小碗裡混合，將酸奶，油和酸橙混合在一個小碗裡。加入鹽和黑胡椒調味。
番茄黃瓜莎莎醬： · 大番茄 1 粒 · 黃瓜 2 條，切成小丁 · 新鮮香菜 1/4 杯，切碎 · 蔥花 1/4 杯（僅用綠葉部分） · 新鮮檸檬汁 1 湯匙 · 聖納羅辣椒 1/2 ～ 1 粒（去籽，切小丁） · 猶太鹽 · 新鮮現磨黑胡椒	**準備莎莎醬：** 將番茄對半切，略擠出其中的汁。將番茄切碎，移到一個中號的碗中。加入黃瓜、香菜、蔥花和檸檬汁，還有辣椒。用鹽和黑胡椒調味。

牛肉和蔬菜：

- 特級初榨橄欖油 2 湯匙
- 紅色燈籠椒 1 粒（去籽，切成 1 公分左右小丁）
- 小胡瓜 240g 左右（切 1 公分小丁）
- 猶太粗鹽
- 新鮮現磨黑胡椒
- 牛絞肉 450g
- 番茄醬 2 湯匙（要看成分表，以確認其中不含蜂蜜、果糖和高果糖玉米糖漿）
- 煙燻辣椒粉 2 茶匙
- 孜然粉 2 茶匙
- 紅辣椒片 1/2 茶匙
- 玉米粒 1.5 杯（可以買冷凍的玉米粒，也可以取用新鮮玉米兩隻，切出玉米粒）
- 水 1/2 杯
- 棕色泰國香米或者印度香米 1 杯，和水煮熟備用

準備牛肉和蔬菜：

1 取一支大號煎鍋，中火熱油。加入甜椒，炒 5 分鐘，直到炒軟。加入小胡瓜，撒鹽和胡椒，炒約 2 分鐘，熱透。

2 轉大火，加入牛肉，入鹽和胡椒，炒約 3 分鐘，直到肉變色，用叉子可以穿透。加入番茄醬、辣椒粉、孜然，以及辣椒片，炒約 3 分鐘，直到香氣溢出。

3 加入玉米和水。直到香味混合，玉米變軟，翻炒 2 分鐘。用鹽和胡椒調味。

4 將米飯分成 4 碗。在每一晚上加上牛肉和蔬菜，加上檸檬醬和莎莎醬。即可服用。

蝦仁泰式炒河粉

　　我們在餐廳吃到的泰式炒河粉，基本材料的河粉、豆芽、花生、雞蛋、蝦仁或者雞肉，都是低腹鳴的食物，但是通常餐廳都會加入許多的大蒜來調味。因此，我就使用了改良版，風味不減，但是在爆香蒜頭之後，把大蒜丟棄，就可以適合用低腹鳴的飲食了。雖然正宗泰版河粉用的是魚露和羅望子，但若用醬油或溜醬油，以及新鮮檸檬效果也是不相上下的。記得在開始烹飪之前，先把材料備好。

　　對奉行低碳飲食和舊石器飲食的朋友來說，河粉可以用小胡瓜條來代替。使用一個刨子，把小胡瓜外側的肉（也可以用夏南瓜），切成細長條，不要把籽也切進去。爆香蒜頭撈出蒜頭，就可以把長條的瓜肉放到鍋中，炒約 5 分鐘，直到軟熟。加入白菜，煮約 1 分鐘，加入蔥花，之後就繼續照著食譜做。商店買來的即時海藻麵，也是另一個不錯的選擇。

　　對於實行溫和飲食的人來說，這道料理也一樣適用。

食材（4 人份）：

河粉
- 泰式乾河粉 240g
- 結晶黑糖塊 3 湯匙
- 魚露 2.5 湯匙，也可用醬油代替
- 醬油 2 湯匙
- 聖納羅辣椒 1 粒（去籽，去內莖，切薄片）

作法：

準備河粉：

1 把河粉放到一個大碗中，熱水浸泡 20~30 分鐘，直到河粉變軟了。濾乾水份。

2 同時，把黑糖、魚露、醬油，以及辣椒、薑末和羅望子醬放到一個小碗中，攪拌，直到黑糖溶解。

- 薑末 1 湯匙，去皮後切細
- 不加糖的羅望子醬 2 茶匙，或新鮮檸檬汁 2 湯匙
- 芥花油 6 湯匙
- 蝦仁 370g（除去頭部和殼，吸乾水份）
- 雞蛋 2 個，打勻
- 蒜頭 3 瓣
- 小白菜 370g，橫切成細絲
- 蔥花 1/2 杯（僅用綠葉部分）

餐桌上準備好
- 豆芽 2 杯
- 新鮮香菜 1/2 杯，略改刀
- 鹽焗花生 1/3 杯，粗改刀
- 檸檬 1 顆，切成四五瓣

3 取一只 12 吋的不沾鍋，中火熱油。加入蝦仁，炒約 1 分鐘，直到蝦仁彎曲，變紅，倒入盤子中。

4 另加入 2 湯匙的油，熱油。加入蛋，轉動鍋身，讓蛋汁均勻分佈，待蛋汁略為凝固的時候，用鍋鏟把蛋皮邊緣抬起來，未熟的蛋汁可以流到下方去。用鍋鏟把蛋移到剛剛裝蝦仁的盤子中。

5 在剛剛的鍋中加入 3 匙芥花油，中火熱油。加入蒜瓣，炒約 3 分鐘，香味溢出，蒜頭變色，撈起丟棄。

6 加入白菜，煮約 1 分鐘，等白菜變軟。把河粉撈出來，略為抖動，去除水分後，加到鍋中。翻炒 1 分鐘左右。

7 加入蔥花。把之前調好的醬汁加入，翻炒河粉，均勻沾上醬汁，也大約 1 分鐘左右。把蛋和蝦仁混入河粉中。

8 把河粉分裝到 4 個盤子裡，上面放上豆芽菜和花生末。配上檸檬片。即可食用。

摩洛哥風味豆腐燉藜麥

豆腐在加工過程中，會引起腹鳴的成分已經被削減了。而且對素食主義，以及想少吃肉的人來說，這是一個非常重要的蛋白質來源。在下面介紹的這道食譜中，我用豆腐代替了傳統的鷹嘴豆泥，讓食用者更容易耐受。在湯汁中慢燉，可以讓豆腐吸收番茄的風味。事前把豆腐放在平底鍋下方，可以讓豆腐在煎煮時不易破裂。因此，我在準備其他食材的時候，會把豆腐放在一個平底鍋的下方。

這道菜對踐行溫和飲食的人也適用。只要番茄不會引起胃食道逆流就沒有問題。

食材（4 人份）：

- 超市硬豆腐 1 塊（約 430g），瀝乾水份
- 特級初榨橄欖油 4 湯匙
- 茄子 1 根（約 450g），不用去皮，切成 2 公分左右的細丁
- 胡蘿蔔 250g（略去頭和尾，縱向對切，然後片成 3 公分左右大小）
- 猶太鹽
- 新鮮現磨黑胡椒
- 辣椒粉 2 茶匙
- 孜然粉 1 茶匙

作法：

1 用廚房紙巾包裹豆腐兩層。放在一個大盤子上。在上面放一個沉重的平底鍋，壓 20 分鐘。取下平底鍋和紙巾，將豆腐切成 1 ～ 2 公分的小塊。

2 取一只鑄鐵鍋，中火熱油。加入茄子和胡蘿蔔，撒上鹽和胡椒，炒約 5 分鐘。加入辣椒粉、孜然粉、肉桂、薑末，還有紅辣椒片，炒約 10 秒，香味溢出。

3 加入豆腐，小心攪拌，均勻沾上醬料。倒入番茄丁以及湯汁，加入 1 杯水和葡萄乾。煮至滾開。蓋上鍋蓋，小火煮約 25 分鐘，直到茄子和胡蘿蔔都軟熟。用鹽和黑胡椒調味。

- 肉桂粉 1/2 茶匙
- 薑末 1/2 茶匙
- 紅辣椒片 1/4 ～ 1/2 茶匙
- 番茄丁 2 罐（約 450g），連湯汁
- 水 2.5 杯
- 葡萄乾 1/4 杯
- 白藜麥 1 杯
- 新鮮的香菜（粗略切）
- 烤杏仁（粗略切碎）

4 在等蔬菜煮熟的同時，我們可以準備藜麥。將藜麥放在一個小平底鍋裡，加入水，高出藜麥 5 公分，轉動後，靜置 2 分鐘。再淘轉一次，瀝乾水分。

5 藜麥放回原本的鍋中，加入 1.5 杯的水和少量的鹽。煮至滾開。蓋上蓋子。把火轉小，一直煮到水份被吸收，約 15 分鐘。關火。靜置 5 分鐘。用叉子把藜麥翻鬆。

6 把藜麥分裝到 4 個盤子裡，把燉好的豆腐舀上去。用香菜和杏仁粒裝飾。即可食用。

鮭魚、四季豆義大利麵

　　這道端上桌的時候，義大利細麵和四季豆浸在濃郁的青醬中，上方搭配紅色的鮭魚以及搭配鮭魚的醬汁，是一道非常健康的地中海餐點。不加大蒜的青醬似乎是個不可能的認識，但是知道其中的訣竅就有可能了。那就是使用大蒜口味的橄欖油來代替大蒜，經過這個改良，我就保留了青醬的經典風味，又降低了食物的 FODMAP。

　　同時這款青醬也可以淋在烤雞肉和烤蔬菜上，搭配玉米粥和米飯也不錯，後方有道青醬小胡瓜也使用了同樣的青醬。可以一次多做一些，在冰箱中密封保存 3 天是沒有問題的。

食材（4 人份）：

作法：

低腹鳴青醬（約1杯）
· 特級初榨橄欖油 1/2 杯
· 蒜瓣 2 片
· 新鮮九層塔 2 杯
· 核桃或松子 1/4 杯
· 猶太鹽 1 茶匙
· 新鮮現磨的帕瑪森起司 1/2 杯
· 新鮮現磨胡椒

鮭魚和意大利麵
· 鮭魚片 4 片，每片約 180g
· 特級初榨橄欖油
· 猶太鹽
· 新鮮現磨黑胡椒
· 無麩質義大利麵 240g，原料為大米、玉米和藜麥粉（例如 Barilla、Ancient Harvest，或者 Jovial 品牌都有無麩義大利麵）
· 四季豆 240g（切成 2、3 公分長短的大小）

準備青醬：

1 取一個小鍋，倒入 2 湯匙的油，和去皮的蒜瓣，小火加熱。大約 8 分鐘，偶爾翻炒，直到大蒜變色，香味溢出。冷卻至室溫，丟棄蒜頭。

2 將九層塔、堅果和鹽放到食物調理器的碗中，按下細切鈕。機器轉動的時候，加入大蒜風味的橄欖油，還有剩下 6 湯匙的橄欖油。並且加入起司，手按混合鍵。加入適量和胡椒粉。

鮭魚和意大利麵的準備：
將烤箱預熱至 190℃。將鮭魚放在一個帶邊的小烤盤中，沾上油，並且撒上鹽和胡椒粉。把鮭魚放入烤箱，約 14 分鐘，直到烤透（魚肉摸上去有彈性）。

1 與此同時，可用一只大鍋燒水，加入鹽，沸騰後加入義大利麵，攪拌，以免黏在一起。煮約 5 分鐘，通常要比義大利麵包裝袋上標示的時間略短，時而攪拌（Barilla 品牌的麵需要煮 5 分鐘）。

2 加入四季豆，蓋上鍋蓋，直到鍋中的湯水再次煮滾，打開蓋子，再煮約 5 分鐘，麵略軟，但依然保持彈牙口感。

3 保留 1/2 杯煮麵的湯汁。撈出義大利麵和四季豆，瀝乾水分，放回鍋中。加入 1/2 杯青醬，均勻沾到麵和豆子上，再加入 1/2 杯湯汁，讓義大利麵不會乾澀。

4 把煮好的麵分裝到 4 個盤子裡。在每個盤子上放入 1 片鮭魚，舀上一勺青醬。即可食用。

辣椒檸檬雞搭配香菜孜然飯

安丘辣椒、奧勒岡、芫荽籽強烈的味道可以給平淡的雞肉增添風味，而香菜和孜然卻可以叫白米飯變得香噴噴。這兩者加在一起，簡單就煮出的派對料理。把雞胸肉對切成半，有兩個好處，一是受熱均勻，加熱時間變短了。兩邊分別煎一下，就熟了。為了增加新鮮風味，別忘了吃的時候，擠上檸檬汁。

食材（4 人份）：

作法：

雞肉

- 特級初榨橄欖油 3 湯匙
- 磨碎的檸檬皮 1 湯匙（用 2 個檸檬）
- 新鮮檸檬汁 1 湯匙
- 辣椒粉 1.5 茶匙（推薦安丘辣椒粉）
- 猶太鹽 1.5 茶匙
- 芫荽籽 1/2 茶匙
- 奧勒岡粉 1/2 茶匙
- 新鮮現磨胡椒粉
- 雞胸肉 4 片（去皮去骨，也可以用 8 雞腿肉代替，一樣去皮去骨）

雞肉的準備：

1 將油、檸檬屑和檸檬汁、辣椒粉、鹽、芫荽籽、奧勒岡和適量胡椒倒在一個杯子或者小碗裡。混合均勻，這就是雞肉的醃料。

2 取一片雞胸肉放到工作檯上，用手掌壓在雞肉上方，手指固定雞肉，另一隻手持鋒利的刀，把雞肉對剖。重複此動作，把其他雞胸肉都剖半（但是若使用雞腿，就不要剖半）。把一半的雞肉放到一個玻璃烤盤中。

3 用叉子攪拌醃料，倒一半進入雞肉盤子裡。雞肉轉面，兩邊都沾到醬汁。把另一半雞肉倒入，再撒上另一半的醃料，兩邊都沾勻。包覆，冷藏 6 小時，也可以放一晚。

米飯
- 褐色泰國香米和印度香米 1 杯
- 水 1.5 杯
- 新鮮香菜 1/3 杯，切碎
- 特級初榨橄欖油 2 湯匙
- 孜然粉 1/2 茶匙
- 猶太鹽 1/2 茶匙
- 現磨胡椒
- 檸檬片

醃肉的時候，我們可以來同時準備米飯：

1 沖洗米，放入一個中號平底鍋中。加水煮沸。蓋上蓋子，將火轉小，煮約 25 分鐘，水被吸乾。關上火，靜置 5 分鐘。用叉子把米飯拌鬆。加入香菜、油、孜然，以及鹽和胡椒粉。

2 備好火候，可用燃氣的烤爐，也可以用木炭的。將雞肉加入烤架。闔上蓋子，直到烤透。雞胸肉 2 分鐘，翻面，繼續 2 分鐘。雞腿則要 8 分鐘，也需要翻面。

3 烤好的雞肉移入盤子中。用檸檬片裝飾，和米飯一起食用。不要忘記，在雞肉上擠上檸檬汁。

龍蒿芥末火雞堡

　　在這道美味火腿堡中，我會教大家一個龍蒿芥末醬，這個醬非常好用，可以放在我們今天的火雞漢堡中，也可以淋在高麗菜沙拉上，或者加到其他的漢堡中。有時候，我們煮簡單的魚或者雞肉，這個醬料一樣好用，甚至也可用做蔬菜的沾醬。所以，我們可以一次多做一點，放在冰箱中。雖然有些低腹鳴飲食的也可以吃少量高麗菜，但是我還是比較小心一點，因此用羅馬生菜當作漢堡中的主菜，也可以用白菊苣、紅菊苣以及芝麻菜。

食材（4 人份）：

龍蒿芥末醬

- 蛋黃醬 1/3 杯
- 第戎芥末 3 湯匙
- 蔥花 2 湯匙（僅用綠葉）
- 新鮮龍蒿 1 湯匙，切碎
- 特級初榨橄欖油 1 湯匙
- 新鮮檸檬汁 1 茶匙
- 新鮮現磨胡椒粉

羅馬生菜

- 切成細絲的羅馬生菜 3 杯（大約一粒大生菜的量）
- 龍蒿芥末醬 3 湯匙

漢堡

- 黑色火雞肉約 560g（譯註：黑色火雞肉不是像我們想像的火雞烏骨雞的概念，而是指雞腿肉，因為運動讓腿部肌肉還有更多肌紅蛋白）
- 蔥花 1/4 杯（僅用綠葉部分）

作法：

醬料的準備：
將蛋黃醬、芥末、蔥花、龍蒿、油和檸檬汁放到一個小碗裡，並加入適量胡椒。

漢堡中的生菜：
把切絲的生菜放到一個中號碗中，加入醬料，均勻的裹上。

漢堡的準備：
將火雞、蔥花、芥末、龍蒿、焦油放到一個大號碗中，外加一湯匙的油以及鹽和胡椒，略拌一下。

1 預熱烤箱。將漢堡包對切，切面朝上放置於烤盤上。

2 取一個大號不沾鍋，中火熱油。手沾水，把 1/4 調好料的火雞混合物捏成一公分厚的餅。放到不沾鍋中。用拇指在餅的中央壓一下。重複做完 4 個漢堡內餡。每邊煎約 5 分鐘，直到變成褐色，煎透。

3 同時，把漢堡包烤至兩邊金黃，約 2 分鐘，要留心不要烤焦。

4 把烤好的漢堡包放在盤子上，烤的一面也就是中間的切面朝上。每一片上面舀上一匙醬料。放上生菜和漢堡內餡，再蓋上另一片漢堡包。即可食用。

- 第戎芥末 2 湯匙
- 新鮮龍蒿 1 湯匙，
  切細
- 特級初榨橄欖油 2
  湯匙
- 猶太鹽 3/4 茶匙
- 現磨胡椒 1/2 茶匙
- 無麩漢堡包 4 個，
  或者酸種麵漢堡包

鼠尾草烤日本南瓜

又甜又鹹的烤日本南瓜料理，不單是感恩節料理，也是平常家庭聚餐的完美餐點。南瓜屬於低腹鳴的蔬菜，而日本南瓜和橡實南瓜又是其中最低的。較常見的奶油南瓜的腹鳴指數還略為高一點。這道料理可以非常陽春，也可以用鼠尾草和烤栗子增加其風味。鼠尾草的葉子烤起來風味非常的好，如果沒有嘗試過的，千萬不要錯過了。栗子更是讓這道料理非比尋常，可以在超市買到真空包裝的去皮栗子。

在一個烤盤裡墊上烘焙紙，噴上一層食用油，把南瓜放在上頭烤，可以結出漂亮的焦糖。清理的時候，趁著烤盤還熱的時候，加入水和清潔劑，略加浸泡就可以了。如果怕清理麻煩，有個更簡潔的辦法，就是把日本南瓜先對切，再切成 3 小片，把有皮的那一面朝下，放到有邊烤

盤中。上方刷上油和糖漿的混合物。烤約 1 小時，直到軟。不管用哪種方法，這道料理剩下的南瓜，搭配在秋味沙拉、米飯或者藜麥，都非常棒。

　　對於正在踐行溫和飲食的，這道料理也可食用。

食材（4～6 人份）：

作法：

日本南瓜
- 特級初榨橄欖油 1/4 杯，外加需要刷在烤盤上的
- 日本南瓜 1.2kg～1.4kg
- 烤栗子 155g～180g，已去皮（選用）
- 純楓糖漿 1/4 杯（推薦黑色）
- 新鮮鼠尾草 2 湯匙，切碎
- 肉桂粉 3/4 茶匙
- 猶太鹽
- 新鮮現磨胡椒粉

鼠尾草（選用）
- 特級初榨橄欖油 1/4 杯
- 片鼠尾草葉子 12～18 個
- 猶太粗鹽

南瓜料理：

1 烤箱預熱到 204℃。取一大烤盤，刷上橄欖油。

2 把日本南瓜對剖。去籽、切成塊，最厚處不要超過 2.5 公分。切邊朝下放置在烤盤上。

3 把栗子也加入烤盤中。把油、糖漿、切碎的鼠尾草放到一個小碗中，混合均勻。把調味料刷到南瓜和栗子上，一邊刷的時候一邊攪拌，南瓜的兩面都要刷到。同時在南瓜的兩面都要撒上鹽和胡椒。

4 南瓜烤 20 分鐘後，將其翻面，再烤 15 分鐘。直到熟軟。

如果喜歡鼠尾草的味道，可以同時準備這個添加風味的葉子：

1 取一個小不沾鍋，中火熱油，直到葉子加入時，熱油會起泡泡。把火轉小，加入 6 片鼠尾草的葉子，約 15~20 秒，不再起泡泡。

2 用叉子，把鼠尾草撈起來，放到廚房紙巾上，撒上鹽。每次 6 片，直到全部完成。

3 把南瓜裝到盤子裡，把栗子對半切，或者一切成四，撒在南瓜上。最後再撒上鼠尾草的葉子。即可食用。

香草烤蔬菜

如果在遵行低腹鳴飲食好一段時間之後，腸胃狀況都不錯，這時希望飲食不要那樣單調，就可以嘗試拓展可食用的蔬菜範圍。有幾種不太常見的根莖類蔬菜，如塊根菜、大頭菜、歐防風都是不錯的選擇，而且他們不同的風味以及口感，可以豐富餐桌。而且比起洋芋之類的常見根莖類來說，他們碳水化合物的含量較低，如果有需要控制血糖，或者需要控制體重的，這都是一個很好的替代品。可用這個食譜當作範本，下面的蔬菜可以替換進來：紅薯、紅燈籠椒、胡蘿蔔、小蘿蔔、橡實南瓜。總之，切好的蔬菜量大約在 8 杯。

食材（4～6 人份）：

蔬菜油噴霧（橄欖油噴霧也可）

- 橡實南瓜半個（750 左右），如果需要可以修去較厚處的皮，去籽，切成 3～4 公分寬的塊狀
- 塊根芹 225g（去皮，切成 2.5 公分的大小）
- 歐防風 225g（去皮，切成 2 公分左右厚）

作法：

1 將烤架放在烤箱中央並預熱至 220℃。選用一個大號的有邊烤盤，噴上蔬菜油噴霧。也可以用橄欖油噴霧。

2 將南瓜、大頭菜、歐防風、馬鈴薯和塊根芹（總共約 8 杯的量）放到一個大碗中。倒入 3 湯匙的油，攪拌均勻。加入迷迭香，撒上鹽和胡椒。攪拌均勻。

3 將蔬菜移到準備好的烤盤中。大約烤 1 小時，直到硬的塊根類蔬菜變軟，零星出現褐色焦點，味道剛好。

- 育空黃金馬鈴薯 225g（去皮，切成 2.5 公分的大小）
- 小粒的塊根芹 1 支（去皮，切成 2.5 公分厚的片）
- 特級初榨橄欖油 4 又 1/2 湯匙
- 切碎的新鮮迷迭香 1 湯匙
- 猶太鹽以及新鮮現磨的胡椒粉
- 巴沙米可醋 1 又 1/2 湯匙
- 磨碎的檸檬屑 1/2 茶匙
- 蔥花 3 湯匙（僅用綠色部分）

4 將蔬菜裝到碗裡。取另一個小碗，把醋、檸檬屑和剩下的橄欖油混合在一起。混合均勻之後，倒在蔬菜上攪拌，讓蔬菜均勻沾到醬料。嚐味，如果需要，可以再適當加入鹽和胡椒。撒上蔥花。即可食用。

食材準備時的小技巧：橡實南瓜的皮很薄，所以可以不用去皮。或者，用一柄鋒利的水果刀，修去較厚處的皮。然後用一把較大的菜刀把南瓜對切。挖去籽和囊，把南瓜切成長條，再切成小塊。

塊根芹不太好處理，但是因為有一個非常特殊的香味，所以，再麻煩也要處理。先用一把利刀，把頭和尾都切去。一邊朝下放在案板上，一手壓住，另一手去皮。

山核桃炒四季豆

四季豆杏仁一度曾經是我們家的假日料理之一。多年來,我一直希望可以有點變化,現在就把這個「新版」的山核桃炒四季豆分享給大家。處理起來非常簡單,我們在週間也可以享用。摘去豆子兩頭,可以一次抓 6~8 根,握在手中,用剪刀剪去尾端。可以在有空的時候,先用水汆燙豆子,然後在冰水中冷卻,瀝乾水分。等到要食用的時候,再用不沾鍋加熱即可。

食材(4 人份):

- 四季豆 450g(去頭去莖)
- 特級初榨橄欖油 2 湯匙
- 山核桃 1/3 杯,切碎
- 蔥花 1/3 杯(僅用綠葉)
- 新鮮百里香 2 茶匙,切碎
- 或百里香粉或馬鬱蘭粉 3/4 茶匙
- 猶太粗鹽
- 新鮮現磨胡椒

作法:

1 取一只大鍋,加入水和鹽,煮沸。放入四季豆,煮約 5 分鐘,豆子變軟即可。瀝乾水分。放到冰水中,冷卻。瀝乾水分。

2 取大號不沾鍋,中火熱油。加入山核桃,炒約 30 秒。加入蔥花,煮至香味溢出,約 30 秒。

3 加入四季豆和百里香,炒約 2 分鐘,直到香味透到豆子裡。用鹽和胡椒調味。

香蒜醬小胡瓜

由於小胡瓜溫和的味道，這道低腹鳴食譜可謂匠心獨具。我特別使用了我的「天才」發明，就是沒有大蒜的香蒜醬，既有青醬風味，又不會造成腸胃負擔。如果想用小胡瓜做義式卡布里沙拉，可以加上番茄切片和新鮮莫扎瑞拉起司，淋上青蒜醬即可。

食材（4人份）：

- 特級初榨橄欖油 2 湯匙
- 紅辣椒片少許
- 小胡瓜 900g，切成手指厚的片
- 猶太粗鹽
- 新鮮現磨黑胡椒
- 低腹鳴香蒜醬 1/4 杯（參見前頭介紹）

作法：

選用厚重大號鍋，中高溫熱油。加入紅辣椒，然後加入小胡瓜。撒上鹽和黑胡椒粉。炒約 8 分鐘，直到小胡瓜軟熟。混合香蒜醬。嚐味，調整味道。

橙子沙拉配肉桂醬

在早中餐、午餐、晚餐之後，這道橙子沙拉就可以是一個完美的句點。而且這道沙拉可以快速準備，又新鮮又輕便。肉桂醬還可以搭配其他水果，比方說蜜橘、莓子、鳳梨和甜瓜，口感都非常棒。肉桂枝和丁香粒，自是可以增加沙拉的味覺層次，但是如果沒有，用肉桂粉和丁香粉加入到煮滾的糖漿中，也有類似的效果。

食材（4 人份）：

- 橙子 6 粒（可以混合不同種類的，比方說臍橙、血橙、澳洲臍橙等）
- 水 1 杯
- 黑糖 1/4 杯
- 丁香粒 3 顆（可選用）
- 5 公分的肉桂枝 1 個，或肉桂粉 1/4 茶匙

作法：

1 切去橙子的兩頭。把一頭放在案板上，用一把小刀，修去皮和白色的莖。重複同樣的步驟，直到所有水果都變成圓形的果肉，放到一個盤子裡。

2 把水、糖、丁香和肉桂棒放到一個小號的鍋裡。煮到滾，攪拌直到糖全部溶解。繼續加熱，直到糖漿減少到 1/2 杯，這個過程大約 8 分鐘。關火。

3 把熱糖漿倒在水果上。蓋上蓋子，放到冰箱裡。至少 1 小時，但最長不要到第 2 天。取出，即可食用。

椰子核桃布朗尼

　　豐富的味道、濃重的巧克力色彩，沒人想到這是一個無麩質的食物，可供特別要求的飲食者食用。如果想有不同口味的話，核桃還可以換成山核桃、杏仁，或者用椰子肉放在布朗尼的頂部裝飾。還可以用橄欖油代替奶油，只要把油和融化的巧克力混合即可。

食材（12～16人份）：

作法：

製作布朗尼的材料：

- 黑巧克力 180g（最完美的是在 70～72％之間，粗切成塊）
- 無鹽奶油 1/2 杯（或者一條），切成塊
- 雞蛋 3 粒
- 糖 1 杯
- 香草精 1 又 1/2 茶匙
- 糙米粉 3/4 杯
- 鹽 1/4 茶匙
- 核桃切碎 1 杯

布朗尼的製作：

1 將烤架放在烤箱中間的位置上，預熱烤箱至 176℃。取一個 8 英吋的正方形玻璃烤盤，鋪上鋁箔紙，周圍的鋁箔紙往上捲起。

2 把巧克力和奶油放到一個深的金屬碗中。把碗放到一個裝有沸水的不沾鍋中，巧克力和奶油在融化時，略加攪拌，直到兩個融合在一起。從沸水中取出碗，冷卻至室溫。

3 把雞蛋打到一個中號碗中，用電動攪拌器攪拌，直到變得起泡、變厚。加入 1/4 杯的糖。繼續打。

4 用橡皮刮刀，把香草精加入巧克力混合物。加入麵粉和鹽。用橡皮刮刀用力攪拌，約 40 秒，直到混合麵糊變厚。

5 再加入核桃。把麵糊倒入預備好的烤盤裡。表面抹勻。

椰絲裝飾：
- 無鹽奶油 1 又 1/2 湯匙，切成塊
- 增甜椰絲 1 又 1/4 杯
- 鹽 1/8 茶匙

椰絲裝飾：

1 將奶油放入一個可微波的小碗中。用微波爐加熱，每 10~15 秒，檢查一次，直到融化。加入椰絲和鹽。

2 將椰絲混合物到在烤盤的麵糊上。

3 在烤箱中烘烤布朗尼，約 20 分鐘，直到上方的椰絲呈金黃色。用一張鋁箔把上方鬆鬆包裹住。繼續烤約 25 分鐘，直到布朗尼摸上去變硬了，用牙籤（或其他尖利物）探入糕點中央，抽出來的時候，幾乎是乾淨的，沒有麵糊粘在上面。即可。

4 等候布朗尼在烤盤中完全冷卻。使用一開始放入的鋁箔作為輔助物，從烤盤中取出布朗尼。切成 12 或 16 片。

5 也可以提前製作。蓋上蓋子。在室溫下可以放置 3 天，或密封保存後冷凍。

蛋白脆餅佐萊姆蛋黃醬及漿果

　　我的堂兄稱這道點心是天然無麩、無穀物的美味之雲。通常檸檬和漿果是絕配，但是調蛋黃醬必須用萊姆。至於水果，其他低腹鳴的水果都是可以的選擇也可以像做餅乾那樣的烘烤蛋白脆餅，就是用一個大湯匙把蛋清混合物倒在烘焙紙上，每一個之間的間隔靠近 4 公分的樣子。

烘烤約 1 個半小時，直到又乾又脆。改變烤架，把上下兩個對調，上面蛋白脆餅的位置也要前後互換。關上加熱開關，讓蛋白脆餅在烤箱中完全冷卻。剩下的萊姆蛋黃醬可以抹在酸種麵包上，是不錯的早餐。

食材（8 人份）：

萊姆蛋黃醬

- 雞蛋 4 顆
- 無鹽奶油 1/2 杯（1 條），切成 1 公分略多的樣子
- 糖 2/3 杯
- 鮮榨萊姆汁 2/3 杯（約 6 個萊姆）
- 磨細的萊姆皮 1 湯匙加 1 茶匙

蛋白脆餅

- 小荳蔻粉 1/4 茶匙，加入 2 茶匙的糖（也可不用）
- 蛋清 4 個（使用室溫下的雞蛋）
- 塔塔粉 1/4 茶匙
- 糖 3/4 杯和 3 湯匙
- 香草精 1 茶匙
- 鹽少許
- 新鮮漿果 3 杯（蔓越莓、藍莓，或新鮮草莓）

作法：

萊姆蛋黃醬的製作：

1 在一個中號碗中攪打雞蛋。在另一個碗上架一個細網過濾器。取一個厚重的平底鍋，放入奶油、糖、萊姆汁，以及萊姆的皮。中火加熱，同時要慢慢攪拌，直到糖溶解，奶油融化，混合物開始煮沸。

2 慢慢將熱萊姆混合物倒入雞蛋中。再把萊姆雞蛋倒回原本的鍋中。用小火加熱，約 2 ～ 3 分鐘，時時攪拌，直到濃厚到可以沾到湯匙上（但注意，不要沸滾），把鍋從火源上移開，以免過熱。

3 立即將萊姆蛋黃醬倒入剛剛架上過濾器的碗中。用橡皮刮刀將凝乳完全推入。稍微冷卻一下。用保鮮膜包住，要直接緊貼著蛋黃醬，以防止上方形成一層膜。放入冰箱，要完全冷透，至少約 4 小時。（可以提前 3 天準備。冷藏保存。）

蛋白脆餅：

1 在烤箱 1/3 高度以及 2/3 高的地方，分別放入兩個烤架。預熱烤箱到 93℃。鋪上兩層烘焙紙。

2 如果使用小荳蔻，先將他們與 2 茶匙的糖在一個小碗裡攪拌。

- 烤熟的椰子片（可
  選用）

3 把蛋清和塔塔粉在一個立式攪拌器中（也可以直接放在一個大碗裡，用手持的攪拌器）。開到中擋（手持攪拌器可以開高擋），直到攪拌棒舉起來，黏在上頭的蛋清可以停留不滴落，大約2分鐘的樣子。一次加入 3/4 杯的糖，分次加入，一次一湯匙，並持續攪拌，約 1 分半～ 2 分鐘。

4 撒入小荳蔻混合物，並加入香草精和鹽。繼續攪拌，直到蛋清變成白色綿厚狀，當攪拌棒舉起時，附著在上頭的蛋清可以維持約 1 分鐘的樣子。

5 在烘焙紙角落下面塗一點蛋清混合物，以確保他們不會捲起。隨即把混合物倒在 4 個模子中，每個模子裡倒入 1/4 杯，模子之間要留有間隙。並用金屬湯匙的背面，輕輕的在模子中央壓出一個進 2 公分深的凹痕，烘烤約 1 小時。

6 轉動上下，前後翻動。再繼續烤 1 小時，直到蛋白脆餅變成白色鬆脆的。關上烤箱，把脆餅留在烤箱中 2 小時，等待完全冷卻。

7 小心從烘焙紙上取下脆餅。可以提前 3 天準備，放在密封容器中。

8 將漿果和 3 湯匙的糖在一個中號碗中混合。靜置約 30 分鐘，直到融為果汁狀。

9 在一個盤子裡放上一個脆餅，舀入 3 湯匙的萊姆蛋黃醬，再放上漿果，加椰絲點綴。即可食用。

花生醬、巧克力片及燕麥餅乾

這道低腹鳴的餅乾美味可口，可當作下午或者臨睡之前點心。也可以爬山時當作一個能量棒來食用。如果是在踐行無麩飲食的朋友，在製作時可以選用無麩的燕麥，花生醬改用杏仁醬，巧克力碎片可用其他堅果粒來代替。而且方便攜帶，放在密封罐或者冷凍起來，可保存一週。

食材（份量 48 片）：

- 室溫下的無鹽黃油 1/4 杯（1/2 條）
- 密封包裝的黑糖 3/4 杯
- 糖 3/4 杯
- 蛋 2 粒
- 小蘇打 1 又 1/4 茶匙
- 肉桂粉 1 茶匙
- 香草精 1 茶匙
- 鹽 1/4 茶匙
- 滑順無鹽的花生醬 1 杯
- 燕麥片 3 杯
- 半糖巧克力片 1 杯

作法：

1 將烤箱預熱至 176℃。 在烤盤上塗一層薄薄的奶油。

2 選用附有槳片的攪拌機，也可以用手動攪拌機，在一個大碗中攪打奶油，直到變得滑順。加入黑糖以及白糖，繼續打到完全混合。

3 加入雞蛋、小蘇打、肉桂粉、香草精，還有鹽，一直打到完全混合、滑順。加入花生醬，繼續打到混合均勻。

4 用立式攪拌機，或者大湯匙，拌入燕麥和巧克力碎片。

5 用一把圓湯匙把打好的麵團放到烤盤上，每一個間隔 5 公分左右。烤約 12~15 分鐘，餅乾摸上去剛好變硬，四周呈現淺棕色即可。

6 餅乾留在烤盤上，冷卻 5 分鐘。把烤盤移出烤箱，繼續冷卻。

14

消化系統營養補充劑的
實用指南

　　消化系統的營養補充劑是一塊很大的市場。有大堆的人投入了大筆的金額行銷藥物和補充劑，以改善腹痛、腹脹、便祕、腹瀉、幫助消化、抑制細菌過度滋生以及提升整體消化道健康。作為一個消費者，想靠小藥丸改善腸胃問題，有很多值得一學的知識，我們就在這裡聊一聊。

買家須知

　　首先要明白的一點是，美國政府是不太規範這些營養補充劑的。這就是說，販售膳食補充劑的廠商是不需要證明產品中確實含有標示的成分，就可以上架銷售了。他們也不需要證實產品具有他們行銷所稱的效果。

　　對於初學者來說，膳食補充劑幾乎不受美國政府的監管。銷售人員不需要證明他們銷售的藥丸，實際上包含了標籤上所聲稱的含量。 他們也不需要測試他們的產品是否符合他們的營銷聲明所說的。

　　在這樣的大環境中，充斥著許多標示不實、效用誇大的產品是可以想見的。有些獨立的稽核部門，已經查驗出許多植物補充劑完全不含盒子上標示的成分。而且有些含有的成分，卻未在說明書上說明白，這可能會對

某些消費者帶來嚴重的後果。

更令人不安的是，營養補充劑的行銷甚至不需證明產品的安全性，就可以上架銷售了。只有在某項產品收到足夠多的客訴，對使用者造成了傷害或者宣稱有不實療效的時候，美國食品及藥品管理局才會介入。

這樣造成的後果就是，一些補充劑摻入類固醇或興奮劑等非法藥物，當然還有一個原因是某些小製藥公司，他們的產品是仰賴中國大陸或是其他的境外國家製作。另一些產品可能含有高劑量的咖啡因或者荷爾蒙，這些是從動物身上提取的，而動物的健康狀況卻無從得知。還有一些還有強效除草劑可能會傷害肝臟，或者某些特定的維他命會對神經造成傷害。

2016 年發表在《肝臟病學》上的一篇文章指出，每 5 個急性肝衰竭的案例中，有一個就是因為營養補充劑引起的。在臨床實踐中，我也親眼看到活生生的例證，因為過度營養補充劑造成的肝臟損傷不在少數。即便是購買那些知名企業的產品，除非能夠找到獨立實驗室，稽核補充劑中真的含有其標示上的成分，不然吃補充劑就彷彿是和自己的健康玩俄羅斯輪盤。

另一件值得提醒的事是，許多從業者，包括醫師、營養師、自然療法業者以及脊椎調整療法師，也藉由向患者推薦營養補充劑或者推薦特定廠商來獲得報酬。作為一個消費者，要小心判斷所謂的專家意見後面的動機。

這麼說起來，讀者就可以領會到面對營養補充劑就像在茫茫礦場中一樣。有這麼多產品，有這麼多宣稱的效果，即便是我遇見最精明的消費者，花了時間去做獨立的研究，有時也依然不甚明暸，哪些真的有幫助，哪些是言過其實。

───── 對腹脹患者來說，少就是好 ─────

我這麼說，並不是我對膳食補充劑帶有偏見。我沒有成見。就營養方面來說，我比較偏向於「食物是最好的藥物」這一觀點，但是我也會定期推薦一些補充劑，幫助有腸胃問題的患者。可是我推薦的原因，絕不是銷售或者幫助銷售。我推薦的補充劑，通常都很平價，在推薦用量下是安全且有效的。可以針對某一個徵狀，做出改善，讓患者有所受惠。

而且在我的臨床經驗中，我也確實證實了補充品愈少愈好的道理。對有脹氣或者其他消化道問題的患者，我極少推薦他們 2 種以上的營養補充品。這是因為如果膳食已經根據身體狀況做出調整了，再補充一兩樣補充劑，應該就足夠了。

同樣重要的一點是，服用大量藥丸的時候，對一個有腹脹問題患者來說，無疑是一個負擔。因為每一片藥丸都要一個膠囊或者其他填充物，大把吞下去只會減慢胃排空的速度，增加了脹氣感，甚至引起某些患者噁心的感覺，或者造成胃食道逆流。對原本胃排空就慢的患者來說（比方說第 3 章討論的胃輕癱），這些藥丸更會在胃部形成一大團無法消化的異物，形成一個梗阻。

每個月至少有 2 次，會有患者因為一天「暴食」了幾 10 粒的補充劑而來到我的辦公室。如果你原本就有消化方面的問題，那麼我可以保證，吞下這麼多的藥片會造成更大的問題，而不是解決了問題。

──── 如此多的補充劑，如此少的證據 ────

如果把某個腸胃徵狀當作關鍵字，輸入到 Google 裡，你一定會注意到大約有 10 來種補充劑，好像「每個人」都在推薦他們似的。如果看到不同來源的不同網站，都在推薦同一樣產品的話，就會造成這樣的假象，既然每個人都在推薦，一定是有些科學依據的吧。

有些營養補充品被「每一個人」推薦，是因為作為一種傳統療法，經過了數代人的使用，比方說，薄荷、甘草根和茴香茶可以緩解胃部緊張不適。但是大多數補充劑，都是一種刻意造成的網路效應。也就是說，是一種線上的「回聲效應」，而不是真的有所謂的名聲。比方說，某個替代療法的從業人員，可能就療程中的某一項益生菌或者草藥產品發推文，然後部落客以及患者就在社群媒體上分享，造成了「每個人」都知道這種特殊療法的假象。儘管是缺乏證據的補充劑，也似乎有了合法性。

好吧，我是老式作法派的。我盡力依賴科學研究幫助我決定，哪些營養補充劑可以推薦，哪些不值得推薦。我花了許多時間，去讀發表在權威刊物上枯燥乏味的研究報告，以了解什麼成分在多少劑量的時候，可以解決哪一類的問題，會有怎樣的改善。如果缺乏足夠多的科研數據，我就會尋找由政府或許學院提供的官方資料，能否對某些成分安全性做背書。

至於附在行銷網站上的連結，我也會點開來看的，但我看的目的是看所有的相關連接是高質量的研究，還是粗製濫造的，如果業者引述了官方文本，又證實了他們的產品是與這些陳述相一致的，那也值得參照。讀者也可以點開讀讀看，就會發現有些業者引述的學術文本直白說了，用他們的產品是無效的，這樣的例證不在少。

在我準備這本書的資料時，我非常沮喪地看到許多被大眾日常使用的補充劑竟然完全沒有研究資料，不但是療效方面沒有數據，就是連安全性方面的研究也完全空白。在缺乏科學數據做背書的時候，我考慮的第一個問題，也就是健康從業者最基本的原則，那就是「不要帶來傷害」。

然後根據自己的臨床經驗，做出判斷：這些年來，我的幾千個病例，他們在使用此藥之後，是成效很好？還是尚可耐受？針對哪些癥狀？有沒有哪種補充劑曾經給我的患者帶來了傷害？安全在哪裡？風險又在哪裡？根據我們基礎的生物學了解，直覺可以認定這項產品對健康的影響程度？

本章就是基於這樣的構想而成的。因為科學是在不斷發展的，因此本書寫作時可能缺乏的某些科學知識和健康知識，在讀者讀到的時候，可能已經改變了。這點還請讀者見諒。就我個人來說，對新知識新療法依然採取開放積極的態度。

凡是列在本章推薦品的，至少都經過了下面第一道篩選：

- **值得一試**：綠燈。這意味著，有足夠證據顯示產品是健康有益的，至少潛在好處大過潛在的風險。
- **暫且跳過**：黃燈。這類產品好處不多，雖然傷害倒也未必。根據我前頭說過營養補充劑「少就是好」的原則，我建議暫且跳過。
- **不可食用**：紅燈。沒有足夠證據顯時可以改善消化道徵狀，卻又有足夠風險。這種弊大於益的，我直接給了紅燈。

還有一些處在尷尬地帶，那就是某些徵候下，是值得一試的，但是在另一些徵候下，又是可以跳過或者不可食用的。具體的，到時候會詳細說明。

活性碳

✱ 什麼是活性碳？

活性炭是碳被加熱到某個溫度之後，產生了微小裂縫。這些裂縫能夠吸附（結合）很大範圍的有機化合物，從氣味微粒到藥物微粒。

市場訴求：

- 預防腸道脹氣，緩解腹脹。

- 幫助腸道排毒（未指明哪一種毒素）。

實際真相：

- 科研證實，活性炭在減少腸道氣體方面功效有限，有些還有相互衝突的結果。

- 有些研究顯示，口服活性炭可有效預防高腹鳴飲食後的腸胃脹氣，減少放屁次數。但是另一項研究沒有，口服活性炭再吃烤豆子，放屁次數或者呼吸中氫氣濃度，並沒有發生明顯改變。

- 活性炭更有助於中和呼吸中氣味，腸道中氣體的量沒有發生變化

安全和耐受度方面

- 活性碳極可能造成便祕。因此，這類產品中通常會添加山梨糖醇作為瀉劑。然而，山梨糖醇本身可以會在易感體質身上引起脹氣。

- 活性炭不加選擇地與有機化合物結合，其中也包括患者服用的其他藥物。如果在服用藥物後的幾小時內服用了活性炭，就有可能降低某些藥物的藥效。比方說：避孕藥、甲狀腺藥物、抗病毒藥（如蛋白酶抑製劑）等。

- 有報導的副作用包括噁心、嘔吐、面部潮紅以及脈搏加快。

- 活性炭可以稀釋血液，因此如果正在服用抗凝血劑（華法林／可邁丁）、阿斯匹靈，就不可服用。還有如果正在服用其他下面營養補充劑的：銀杏、維命 E，或高劑量魚油，也不可服用。

劑量：

- 沒有一個標準的服用劑量規定。許多市售產品通常劑量為 500mg，通常會要求在高 FODMAP 的餐前服用。

結論

- 我建議跳過此藥物。因為並沒有明顯證據顯示可以抑制氣體生成，加上消化耐受的問題，以及與其他藥物的交互作用，我從不推薦給有脹氣問題的患者。

Align 的益生菌：嬰兒型比菲德氏菌 35624

✱ 這是什麼？

Align 廠牌下的益生菌補充劑，包含有 10 億 CFU（菌落形成單位）的嬰兒型比菲德氏菌 35624 形成菌株。

市場訴求：

- 幫助維持消化系統的規律性（定期排便）
- 促進整個消化道的健康。

實際作用

- Align 公司確實對腸躁症（IBS）患者進行了研究，我們知道腸躁症的徵狀包括腹痛或腹部不適、脹氣，以及排便不規律等。但是研究成果卻顯示服用益生菌之後，效果甚微，而且這個結果還是基於患

者自己的徵狀日記。

- 在兩項對比研究中，服用 Align 的群組，雖然腹部疼動不適以及脹
  氣，排便困難明顯比服用安慰劑或者其他益生菌減少，但是 Align
  的益生菌並沒有促進排便規律。

- 這項研究顯示，與安慰劑相比，服用 Align 後腹部不適和腹部脹氣
  程度並無差異。

- 這項研究是對腹瀉為主訴的腸躁症患者進行的，與服用安慰劑的對
  比組相比，服用多種混合型益生菌的患者腹瀉的徵狀和排便規律性
  都有改善。但是由於服用的是混合形益生菌，所以不能確定是否是
  嬰兒型比菲德氏菌的功效。

安全性和耐受度

- 與所有的益生菌一樣，除了生病的嬰孩和免疫功能低下者之外，
  Align 是安全的。

- 就我看來，還有一群人就是小腸細菌過度滋生 (SIBO) 的患者。這
  群人原本就容易在小腸裡過度生長「好」菌，Align 公司以及其他
  家的益生菌都會在小腸裡播下細菌的「種籽」，造成 SIBO 的復發。
  同樣的，如果是 SIBO 的高風險群，比方說因為年長所以胃酸含量
  低，因為自體免疫系統問題造成胃酸含量低，或者服用 -prazole 型
  藥物抑制了胃酸含量，服用益生菌都是有風險的。

- 益生菌成分中通常都含有牛奶，因此對牛奶過敏的人也不適合
  服用。

- 在剛服用的前幾天，可能會出現氣體增多和腹脹的情形，不過這些
  徵狀會過去的。

劑量

- 每天一片
- 由於益生菌補充的菌類不會永久性居住在小腸，因為停止服用後一週，之前的益處都會消失。

結論

- 對便祕或不規律排便型的腸躁症患者，不妨可以試一試。只是不要期望太高。支持 Align 益生菌可以治療腹脹的證據不是很足。
- 但是對曾經有過小腸細菌過度滋生病史，或者小腸細菌過度滋生高風險群的人來說，就跳過這一療法吧。

大蒜素：大蒜，大蒜精

- 可能以 AlliMed、Garlique、Kyolic 的名字出現在市場上

✱ 什麼是大蒜素？

大蒜素是一種從大蒜提取出來的營養補充劑，富含硫。

市場訴求

- 替代醫學從業者聲稱它是一種「草本抗生素」，可以殺死腸道中的有害細菌（並治療小腸細菌過度滋生 SIBO），但不是處方藥。
- 因為營養補充劑的行銷是不可以宣稱產品具有可以治療疾病的「藥效」，因此產品包裝上不會有類似的字樣。

實際真相

- 大蒜素對抗細菌或真菌的研究，還沒有進行人體實驗，所有的研究都還停留在實驗室的試管裡。

- 截至目前，沒有科學證據證實口服大蒜提取物可以有效殺死腸道中的細菌，以及體內的細菌。雖然在實驗室，大蒜可以殺死試管中的幽門桿菌（這種細菌可能引發胃潰瘍），無論是單獨的實驗，或者與其他處方抗生素的對比研究，都證實在實際人體身上，大蒜素殺菌作用微乎其微。

- 某些研究有望證實，大蒜有可能會增強某些處方抗生素和抗真菌藥的效力，可用於輔助治療。

安全性和耐受度

- 許多個案顯示出不良效果，如腹痛、腹脹、食慾不振，以及呼吸中有異味。

- 大劑量服用可能引發胃腸不適，如胃灼熱、腹瀉、胃部抽痛，胃腸脹氣、噁心嘔吐等。除了消化道的徵狀之外，還有人會面部潮紅、心跳加快、眩暈，以及過敏、失眠。

- 急性胃腸炎（感染性腹瀉，或者說腸胃型感冒）的患者可能在服用後，變得嚴重了。

- 大蒜提取物可以稀釋血液，因此不能和血液稀釋藥物華法林 / 可邁丁、阿斯匹靈一起服用。也不能和銀杏、維他命 E 或高劑量魚油等補充劑一起服用。

- 大蒜素也可能會降低其他藥物的有效性，包括避孕藥、環孢素和抗反轉錄病毒抑制劑。

劑量

- 因為尚沒有足夠的研究，因此也就沒有劑量建議。

結論

- 跳過。大蒜素不是抗生素，不應該當作抗生素來服用。沒有科學證據顯示大蒜素單獨，或者合併其他草藥，可以有效治療小腸細菌過度滋生 SIBO。
- 部分實驗有望證明，大蒜素可以協助處方抗生素。如果腸胃可以耐受，嘗試與其他處方抗生素合併使用，也未必不合理。

蘆薈

✳ 什麼是蘆薈？

蘆薈長得像仙人掌，但是短莖、葉厚。厚實葉子的內部含有蘆薈凝膠，含有一種叫做蘆薈多醣體的化合物。葉子下面的那一層，則含有蘆薈乳膠，以及其他化合物，其中包括蘆薈素。

市場訴求

- 便祕瀉藥

實際作用

- 蘆薈乳膠中的活性成分蘆薈素是一種興奮劑，可能會增強大腸的收縮。還有另一個作用就是阻止大腸把水分再吸收到體內，讓排便較軟，容易排出體外。壓碎整片蘆薈葉提取出來的產品自然會包含蘆薈素。其他在產品成分上寫著「蘆薈內葉」字樣的，其實也包含有蘆薈素。
- 頻繁使用蘆薈乳膠補充劑通常會導致耐受性增強，也就是說，原本的軟便功能需要增加劑量才能達到。
- 蘆薈凝膠是從蘆薈葉的內部取出的，沒有瀉藥效果。果汁樣的蘆薈

補充劑通常只含有蘆薈凝膠成分，而不是蘆薈乳膠。

安全性和耐受度

- 世界衛生組織將蘆薈的全葉提取物列為「可能致癌物」。

- 有高劑量服用（每天 1 克）蘆薈乳膠因而致死或嚴重腎衰竭臟的案例報告。事實上，由於安全問題，它已被美國食品及藥物管理局禁止作為非處方藥成分。 但是，作為膳食補充劑，該成分仍然在市面流通。

- 蘆薈還會與幾類藥物產生交互作用，包括某些利尿劑、心臟病藥物、類固醇和糖尿病口服降血糖藥物，造成電解質失衡或低血糖的嚴重後果。

- 女性在妊娠期間不應使用蘆薈，以免對胎兒造成不利，或發育不健全或發生中毒的情形。

劑量

- 用於腸胃道的問題，尚無標準劑量。對於胃腸道問題，沒有標準劑量的蘆薈。

結論

- 避免使用

- 蘆薈乳膠部分可能會改善便祕，但也存在潛在危害。不含乳膠的蘆薈凝膠雖然安全，卻並沒有明顯的治療效果。

α - GAL 酵素

- 以 Beano、Bean-zyme、Beanaid 的品名出售

✱ 什麼是 α‑GAL 酵素？

這種酵素是從稱為黑麴菌菌類中提煉出來的，後者又是從豆類或者蔬菜中某一特種的複雜碳水化合物分解而成的。

市場訴求

- 防止由於豆類、全穀物和某些蔬菜中難以消化的碳水化合物引起的腸道脹氣。在進食之前服用，有助於預防脹氣以及腹部不適。

實際作用

- α‑GAL 酵素可以分解某種類型的纖維，這種纖維名叫半乳寡醣（galacto-oligosaccharides，簡稱 GOS），人體沒有可以分解它的酶，因此非常容易引起脹氣。半乳寡糖經過 α‑GAL 酵素的分解，就不會進入大腸，也就免去了遇見細菌從而發酵的過程。這就減少了因為含有半乳寡醣的食物所引起的脹氣。

- 研究證實，在餐間攝入的 α‑GAL 酵素同時攝入相當量的豆類，與安慰劑相比，餐後脹氣的程度，以及每小時放屁的數量都要減少許多。不管，高低劑量都一樣有效。

安全性和耐受度

- α‑GAL 酵素對成人和兒童都很安全，只有患有半乳糖血症的患者除外。

- 特別值得一提的是，Beano 品牌以及很多其他品牌在製作時都會使用甘露醇的非活性成分。這本身是一種會發酵的碳水化合物，對 FODMAP 家族食物敏感的人群，吃了甘露醇後會脹氣。但是 Beanzyme 品牌的就沒有這個問題。

- 另外，此酵素會減弱降血糖藥物、糖尿病藥物 Precose（acarbose）

的效用。

劑量

- 目前看起來是，在 240 ～ 1,200 GalU 之間的劑量是有效劑量。

- 在食用含半乳寡醣的食物之前，先服用補充劑。含半乳寡醣的食物包括：扁豆、大豆、豌豆、甜菜，以及綠色花椰菜、高麗菜苗、高麗菜和羽衣甘藍。

結論

- 如果脹氣原因是碳水化合物不耐、便祕，實用半乳寡醣食物之後 SIBO 變嚴重的，不妨一試。

- 前面有一張半乳寡醣食物的清單，在享受此類食物時，也可以同時食用補充劑。

小蘗鹼：西馬拉雅山小蘗，刺蘗，達爾文小蘗

✱ 小蘗鹼是什麼？

小蘗鹼這種化合物存在於很多種類的植物中，例如：小蘗、奧勒岡葡萄、刺罌粟、黃連（譯註：小蘗鹼就是俗稱的黃連素）、加州罌粟、北美黃連、黃根草等。在傳統中醫當中，用來治療腹瀉，幫助降低血糖，兩型糖尿病皆可用。

市場訴求

- 替代醫學業者稱之為「草本抗生素」，可以殺死腸道中的有害細菌 (以及治療以氫氣為特徵的 SIBO)，是處方藥的替代選擇。

- 因為保健食品不能宣稱療效，故包裝上無可以治療任何疾病的字樣。

實際作用

- 小蘗鹼能否治療 SIBO 尚未進行動物及人體實驗，因此沒有科學證據顯示其效用。

- 但是小蘗鹼藥效在小白鼠身上的實驗進行了許多。這些證據顯示，對 2 型糖尿病有明顯的抑制血糖作用。

安全性和耐受度

- 小蘗鹼有許多安全方面的問題。

- 小蘗鹼可以降低血糖，並可以增強其他降低血糖藥物的功效（這些藥物包括：胰島素、泌樂寬 metformin、瑪爾胰 glimepiride、pioglitazone 等），從而產生了血糖過低的後果。而且因為健康食品的劑量沒有標準，因此服用之後可能會有意料外的後果。

- 它可以降低自身的血壓，並放大降血壓藥物的作用。 如果您有自然的低血壓或使用此類藥物，小蘗鹼可能導致危險的低血壓。

- 它可能抑制某些酶的作用，而這些酶是代謝另外一些藥物時必須的，如果缺少了此類酶，那些藥物在血液的濃度會變得非常高，也可能帶來危險。此類藥物包括：血液稀釋藥、降膽固醇的他汀類藥物、某些抗生素、降血壓藥物、西地那非（其中包括威而剛）、抗抑鬱藥和抗焦慮藥，等等。

- 可能增加血液中膽紅素的濃度，這是一種肝臟的廢棄物，如果濃度過高，會引發黃疸（眼睛和皮膚）。懷孕以及哺乳中的女性，不可使用，可能會造成嬰兒膽紅素過高，甚至因而引起腦部功能障礙。

- 常見副作用包括腹瀉、便祕和腹痛。

劑量

- 尚無標準劑量（這是西方醫學系統下的論述。譯者註。）

結論

- 避免使用。

- 小蘗鹼是一種草藥提取物，到人體內會產生諸多強列的醫藥效果，可能會很多人都會產生副作用。

- 具有諷刺意味的是，到目前為止，並沒有證據顯示消除 SIBO 是它的藥效之一。既然如此，我就不建議冒險使用了。

- 儘管小蘗鹼有助於緩解某些非感染性的腹瀉，但對於 IBS 類型的腹瀉，我還是首推其他更安全療法。另請參見：可溶性纖維補充劑。

鹽酸甜菜鹼

✳ 什麼是鹽酸甜菜鹼？

鹽酸甜菜鹼是在實驗室中合成的一種甜菜鹼，非自然界中的甜菜鹼。

市場主訴

- 鹽酸甜菜鹼行銷主訴是可提供更多的鹽酸，改善胃部對食物的消化。

- 弔詭的是，有些從業人員建議用來治療胃潰瘍，以及矛盾的是，一些從業者還建議它幫助治愈潰瘍和胃食道逆流，因為他們認為胃酸過少才導致了潰瘍和胃酸逆流。

實際作用

- 鹽酸甜菜鹼到底有什麼功用，目前並沒有明確的證據。沒有證據顯示可以治療胃腸問題，甚至也沒有證據顯示可改變胃部的酸鹼值。

- 另外，特別需要補充說明的是，並沒有證據顯示，胃酸過低會引起消化不良、胃食道逆流或者胃潰瘍。其實證據顯示的剛好相反。

安全性和耐受度

- 目前尚無足夠的證據證實其安全有效，因此美國食品及藥物管理局禁止把它列為非處方藥，稱之為「不能被視為普遍安全和有效的」。
- 胃炎、潰瘍或胃食道逆流的患者，應該特別避免使用。因為增加酸性，可能會惡化這些病症。

劑量

- 目前沒有。因為安全有效尚未得到證實，因此也沒有推薦劑量。

結論

- 避免使用。
- 既然 FDA 沒有背書其安全可靠，我個人認為鹽酸甜菜鹼的風險大於益處，因此不推薦有胃腸消化道問題的患者使用。

鳳梨酵素

✴ 什麼是鳳梨酵素？

鳳梨酵素是從鳳梨植物的莖和果汁中提取出來的一種蛋白質消化酶。不是人體自行產生的消化酶。

市場訴求

- 可以幫助消化腸胃中的蛋白質。

實際作用

- 有幾項研究是關於鳳梨酵素對輕度炎症治療效果的，特別是鼻竇炎和運動傷害這兩項。但是很少證據顯示，可以舒緩紅腫，加快恢復。但是也有一個問題，那就是為了免得鳳梨酵素在發生作用之前在胃部就被消化吸收了，因此酵素外頭都裹了一層膠囊。而大多數的健康補充劑是沒有這層膠囊外衣的。
- 至於對消化吸收有沒有幫助，還沒有研究結果出現。因此尚不清楚。

安全性和耐受度

- 如果對鳳梨、乳膠、小麥、芹菜、茴香、柏樹花粉、野草花粉過敏，也有可能會對鳳梨酵素過敏。
- 鳳梨酵素可能具有輕微的血液稀釋作用，因為不能和稀釋血液的藥物合併服用，這些藥物包括：華法林／可邁丁、阿斯匹靈，以及這些補充劑：銀杏、維他命 E，以及高劑量魚油。
- 鳳梨酵素還會加強某些藥物的作用，包括：阿莫西林，四環黴素、鎮靜藥物、三環類抗抑鬱藥、幫助睡眠的藥物和抗癲癇藥。

劑量

- 根據加拿大衛生部頒布規定，每次服用的最大量是 45,000 PU 是每次服用的最大劑量（美國政府目前沒有相關規定）。

結論

- 避免使用。
- 看起來也沒有改善脹氣，而且如果服用以上列出的任何一種藥物，都還可能造成傷害。
- 我個人是不會建議脹氣問題的患者使用的。因為首先缺乏證據，缺乏蛋白質消化酶是造成脹氣的原因之一，其次即便是，那麼應該也

是從動物提取的，經過標準程序的其他胰酶（詳見 13 章）。

碳酸鈣嚼片

- 常見品牌：TUMS、Rolaids，以及 Chooz 口香糖

✱ 什麼是碳酸鈣嚼片？

一種沒有外衣的可嚼式非處方鈣質補充劑，可以緩解中和胃酸，會減輕在餐後遇到胃食道逆流的疼痛和傷害。

市場訴求

- 緩解胃部灼痛、中和酸胃、緩解酸性消化不良，以及其他胃部不適。
- 中和食道和胃中的酸，服用後立即生效。

實際作用

- 對比實驗已經證實了，碳酸鈣制酸劑確實可以減緩灼痛感，降低食道暴露在酸性環境中。
- 其制酸作用是藉由迅速中和胃中的鹽酸，提升 PH 值來達成的。

安全性和耐受度

- 長期過量食用可能會導致噁心、嘔吐、腹痛、腹脹、便祕，以及腸胃脹氣。
- 鈣質補充劑可能會增加曾經有過腎結石病史，或者容易長腎結石體質的，增加結石的機會。
- 降低胃中酸性，可能會影響某些處方箋藥物的消化，也可能影響某些維他命的吸收，比如：鐵和 B12。

- 由於碳酸鈣對胃酸的影響時間約在 30 ～ 60 分鐘之間，因此上述副作用可以用時間間隔來解決，也就是說，在服用其他藥物 1 小時之後，再服用碳酸鈣制酸劑。

劑量

- 大多數市售碳酸鈣的劑量為每片含量為 500 ～ 1,000mg。
- 從每次一片開始。服用時間，可以選在徵狀出現之前（也就是餐前或者酒前），也可以在徵狀出現後立即服用。如果需要，也可以三餐之前服用。
- 每天不要超過 7g。

結論

- 消化不良引起的脹氣患者，也就是胃酸型脹氣，這是一個值得嘗試的辦法。成本低，效果快。
- 就我個人經驗來說，制酸藥提前服用比較有效。如果是容易出現胃酸型脹氣的體質，在兩餐之間的任何一個時間點，或大餐之前，高脂肪餐點之前，先嚼一片都可以有個預防效果。

康萃樂益生菌：鼠李糖乳桿菌 LGG 和菊粉

✱ 什麼是康萃樂益生菌？

康萃樂是一種益生菌補充劑，含有 100 億個菌落形成單位 CFU，可以生成鼠李糖乳桿菌，一種天然存在於人體消化道中的菌株。康萃樂還含有菊粉，一種益菌生纖維，是益生菌的食物。

市場訴求

- 「幫助偶發性的消化不良，包括腹瀉、脹氣和腹部不適。」
- 「協調消化系統更有效率。」
- 「安頓外出旅行時的腸胃。」

實際作用

- 康萃樂被證實在治療嚴重腹瀉的時候，非常有效。造成腹瀉的原因包括：旅行在外時的腹瀉、抗生素相關的腹瀉（AAD）和艱難梭狀芽胞桿菌（C. diff）感染造成的腹瀉。
- 康萃樂被證實在治療抗生素有關的兒童腹瀉有強效功用。有證據顯示，康萃樂和其他含有鼠李糖乳桿菌的益生菌可以預防以及減輕使用抗生素引起的副作用型腹瀉。
- 一項針對鼠李糖乳桿菌之於腸躁症的小型研究，顯示其作用沒有比安慰劑組更好。這也是至目前為止尺此菌在腸躁症方面唯一的一項研究。

安全性和耐受度

- 與所有益生菌一樣，康萃樂對大多數人都是安全的，除非是生病的孩童以及免疫功能低下的成人。
- 還有一組例外，那就是曾經有 SIBO 病史以及容易罹患 SIBO 體質的人群，他們的小腸中原本就容易過度生長「好」細菌，而康萃樂和其他的益生菌一樣，可能會誘使此疾病發作。同時，因年紀漸長使胃酸濃度低，而成了 SIBO 的高風險群，或者使用 -prazole 型制酸藥物的，都是需要注意避免使用康萃樂益生菌的對象。。
- 菊粉是一種高 FODMAP 型纖維，內含果聚醣。若對果聚醣會產生脹氣反應的人，則對康萃樂也會有同樣的腸胃反應。

- 在剛開始服用康萃樂的前幾天，可能會出現脹氣和腹脹的情形，這是正常，過幾天就會好轉的。

劑量

- 每日一粒。

- 由於益生菌補充劑不能讓菌落永久存在於腸道，服用後帶來的益處在停止服用一週後都會消失。

結論

- 如果想改善腹脹脹氣，那麼我不推薦康萃樂益生菌。因為只有很少證據顯示，可以改善腹脹或者便祕，而且其中含有的菊粉，可能還會增加腸道內的氣體和腹脹的感覺。

- 但是如果是腹瀉為主徵的 IBS、感染型的急性腹瀉、有艱難梭狀芽胞桿菌的病史，或者服用抗生素後引起的腹瀉，也許值得試一試。但是如果有 SIBO 病史，或者有高風險群，我還是建議跳過康萃樂。可以選擇以酵母為基底的益生菌，比方說布拉斯酵母。

甘草萃取物 DGL

✱ 什麼是甘草萃取物？

英文簡稱 DGL，是一種從甘草植物根部提取的化合物。在處理過程中，甘草素被去除了。因為甘草素可能會帶來高血壓和水腫的嚴重副作用。因此，去除甘草素的甘草萃取物比整個甘草根部更安全。

市場訴求

- 「幫助舒緩胃壁」（可用於胃炎、胃灼熱、胃酸過多以及胃潰瘍）

實際作用

· 其實並不清楚 DGL 在胃部會產生什麼作用。甘草根的甘草甜素看似會對胃壁粘液細胞產生影響,使之分泌更多的保護性黏液。但是出於安全原因,甘草甜素已經在萃取時被去除了。

· 說到 DGL 對胃潰瘍的作用,不管是單一的研究,還是對照組的研究,都沒有顯示出有任何的治療作用。

· 有些研究顯示,GDL 作為成分之一,包括在某些制酸劑裡,雖然有制酸效果,但是不確定這個效果來自於 GDL,還是其他成分。同樣的,也有研究其他的營養品可以有效改善胃酸過度,以及消化不良的徵狀,但是不能確定這是因為 GDL 還是營養補充劑中期他成分的關係。(想了解更多,參見:伊貝加特條目)

安全性和耐受度

· 孕婦應避免使用各種形式的甘草製品,包含甘草、DGL 以及其他產品,以免增加早產的風險。

· 在好幾項 DGL 營養補充劑的品牌中,都使用了山梨糖醇或甘露醇等非活性成分作為填充劑。如果對 FODMAP 的糖醇家族過敏的話,(參見第 9 章),請另尋替代品。

劑量

· 沒有標準劑量。

結論

· 我建議不要使用 DGL。因為並沒有確鑿的科學證據,支持 DGL 可以改善胃酸型脹氣或者其他胃酸過多引起的消化道問題。

- 但是也正如我前面說過的，我的許多患者長年來都隨身準備了 DGL，以應突然發作的胃酸型消化不良。如非是孕婦，或者有心臟疾病，偶爾使用 DGL 效果還不錯。雖然就我所知，尚沒有科學證據，但是如果是胃酸型脹氣，那我不反對嘗試 DGL 補充劑，畢竟要好過碳酸鈣型補充劑。

消化酶補充劑

✱ 什麼是消化酶補充劑？

消化酶補充劑含有多種不同類型的消化酶，可以幫助各類營養的消化吸收，增強各種營養素的消化。通常包含以下成分的各種組合：

- 澱粉消化酶，簡稱澱粉酶
- 蛋白質消化酶，蛋白酶，胃蛋白酶
- 脂肪消化酶，脂肪酶 ✱
- 乳糖消化酶，乳糖酶
- 各種植物纖維消化酶，如 α-GAL 酵素、植酸酶、果膠酶、纖維素酶、半纖維素酶、木聚醣酶（通常來自黴菌或真菌）
- 蔗糖消化酶，蔗糖酵素
- 從水果中提起的蛋白質消化酶，如鳳梨酵素、木瓜酵素。
- 牛膽萃取物，從牛身上提取的一種消化液，可以把大脂肪分解成小脂肪，於脂肪酶消化。
- 甜菜鹼，前面已經有特別說明過了。

如果產品成分上列出了酶的來源，那麼不要懷疑，porcine 就是從豬

的身上提取的；Aspergillus 和 Trichoderma 的來源是植物，牛膽的萃取物來自公牛。

原註：有些產品成分上，沒有標示出澱粉酶、脂肪酶或者蛋白酶，只是寫了胰臟酶，但是其實包含了以上三種酶。

這些消化酶補充品和處方箋胰脂肪藥物（簡稱 PERT）還是不一樣的。後者是患有囊狀纖維化或胰腺功能不全的人，身體不能分泌足夠的胰酶，所以醫師開出了處方藥物。兩者的具體區別在：

- 與處方藥相比，營養補充劑中澱粉酶、蛋白酶和脂肪酶的劑量更低。其中最高劑量的也才達到處方箋的最低劑量。
- 補充劑沒有一套管理的標準，因此可能沒有標準劑量。也和標籤上的劑量未必完全一致。
- 有些補充劑包了腸溶膜，有些沒有包，也沒有放在耐酸膠囊裡，這樣可能還沒到小腸，就已經被消化了。
- 補充劑裡，除了三種胰酶之外，可能還含有其他種類的酶。

市場訴求

- 幫助消化
- 提升、促進營養的吸收
- 減少餐後不適
- 有些消化酶號稱為「生物膜」產品，據說可以分解糖和纖維蛋白，也就是黏附在腸道表面的菌落，因而有治療和預防 SIBO 的效果。

實際作用

- 消化酶補充劑實際作用取決於它內含的成分。
- 兩個小型的對照組實驗。一組給予脂肪酶，另一組給安慰劑，在食

用了高脂肪食物之後，給予脂肪酶的消化道氣體、脹氣、噁心、過飽的程度都要緩和許多。但是在這些實驗中，給予脂肪酶的劑量是處方箋等級的，要比平常的補充劑含量高許多。

- 另有一個小型實驗，顯示對消化功能不全的患者，消化酶的表現沒有比安慰劑更好。

- 前面 α-GLD、乳糖酶、木糖異構酶討論過這些酶的作用。簡而言之，他們對食用豆類以及含 GOS 的蔬菜、乳製品、高果糖食品引起的腸胃道氣體、腹脹、腹瀉治療效果是很好的。

- 一項小型的人體研究證實，如果服用從菌類中提煉的植酸酶補充劑，是可以加強全穀物中鐵的吸收。

- 尚無蛋白酶和澱粉酶對人體的實驗。

- 生物膜一說沒有證據。因為在人體腸道中，是沒有所有的生物膜的，因為生物膜無法附著在會移動的表面，而人體的消化道不斷收縮，黏液層數天就會更新一次。

安全性和耐受度

- 消化酶的通常來說都很安全。

- 就我個人觀點來看，最大的安全問題是來自牛隻的萃取物。任何來自狂牛症病牛身上的組織或者分泌物都會傳播狂牛病（牛海綿狀腦病，簡稱 BSE）。鑑於美國營養補充劑市場的鑒督不力，而且來源可能在世界各地，這些因素都增加了傳播狂牛病的風險。況且，也沒有數據顯示，牛膽補充劑對人體消化道的益處。

- 另外一個消化酶雞尾酒式的補充劑，讓結腸暴露在脂肪酶環境中，這會對結腸造成傷害。因為高劑量的脂肪酶會讓結腸壁疤痕狀組織

增厚，從而堵塞糞便，造成便祕。當然了，如果脂肪酶的含量較低，相對來說這個風險就比較小。

· 此外，有些品牌的消化酶還有低聚果糖或菊粉纖維，這些成分可能導致敏感體質產生氣體或者腹脹。

劑量

· 通常產品包裝上的建議劑量是每天 3 次，每次一粒，用餐時服用。

結論

· 如果是餐後脹氣，或者某些碳水化合物引起的脹氣，值得一試。不過這樣「補」起來不便宜。

· 我建議追蹤酶補充劑的效果，然後具體補充缺的那一樣。

· 即便決定一試，也建議避免任何取材自牛身上的產品。

· 如果是想預防 SIBO 型脹氣，我覺得就免了。

矽藻土，也叫矽膠、DE

✱ 什麼是矽藻土？

矽藻土是一種細緻的白色粉末，由碾碎的岩石製成，富含二氧化矽。名字由來源於是一種藻類，其化石骨架形成了沈積岩，而矽藻正是由這種岩石為原料製成的。

市場訴求

· 可以吸納不需要的毒素，來幫腸道解毒，淨化腸道。

· 幫助維護健康的腸道。

· 改善營養的吸收。

- 讓排便規律。

實際作用

- 廣泛用在工業上，讓牙膏有粗礫感，過濾液體和飲料，殺死昆蟲，並添加在動物飼料當中，防止結塊。

- 事實上，目前對二氧化矽在人體腸道中起的作用，唯一可以想像的，也就是吸收了一些水分。作為膳食補充劑進行研究，尚未進入到動物實驗階段，更不要說人體實驗了。

安全性和耐受度

- 有數項關於接觸矽藻土的工作人員因為吸入二氧化矽而罹患肺癌。由於 DE 是以粉末形式銷售的，因此可能會因為吸入而造成安全方面的隱憂。

- 但是作為食物攝入，DE 對人體是無害的，美國食品及藥物管理局認可其可用作食品加工過濾劑（比方說，過濾葡萄酒），用於食品包裝紙，或者包裝紙板裡的成分之一。

- 尚不清楚 DE 是否會影響腸道中的藥物或營養的吸收，但是可能性很高。

劑量

- 尚無標準劑量。

結論

- 建議跳過。二氧化矽本身不是必須的營養成分，也沒有證據顯示可以改善消化道的脹氣或其他問題。如果只是想吸收腸子中多餘的水分，使用可溶性纖維補充劑安全多了。而且結腸也不會想要一個粉末狀岩石不時摩擦其內壁。

FDgard 消化道守護者

（其實 FDgard 尚無中文譯名，這是一個在美國市場常見營養補充劑）

✳ 什麼是消化道守護者？

FDgard 膠囊是由 21mg 薄荷油和 25mg 藏茴香組成的。藏茴香是胡蘿蔔家族中的一員，在歐洲、中東和北非都有很長的食用史。

市場訴求

- 調整上腹部的消化不良徵狀，包括疼痛、不適，以及才剛吃一點就覺得飽脹、噁心脹氣、打嗝等。

實際作用

- 薄荷油加上藏茴香的組合早在 15、20 年前就受到了德國學者們的關注，他們做了一些實驗，看看這種草藥營養劑對功能性消化不良的成效。四組隨機研究效果不錯，其中有三個是用安慰劑或者其他藥物。

- 成果顯示，使用薄荷油和藏茴香的一組，不管是與其他組相比，或者與他們自己之前的徵狀相比，在疼痛的強度、脹氣的程度，以及飽脹的感覺方面，都有明顯改善。

- 此後，對這個組合物的研究不多。

安全性和耐受度

- 這樣營養補及品中的成分被美國藥品及食品管理局認為是安全的。

- 與薄荷油成分相關的副作用是灼燒感。這是因為薄荷油鬆弛了消化道內的平滑肌，可能也包括隔開食道和胃之間的賁門，造成了胃酸逆流。

- 若對藏茴香過敏，就不建議食用此營養補充劑。

劑量

- 廠商推薦用量是每天 2 次，每次 2 片，或依個人需求調整。但是一天不要超過 6 片。

- 在進食半小時之前，或者半小時之後，和水服用。如果在服用制酸藥物或者 H2 阻斷劑藥物，要在此類藥物之前一小時服用。但 PPI 藥物以及名字以 -prazole 結尾的制酸藥物是可以同時服用的。

- 整片膠囊吞下去，也可以把內容物盒蘋果醬混合。但是不要咀嚼，直接吞服。

結論

- 值得一試。雖然證據有限，但是足以證明其成分安全無憂了。

茴香的種子以及茴香茶

✳ 茴香是什麼？

茴香是胡蘿蔔科中的一種，會開花，有香味。數世紀以來，在歐洲和中國用作可以緩解各種腸胃不適的草藥。在有些印度餐廳的入口處，可以看到彩色糖包裹的種子，那個種子就是茴香籽，在印度傳統中用來餐後幫助消化之用。

市場訴求

- 減少腹痛和脹氣，特別可以緩解腸躁症的相關徵狀。

- 具有抗痙攣作用，也是驅風劑（幫助排出腹中的氣體，也有助於減少氣體的產生）。

實際作用

- 茴香對成人消化方面的輔助作用，僅有的研究侷限在和其他草藥混合一起使用時的效果，這些其他草藥包括：薄荷、薑、薑黃素和甘草。茴香種籽以及茴香茶對緩解腸胃脹氣和腸躁症的證據，也非常有限。因為這些是一些地區的傳統療法，因此成效大多來自於傳聞。

- 由茴香籽提煉出來的茴香籽油以及茴香茶對嬰兒腹絞痛的緩解研究已經有結果了，是一個有效果的自然療法。

安全性和耐受度

- 從茴香籽和茴香茶的提取物用來治療成人偶發的腸胃問題，調整腸胃，被認為是很安全的。

- 毒物學家最近正在研究茴香茶，因為擔心其中含有天然對烯丙大茴香醚成分的高低，這種物質劑量過大會致癌。特別令人擔心的是，作為嬰兒腹絞痛的自然療法時，對幼小的身體來說，劑量可能會過高。

劑量

- 沒有推薦劑量。

結論

- 對於源自胃部的脹氣，以及伴隨而來的打嗝、氣脹、功能障礙，傳統的消化道問題以及吞嚥困難，都值得一試。在忙碌的一天之後，一杯溫暖的茶，即便茴香本身沒有用，熱茶也有放鬆的效果。

- 為了安全起見，請勿讓嬰孩服用。

布拉斯酵母菌

✱ 什麼是布拉斯酵母菌？

布拉斯酵母菌（Florastor）是一種酵母益生菌營養補充劑，裡頭含有一種叫做 Saccharomyces boulardii lyo CNCM I-745 的酵母菌，存在於某種熱帶水果的果皮上。這是最早商業化的益生菌之一，也被研究得最多。

與大多數商業化的益生菌產品不一樣的是，布拉斯裡頭含有的是酵母，而不是細菌。這意味著它不會被抗生素殺死。

市場訴求

· 加強消化道的平衡

· 增加體內的乳糖酶，改善乳糖不耐症。

實際作用

· 布拉斯酵母對腸躁症的腹瀉、預防外出旅行時的腹瀉以及抗生素相關腹瀉的功用，證實相對其他酵母菌來說較強。

· 此菌也可以預防使用抗生素之後機會性引發的艱難梭狀芽孢杆菌感染。

· 但是支持布拉斯酵母改善乳糖耐受性的證據要弱許多。1986 年對7 個人的小實驗是這一說法的基礎。而且也只說明了，每天服用布拉斯酵母 4 次可以增加乳糖酶，並沒有真正證明在食用乳製品之後，是否會改善乳糖不耐的症狀。

安全性和耐受度

· 已經有 60 年的歷史證明其安全了。就像所有的益生菌一樣，即便是對免疫力低下的成年和兒童也一樣安全。

- 每一片膠囊中還有 1/3g 的乳糖。這樣的劑量即便是對乳糖不耐的人來說，也不會造成問題。
- 因為成分中含有的是酵母而不是細菌，故沒有導致 SIBO 的風險。對於正在使用抗生素治療 SIBO 或者曾經有過 SIBO 病史的患者，我會推薦使用。
- 布拉斯酵母和導致陰道感染和鵝口瘡的白色念珠球菌是完全不同的菌種，因此服用布拉斯酵母菌不會造成類似的感染。

劑量

- 每天一到兩次，每次 2 粒。
- 益生菌補充劑生成的菌株無法在腸道長期存活，因此停止服用後兩週，療效也就會消失。

結論

- SIBO 患者或者曾經有過 SIBO 病史，在服用抗生素時如果想配合增加益生菌，建議可以使用布拉斯酵母菌。
- 乳糖不耐患者如果想藉此改善乳糖耐受性，布拉斯酵母菌不是一個好選擇，請參照其他乳糖酶。

生薑

- 也以下列產品形式在市面銷售：薑辣素、薑根、生薑提取物、薑茶

✽ 什麼是生薑？

生薑是一種草本植物的根，原產於亞洲地區，很早就用作烹飪香料，以及傳統醫學。可以使用其整個根部，也可以研磨成粉，或者乾燥用來泡

茶。生薑中的主要活性成分稱為薑醇。

市場訴求

· 緩解噁心感。

· 安撫腸胃不適。

· 幫助消化。

實際作用

· 對生薑作為止吐藥物的很多研究正在進行中。在防止孕吐、化療以及術後的嘔吐方面，都有令人滿意的表現。

· 薑辣素可能還有解痙和放鬆肌肉的效果。類似於薄荷油。

安全性和耐受度

· 生薑提取物可能具有稀釋血液的作用，因此不可以和稀釋血液的藥物一並使用，比方說：華法林／香豆素、阿斯匹林，以及銀杏、維他命 E 或高劑量魚油等保健食品一同服用。如果合併使用，可能會產生出血（難止）的問題。

· 薑有肌肉鬆弛效果，但生薑茶或其他生薑營養劑可能在胃中分解後，導致胃酸逆流而成生灼熱感。

劑量

· 1g 全薑萃取物剛好是抗噁心的有效劑量。

· 而作為健康食品的生薑、薑辣素、薑茶、以及生薑嚼片，劑量都尚無標準。

結論

· 對消化功能障礙型的脹氣以及脹氣伴隨的噁心患者，值得一試。

· 對源於胃部的脹氣，生薑茶和生薑嚼片效果要比膠囊好，因為可以

最大程度的和胃壁接觸，可以先嘗試一下，哪種形式的補充劑對自己最有效。

左旋麩醯胺酸

✻ 什麼是左旋麩醯胺酸？

左旋麩醯胺酸是一種胺基酸，是構成蛋白質的基石之一。它是一種非必要的胺基酸，也就是說可以直接從食物中獲得，而不需要另外補充。富含蛋白質的食物，如肉類、魚類、豆類以及乳製品，都富含麩醯胺酸。而麩醯胺酸正是腸粘膜細胞的首要能量來源。通常以粉末或藥丸的形式出售。

市場訴求

- 支持腸道粘膜，維護消化道功能。
- 促進消化系統健康。
- 左旋麩醯胺酸特別受到替代療法業者的喜歡，用來修復腸漏症的腸道。替代療法業者相信，左旋麩醯胺酸可以修補腸壁上的漏洞，提升阻隔的功能。

實際作用

- 關於左旋麩醯胺酸研究大多集中於探討其對克龍氏引起發炎徵狀有無改善，結果是即便在 30g 的高劑量下，也沒有什麼效果。
- 至於左旋麩醯胺酸可改善腸道壁隔離功能一說，來自於一項針對重症住院患者進行的研究，這些重症患者因必須接受靜脈營養而受到醫療壓力。有一些證據顯示，在經過大手術、嚴重燒傷或者其他嚴

重醫療事故的患者，如果在靜脈輸液中加入左旋麩醯胺酸，可以改善他們腸道的隔離功能，但是這些證據還不足以使之被推薦給醫療系統中重症患者。

· 通過口服藥丸或者直接以液體配方進入消化道的實驗，顯示左旋麩醯胺酸對重症患者腸道的隔離作用並沒有幫助。

· 作為口服補充劑對其他有消化問題，腹脹、SIBO 或腸躁症問題的民眾，有無幫助的研究尚未開展。也沒有證據顯示其有助於改善對食物的敏感性和耐受度。

安全性和耐受度

· 因為左旋麩醯胺酸實際上只是一種蛋白質，即便是腎臟功能有問題，每天幾克的高劑量也不會造成負面影響。因為每天從食物中獲取的左旋麩醯胺酸可能就在 1~6g 之間了。

· 如果對麩胺酸一鈉（味素）敏感，那麼過量左旋麩醯胺酸同樣會引起身體不適。

劑量

· 口服左旋麩醯胺酸的範圍差別很大，從 500 毫克到 5 克之間，甚至還可以更高。沒有一個標準劑量。研究中使用的量大多為每天 7 克。

結論

· 建議略過。因為雖然是安全的，但是對各種腸胃問題，它幾乎沒有效用。

· 避免在所謂輸液中心直接靜脈輸入。這是一個尚未被規範的方法，其效用未被證實，而且直接靜脈輸入帶來的風險遠遠高於療效。

甘油塞劑

✱ 什麼是甘油塞劑？

直腸塞劑是子彈形蠟狀藥物，直接塞入直腸後，會在常規體溫下融化。而甘油主要成分是植物油。

栓劑瀉藥是治療便祕的一種非常傳統的方法，所有關於甘油塞劑的研究都是在 20 世紀 50 年代和 60 年代間進行的。在那樣的年代，甘油塞劑通常是和成物，並在藥局銷售。現在多為給住院患者、或者長期照護活動力極低的老人使用，以防止糞便過於乾結。

市場訴求

- 幾分鐘內促成蠕動，快速解決便祕。

實際作用

- 甘油具有透析作用，藉著把水分吸收到腸道中來，刺激收縮和促進糞便移。可以軟化干燥堵在腸中的糞便。另外，如果直腸中出現異物，也可刺激神經，引起收縮，促進排便。

- 50 多年來，沒有科學家為了研究甘油劑用於健康成年人的作用而傷腦筋，要研究也最多是將它們與灌腸劑做比較，看他們在乙狀結腸鏡手術前清腸作用上，哪個更有效。 研究結果證實灌腸劑效果更好。

- 目前關於甘油塞劑的大多數研究都是侷限於醫院中的早產兒，看看能不能用甘油塞劑來刺激腸道蠕動，解決可能遇見的食物不耐症問題。而到目前為止，效果甚微。

- 由於缺乏最新的研究，很難說甘油塞劑是否能夠特別有效的緩解其

他導致腹脹的便祕。

安全和容忍的關注點

- 經常使用可能會刺激直腸嬌嫩皮膚。如果你有肛裂，就不應該使用甘油栓劑，因為它們會有刺激性。

- 有些人發現甘油的滲透（吸水）效果會引起腹部不適或痙攣。

- 過度使用可能伴有嚴重的副作用，包括嚴重的胃／腹痛，便血，直腸出血，持續排便和／或持續性腹瀉。

劑量

- 通常每個塞劑包含 2g 甘油。

結論

- 若為大腸蠕動嚴重遲緩造成的便祕，以及盆底功能障礙引起的便祕，在其他瀉藥都無效之後可嘗試甘油塞劑，因為對皮膚來說，水或礦物油的成分會更有效，刺激性更小。

德國腸胃調理藥伊貝加特，也稱為 STW5

✻ 什麼是伊貝加特？

伊貝加特是一種營養補充劑的品牌，含有 9 種草藥提取物，包括屈曲花、當歸、洋甘菊、花薔簍子、奶薊、檸檬香草、薄荷、白屈菜和甘草。

此藥是幾 10 年前在德國開發的，用於緩解與功能性消化不良相關的症狀，但在美國，它作為腸躁症的保健品行銷品。

市場訴求

緩解與腸躁症以及功能性消化不良的相關症狀，如胃痛、腹部絞

痛、腹脹、脹氣、噁心、胃灼熱，以及腹瀉和便祕。

實際作用

　　伊貝加特用做功能障礙者的營養劑，做過 4 項臨床實驗。其中 3 項都證實其比安慰劑有效。

　　對腸躁症的效用研究有限，但有限的研究中，伊貝加特的效果顯示出比安慰劑好。

　　在某種程度上，伊貝加特可能有些幫助。但是目前不清楚究竟這 9 種草藥中哪一個起到做用，因為沒有進行獨立的研究。

安全性和耐受度

- 雖然在伊貝加特的一些小實驗中，沒有發生不良反應的情形，但是因為配方中還有 9 種不同的草藥，所以其實是有副作用的風險的。最叫人擔心的是甘草提取物。

- 孕婦應避免使用各類甘草產品，包括伊貝加特，以免早產。

- 使用降低鉀濃度的利尿藥，含甘草的補充劑可能會導致鉀濃度快速下降，造成危害。此類藥物包括：Lasix、Demadex、Bumex、Edecrin、Diuril、Microzide、chlorthalidone、Indapamide 以及 metolazone。

- 根據廠商寫給健康專業人士的說明書，伊貝加特每毫升含有 33.33 毫克的甘草根，如果依照一天三次的劑量來說，也就是說一天會攝入 99.99 毫克的甘草根。而歐洲的食品安全措施控制指南的標準，一天低於 100 毫克都是安全的。所以如果沒有再從其他途徑攝取甘草，那麼這是在安全範圍之內的。

劑量

- 推薦劑量為一天三次,每次 20 滴(也就是 1 毫升),和水吞服。

結論

- 如果不是孕婦,也沒有服用排鉀藥物,針對功能失調型的脹氣,可以一試,不要超過推薦劑量就好。

非水溶性纖維補充劑:聚碳芬、亞麻籽、Linaza 等

✱ 什麼是非水溶性纖維補充劑?

非水溶性補充劑還有某些特別類型的纖維,可以吸收腸道中的水分,讓糞便更柔軟、更大條,因而易於排出。非水溶性纖維無法溶解於水,所以不會形成黏性的膠狀物。反而是有助於形成體積大的糞便,刺激大腸收縮,加速糞便通過大腸的時間。非水溶性纖維可以從自然資源中取得,也可以在實驗室合成。

麥麩和大麻籽也是富含非水溶性纖維的膳食補充劑,但是目前不確定他們的吸水能力是否像亞麻籽和聚碳芬一樣好。

市場訴求

- 緩解便祕。

實際作用

- 各式的非水溶性纖維,包括聚碳芬,以及磨碎亞麻籽中的主要成分,對便祕的效果都已經進行了研究,而且顯示出是有幫助的。
- 這些纖維補充劑可以讓使用者更頻繁的解便。不管是因為年長、腸躁症、神經系統方面的疾病或者損傷從而影響了排便功能的便祕,都非常有效。
- 聚碳芬中的纖維似乎還可以改善排便的質地,容易排出,緩解解便

時的疼痛。

- 相關研究更顯示，磨碎的亞麻籽比整粒亞麻籽促進排便的效果就好。

安全性和耐受度

- 只要沒有吞嚥問題，纖維補充劑都是安全的。要特別留心包裝上註明的合併飲水量，並同時補充足量的水分。
- 如果 5 到 7 天沒有排便了，這時是不能補充纖維的，除非醫師特別推薦。
- 某些非水溶性纖維，如麥麩，可能會讓腹瀉變得更嚴重。如果有腹瀉的問題，建議選用可溶性纖維。
- 某些纖維補充劑含有來自菊粉、菊苣根、雪蓮果的纖維，或其他益生菌的成分，比方說低聚果糖。仔細閱讀成分表，如果發現有這些成分，可能會造成脹氣，讓腹脹更嚴重。

劑量

非水溶性纖維補充劑的有效劑量依品種不同而有所不同。

- 聚碳芬，每日 2 粒（1g），如需要可增加一次，但不可以超過 4 粒。每次需服用 237 毫升的水。
- 亞麻籽粉的量是 2 湯匙（3g）。
- 也可以把亞麻籽混到燕麥、冰沙、優格，或和水吞服。

結論

- 若為腸躁症型便祕、鴉片類藥物引起的便祕，以及低纖飲食引起的便祕，都可一試。

乳糖酶

- 市面上的產品有：Lactaid 膳食補充劑、乳品助手、乳品幫手

✴ 什麼是乳糖酶？

乳糖酶是人體的一種消化酶，由小腸細胞分泌。它的消化功能是把天然乳品中的糖類，也就是乳糖分解成兩個組成部分，以便被吸收。有些人在過了孩童期之後，身體就沒有產生足夠的乳糖酶，因而無法吸收乳製品中的乳糖。

這種情形稱為乳糖不耐症。具體表現是，食用含乳糖的食物之後，會在腸道產生氣體（放屁），腹脹以及疼痛，腹瀉或者噁心。乳糖酶補充劑可以幫助乳糖不耐者分解小腸中的乳糖，從而吸收它，防止乳糖不耐症與相關症狀的發生。

市場訴求

- 配合含乳糖製品一同服用，減少或預防消化道內的氣體、腹脹、噁心，以及腹瀉。

實際作用

- 在吃乳製品的時候，如果可以攝入份量足夠的乳酸酶補充劑，確實有上述作用。
- 已經有研究證實，乳糖酶補充劑不管是藥片還是膠囊，都有效果。
- 乳糖酶也可以添加到牛奶中，這就是所謂無乳糖產品，比方說牛奶、優格、起司、克菲爾等。

安全性和耐受度

- 乳糖酶補充劑的安全性已經經過了測試。

- 有些乳糖酶補充劑當中含有甘露醇的非活性成分。這種成分不能夠被消化，而且容易發酵，因此對多元醇敏感的族群，要選用不含此成分的乳糖酶補充劑。

劑量

- 乳糖酶的單位是 ALU，是用在一定時間間隔內可以分解的乳糖量來計算的。選用乳糖酶補充劑時，要有足夠多的酶可以分解飲食中的乳糖。還有在食用乳製品之前，要先吃乳糖酶補充劑，事後吃是沒用的。

- 3,000 ALU 可以幫助消化約 20 克乳糖，也就是大約一杯半牛奶。

- 為了消化 50 克的乳糖，約 4 杯牛奶，10,000 ALU 就可以有不錯效果了。

- 市場上的大多數產品每劑含量大約在 9,000 ALU 左右，這已是足夠應付大部份的乳製品。

- 如果選用多種消化酶組合劑，要細看其中乳糖酶的含量，確保在 6,000 ～ 9,000 ALU 之間。

結論

- 對乳糖不耐卻又不想放棄高乳糖含量食品的朋友來說，乳糖補充劑值得一試。

鎂補充劑

✳ 什麼是鎂補充劑？

鎂是一種必須的礦物質，以電解質的型態存在於體內。在人體的許多

重要過程中鎂都起著關鍵作用。具有調節神經和肌肉的功能，可以調節血糖濃度和血壓高低，也是建造骨骼、合成蛋白質和 DNA 所不或缺的物質。每人每天該攝入多少鎂和年齡、性別，以及有沒有懷孕都有關係。對 18 歲以上的非懷孕成人來說，建議每天的攝入量為 310mg~420mg。

　　許多食物中都存在著天然的鎂。含鎂豐富食物包括：堅果類、種子類、可可粉、綠花菜、甜菜、蘆筍、豌豆類、香蕉、燕麥、全麥以及麥麩，還有牛奶。補充劑中的鎂有不同的形式：如氧化鎂、硫酸鎂，以及檸檬酸鎂。其中高劑量的氧化鎂是作為非處方藥販售的。例如：鎂乳。

市場訴求

* 具有通便效果。

實際作用

* 當鎂鹽劑量高於 350mg 時，就有通便效果。為吸收的過量鎂鹽藉由滲透作用，把水吸收到腸道中，刺激其蠕動。類似於做大腸鏡前的清腸效果。

* 研究證實，鎂比其他纖維類、瀉類、山梨糖醇，對便祕的預後效果更好。

安全性和耐受度

* 高劑量鎂鹽的副作用是腹瀉，也有可能產生胃痛或者噁心感。

* 由於鎂鹽的吸收必須經過腎臟，故腎功能受損的患者不可使用高劑量的鎂補充劑，這樣可能增加鎂中毒的風險。但是對於腎臟功能正常的人，是不會造成危害的，因為可以透過尿液把多餘的鎂排出體外。

* 極高劑量的含鎂瀉劑和制酸劑（高於 5,000mg ／每天）與鎂中毒

有關。具體表現為噁心、嘔吐、面部潮紅、低血壓、尿滯留、抑鬱、嗜睡，並進展成為肌肉無力、呼吸困難，甚至心跳紊亂。

· 鎂可能與好幾種藥物產生交互作用。

· 口服雙磷酸鹽藥物要和鎂補充劑相隔至少 2 小時。

· 使用抗生素和利尿劑的患者，在使用鎂補充劑之前，要先諮詢醫師。

劑量

· 若有便祕問題，可以從前天晚上，從 400 毫克開始。如果第二天早上排便沒有改善，可將劑量增加到 600 毫克。可以每晚增加 200 毫克，直到 1,000 毫克。不要將劑量分成不同餐服用，一次全數使用效果最好。

· 根據我個人經驗，如果 1000 毫克鎂鹽不能產生通便效果，那麼就應該考慮其他瀉藥。參見番瀉藥類、N- 乙酰半胱氨酸，以及非水溶性纖維補充劑，詳見前面的第 7 章。

· 各類鎂鹽：檸檬酸鎂、硫酸鹽、蘋果酸鎂、富馬酸鎂、氧化鎂，都是有作用的，因此便宜的也一樣有效。

· 鎂乳是一種非處方箋的瀉藥，每湯匙液體含有 1200 毫克鎂，每粒含有 500 毫克鎂。

結論

· 這是值得一試的補充劑。對於慢傳輸型便祕、腸躁症、鴉片類藥物引起的便祕，鎂鹽都是最有效的補充劑之一。如果是盆底功能障礙引起的便祕，效果可能不太好，但依然值得試一試。

N- 乙醯半胱氨酸，NAC

✱ 什麼是 NAC ？

N- 乙醯半胱氨酸（NAC）是氨基酸或蛋白質結構單元 L- 半胱氨酸的異形。在人體中，NAC 可以被轉化為一種強效抗氧化劑，麩胱甘肽。食用這種補充劑，可以提昇抗氧化劑的濃度。NAC 不是一種必需的營養素，沒有建議的每日攝取量。

市場訴求

- 增強肝臟排毒功能。
- 協助肝臟

實際作用

- NAC 有兩個已經得到研究證實的益處：有助於改善慢性阻塞性肺病（COPD）患者的肺功能，其次是中和乙醯胺酚（比方說泰諾止痛藥）過量，緩解其引起的藥物中毒反應。

- NAC 幫助 COPD 患者的機理是可以讓其分泌的粘液稀釋，因為可以分解一種特殊的化學鍵。同樣的功能也可以用在消化道內。幫助便祕患者，這點尚待研究證實。

- NAC 也被當作解毒劑來使用，但是其作用機理卻不是很多人想像的那樣。拿中和乙醯胺酚的過量來說，NAC 是補充肝臟中的麩胺基硫，它會被過量的乙醯胺酚消滅，而這是一種抗氧化劑。

安全性和耐受性

- 因為 NAC 本質上是一種蛋白質的構成基塊，所以是安全的。
- 如果每天 2 次，每次超過 1,200mg 的劑量，有人可能會出現頭痛

或胃腸症狀。

- 如果患者服用心臟藥物硝酸甘油，那麼需要在醫護人員的監督下才可使用 NAC，因為它可能導致血壓降低而造成危險。

劑量

- 在我們的實務工作中，發現每天 2 次每次 600mg 的 NAC 是非常有要的瀉藥，特別是對鎂鹽補充劑沒有效果的患者。
- 因為 NAC 和鎂鹽的作用機理不一樣，因此可以合併使用。

結論

- 對各種原因引起的便祕，是值得一試的方案。

牛至油，牛至屬植物，也稱為奧勒岡

✱ 什麼是牛至油？

牛至是地中海國家的常見食用草本植物。

市場訴求

- 替代醫學業者聲稱牛至油是一種草藥抗生素，可以殺死腸道中的有害細菌（這一功能可以治療 SIBO），是處方藥物的替代品。他們還聲稱它是一種抗真菌藥，可以治療真菌造成的感染，包括留在消化道中的念珠菌感染。
- 因為營養補充劑不能宣稱有療效，因此這些字樣不會出現在產品包裝上。

實際作用

- 牛至油確實有毒性，可以抑制某類細菌和真菌，但為在實驗試管中，並不意味著在人體中有同樣的作用。這方面尚沒有任何的研究成果。

安全性和耐受度

- 如果對奧勒岡不過敏的話，使用牛至油也不會有安全的問題。
- 對水楊酸過敏的人，不可使用牛至油。

劑量

- 因為尚無研究成果，也沒有標準劑量。

結論

- 建議跳過。因為雖然沒有安全和耐受方面的問題，但也沒有治療效果。

胰酶，也叫胰脂肪酶

✱ 什麼是胰酶？

胰酶（PERT）是一種消化酶補充劑，和人體胰腺正常分泌的消化酶結構相似，含有澱粉酶、蛋白酶和脂肪酶這三種酶。一些產品還可能包括肝臟分泌的蛋白酶 trypsin 和胰凝乳蛋白酶，以及其他幫助消化蛋白質的酶。

其來源可能是動物（通常來自豬），也可能來自於植物類，通常來自一種稱為曲霉的黴菌。

這類產品含有多種消化酶，其中澱粉酶、蛋白酶和脂肪酶的劑量較

高，但是不不含幫助消化糖和纖維的酶。

作為膳食補充劑的胰酶是處方　胰酶（PERT）不受管制的版本，主要區別在於：

- 補充劑中的脂肪酶劑量要低許多。其中最高的脂肪酶含量也只是和處方箋中的最低劑量相同。
- 因為缺少規範，產品沒有標準劑量，同類產品不同批次之間，產品的實際成分和標示之間都會有出入。
- 補充劑可能有腸溶膠囊，或者制酸膠囊，如果沒有膠囊類包裝可能在沒有抵達腸道之前就被消化了。

市場訴求

- 幫助消化系統。
- 提升促進營養吸收。
- 預防消化道不正常症狀。

實際作用

- 在 2 項小型隨機對照組實驗中，給健康實驗參與者脂肪酶和安慰劑，然後進食高脂肪餐飲，和安慰劑組相比，吃了脂肪酶的感受到較少的腹脹、氣體和噁心。但是這些實驗中的脂肪酶劑量遠高於同類的補充劑產品。
- 一項小型研究顯示，與安慰劑相比，處方胰酶沒有明顯改善功能性消化不良患者的症狀。
- 對沒有胰臟功能不全的患者來說，各種蛋白酶和澱粉酶並沒有顯示出有什麼益處。

安全性和耐受度

- 消化酶是安全的。
- 幾種消化酶混和在一起的補充劑有個假設的安全問題，那就是讓小腸過度暴露在脂肪酶環境中，這可能會導致小腸壁疤痕狀細胞增厚，從而導致便祕。當然，如果劑量不高，是沒有這個風險的。
- 另外，一些品牌的消化酶補充劑含有益生菌成分，如低聚果糖（FOS）或菊粉（菊苣根纖維），這些成分可能導致已經容易腹脹的人腸道出現氣體和腹脹。

劑量

- 尚無標準劑量。

結論

- 建議跳過。大多數的脹氣是由於對醣類，比方說乳糖或果糖，以及植物纖維引起的。胰酶補充劑對這類食物成分的消化沒有幫助。
- 如果確診是胰臟功能不足，那應該在醫師督導下使用處方箋藥物治療更有效。
- 如果是膽囊移除之後，出現了腹脹和腹瀉等問題，那也不是補充胰臟酶可以改善的。

木瓜酵素

✱ 什麼是木瓜酵素？

木瓜酵素是一種從木瓜果實中提取的蛋白質消化酶。和人體自己產生的蛋白消化酶不一樣。

市場訴求

- 天然的消化酶。
- 促進營養吸收。

實際作用

- 目前尚沒有木瓜蛋白酶對消化系統症狀或營養吸收影響的研究。如果有影響的話，可能會改善消化問題，或者促進營養的吸收。

安全性和耐受性

- 對木瓜過敏的話，不可食用木瓜酵素。
- 木瓜酵素可能具有輕微血液稀釋的作用，如果正在服用血液稀釋藥物（華法林／香豆素）、阿斯匹林，或者銀杏、維他命 E 或者高劑量魚油等，不可服用。

劑量

- 根據加拿大衛生部的標準，2.4 百萬 FCC 蛋白酶單位是每人每次最大劑量。而目前美國尚沒有核准的標準劑量。

結論

- 建議跳過。雖然如果沒有服用上述藥物時，服用木瓜酵素也不會有危險，但是對腹脹問題並沒有幫助。
- 由於缺少蛋白酶不是造成腹脹的原因。因此我不建議我的患者使用。如果真的是因為缺少蛋白酶，那應該選用規範的動物源頭胰酶替代品。

薄荷油膠囊

✱ 什麼是薄荷油？

薄荷是一種野生草本植物，廣泛用於飲料、茶葉和許多產品中添加香氣。值得提醒的是，薄荷油補充膠囊與薄荷精油不同，不要混淆。如果口服薄荷精油，過量時會對身體造成傷害。

市場訴求

- 幫助減少腸道不適。

- 緩解腹部疼痛和痙攣，對腸躁症患者特別有效。

- 降低 IBS 解便的緊迫感。

實際作用

- 薄荷油具有天然的抗痙攣和鬆弛肌肉的作用。

- 與安慰劑相比，包裝在腸溶膠囊或者耐酸塗層中的薄荷油，可以順利到達腸道，減緩 IBS 患者腹痛和痙攣，這點是經過研究證實的。

- 與薄荷茶相比，因為薄荷油補充劑是直接抵達腸道，活性成分較多，濃度較高，因此抗痙攣的效果也更好。

- 關於薄荷油治療上腹部脹氣，以及功能性消化不良引起的不適，研究較少。有些小型研究證實，薄荷油和香芹籽油的組合顯示出不錯的成效，但是尚不清楚，是薄荷油、香芹籽油，抑或者是兩者組合在一起時，哪一個才是真正的原因。

安全性和耐受度

- 薄荷油補充劑最常見副作用是胃灼熱。這是因為薄荷油放鬆了消化道內的肌肉，包括隔開胃和食道的肌肉。選擇高品質的膠囊應該可以防止這個副作用。

- 薄荷油可能會提升環孢靈在體內的濃度。如果在服用此藥物，要諮詢醫師可不可以同時服用薄荷油。

- 攝入量高可能會造成噁心、食慾不振、心臟問題、身體平衡感問題，以及其他神經系統的問題，更高劑量還可能產生毒性，造成腎衰竭。

劑量

- 研究顯示，每天 3 次，劑量在 0.2 ～ 0.4 之間，是緩解 IBS 腹部絞痛的有效劑量。就我的臨床經驗來看，大多患者一天一、兩粒膠囊就可以緩解疼痛了。
- 腸溶膠囊需要數小時才能被吸收。因此，如果是習慣性早上出現疼痛，那麼前一晚就可服用。以此類推，可以從每天一粒開始，再根據需求增加。

結論

- 如果是下腹部痙攣或疼痛，不管原因為何，可以試試看。

益菌生補充劑

✱ 什麼是益菌生補充劑？

益菌生是來自植物的纖維，可以拒絕被小腸消化，從而抵達結腸。它們可以與結腸中的某些有益細菌發酵，也可以說是這些有益細菌的「食物」。如果某一種植物纖維要被認定為益菌生，必須符合兩個條件，要能夠選擇性的餵養某些細菌，而這些細菌必須可以促進人體的健康。

益菌生可作為單獨的補充劑銷售，也可能和其他的消化酶、益生菌和蛋白質粉末補充劑混合在一起，變成下列產品：菊粉、菊苣纖維提取物、抗性澱粉、菊芋（也叫洋薑）纖維／澱粉／提取物、低聚果糖、果寡糖，

或者雪蓮果。

市場訴求

- 提升腸道健康。

- 促進大腸內「好」菌的生長。

- 降低腸道通透性。

- 緩和腸躁症症狀，包括便祕。

- 增強鈣質的吸收。

實際作用

- 富含益菌生的食物和營養補充劑已被證明，確實對身體有幫助。

益菌生增加了腸道中有益菌的種類，比方說在比菲德氏和乳桿菌類的菌種。而且，比直接服用此類益生菌補充劑效果更好。

比菲德氏和乳桿菌的補充還可以增加一個名叫短鏈脂肪酸的的代謝產品（short-chain fatty acids），簡稱 SCFAs。這項附帶產品被認對健康好處多多。因為可以餵養腸道細胞，確保腸道粘膜完整強壯。同時還會略微增加大腸內的酸性，阻止某些促成大腸癌風險的代謝發生。

益菌生纖維顯示可以提升對飲食中鈣質的吸收。

菊粉對二型糖尿病的以及其他代謝疾病的功效正在研究中。可望證實其有助於控制血糖。

- 隨機對照組的研究證實，對沒有腸躁症的便祕患者使用益菌生可軟化排便，增加排便次數。但是對腸躁症相關的患者卻沒有同樣作用。至目前為止，也沒有證據顯示菊粉可以緩解腹痛和脹氣。

安全性和耐受度

- 益菌生補充劑是一種纖維，因此沒有健康問題。

- 儘管有益菌生的食品和營養補充品確實有助於健康，但是他們可能會產生大量氣體，造成脹氣。對於腹脹原因在腸道的患者更是如此。
- 對沒有腸躁症的健康者，使用益菌生，顯示在 5 ～ 8g 劑量時，會產生消化道內氣體、腹脹。
- 對患有腸躁症的患者尚無劑量的研究成果。就我個人臨床顯示，在 0.5 ～ 1.0 g 劑量時，可引發氣體和脹氣。因此對於有腸躁症問題的患者以及容易脹氣的體質，要小心閱讀補充劑上的成分說明。

劑量

- 市面上可購買的益菌生補充劑通常推薦的劑量是每份 3~7g。
- 下面是 3 盎司常見食物中益菌生的量：

菊芋：18g 菊粉和 13g 果寡糖

大蒜：12g 菊粉和 5g 果寡糖

韭菜：7g 菊粉和 5g 果寡糖

洋蔥：4g 菊粉和 4g 果寡糖

洋薊：4g 菊粉和 0.5g 果寡糖

水煮蘆筍：2g 菊粉和 2g 果寡糖

- 如果患有腸躁症或有其他源於腸道的脹氣，請避免使用。
- 如果脹氣源自於胃部，由於上面列出的富含益菌生的食物耐受良好，故可以一試。但記得從極小劑量開始，慢慢增加。

益生菌補充劑

✱ 什麼是益生菌補充劑？

益生菌補充劑是多樣營養補充品的統稱，包含多種細菌或酵母的微生物，其目的是有益身體健康。市售產品可能含有單一品項的微生物，也可能是多樣微生物的混合。其型態可能是粉末狀，也可以是液態、藥片狀，或者膠囊式的。

益生菌的命名也遵從細菌和真菌的規則，就是第一個大寫字母是拉丁名詞的種，第二個是屬。有些產品還會標示出菌株的特定名字，可能是字母和數字的混合。

有些食品或飲料中，也含有天然培養出來或者發酵而成的益生菌或酵母。例如，優格、克爾菲、泡菜、東歐地區的天然發酵飲品嗑瓦斯、酸菜和康普茶等。

市場訴求

- 疾病、抗生素、環境因素，以及飲食都可以破壞腸道內的平衡，而益生菌可以恢復腸道的好菌、壞菌之間的平衡。
- 協助消化系統的規律性（比方說定期如廁）。
- 提升整體消化系統的健康。
- 提升免疫能力。

實際作用

- 每個患者有什麼健康問題，又選擇了哪種益生菌，非常複雜，而且大多數市面上的益生菌尚沒有進行人體實驗的檢驗，因此很難一言以敝之。
- 即便益生菌補充劑可以暫時改變人體腸道微生物群的生態，也不是永久的。也就是說，如果服用某種益生菌帶來了益處，這個益處也

會在停止服用補充劑之後約一週內消失。

- 益生菌最有效的療癒效果表現在外出旅行時發生的腹瀉、服用抗生素引起的副作用腹瀉，以及某些疾病引起急性腹瀉（特別是發生在兒童身上）。這類益生菌包括：鼠李糖乳桿菌、布拉酵母菌，以及雷特氏 B 菌。

益生菌對腸躁症療癒效果的證據不夠充分，但是研究依然在進行，後果看好。它們有可能可以改善腹痛、幫助規律排便。這些有希望的菌種是：嬰兒雙歧桿菌、乳雙歧桿菌、鼠李糖乳桿菌、鼠李糖乳桿菌 GG（即 LGG 菌）、乾酪乳桿菌、嗜酸乳桿菌、羅伊氏乳桿菌、布拉氏酵母菌。

安全性和耐受度

- 除了患病的孩童和免疫力低下的患者，對於大多數人來說，益生菌是安全的。

- 但是曾經罹患過 SIBO 的例外，因為他們的小腸內原本就容易過度滋生「好」菌。同樣的，因為年紀、免疫系統疾病，或者使用名字以 -prazole 結尾類制酸藥物，從而胃酸比正常值要低的人，服用益生菌會增加小腸細菌過度滋生的危險。

劑量

- 研究顯示，有效劑量在 50~400 億 CFU 之間，當然徵狀不同產品不同，劑量也會不同。

結論

- 如果讀者有上述列出益生菌可以改善的問題，那麼可以試一試。但是請留意，益生菌不是腸胃道問題的百寶丹，最多也只是緩和某些

徵狀。

- 如果曾經有過小腸細菌過度滋生問題，或者是高危險群，建議跳過，或者可以選用酵母菌。

番瀉葉

✱ 什麼是番瀉葉？

番瀉葉是從一種豆科植物中提煉出來的天然瀉藥。以膳食補充劑的形式，也以非處方藥的方式流通於市面。其樹葉和豆莢可以用來製成瀉藥茶，其活性成分番瀉苷也可以製成膠囊瀉藥。同時它也是直腸塞劑和灌腸劑的成分之一。

市場訴求

- 溫和緩解便祕，前晚服用，次日見效。

實際作用

- 番瀉葉是一種刺激性的瀉藥，可以激起大腸壁的收縮，並且增加其分泌物，這兩方面都可以促進排便，並且增加排便的濕度。

安全性和耐受度

- 與其他刺激類瀉藥一樣的，番瀉葉只適合偶爾使用，而不是調整排便習慣的常用藥。長期規律使用，有可能會造成藥物依賴。

- 最常見的副作用包括腹部絞痛，或者腹瀉，也有可能兩種副作用同時產生。

- 如果正在服用心臟藥物，使用藥物毛地黃，要諮詢醫師是否適用番瀉葉。另外，妊娠和哺乳期的女性也不可使用。

劑量

- 睡前服用膠囊或者喝下排便茶，可以促進第二天的排便。直腸塞劑會在一小時內產生作用。
- 作為膳食補充劑的膠囊，通常含有 8.6 毫克的番瀉苷成分。
- 作為非處方箋藥物，劑量要大一點，通常每片含有 15 毫克的番瀉苷。

結論

- 如果滲透類的藥物如鎂鹽、高劑量維他命 C，以及 MiraLAX 等都無效，那麼可以試一試番瀉葉。

可溶性纖維補充劑

✱ 什麼是可溶性纖維補充劑？

可溶性纖維補充劑是一組可以溶於水的纖維，在腸道中溶解之後可以形成大塊、黏稠的凝膠。它可以減緩排便通過腸道的時間，可以吸收並且保留水份，讓排便更有形狀、更柔軟、也更黏合在一起。可以從天然植物中取得，也可以在實驗室合成。

此類補充劑並非全部都是可溶性纖維，或者主要是可溶性纖維，通常含有不同種類的纖維，因而在腸道內可以產生不同的效果。參見非可溶性纖維。

市場訴求

- 協助維持規律排便。
- 緩解便祕。

實際作用

- 可溶纖維可以調節腸道功能,對腹瀉(減慢排便間隔時間並讓排便成型)和便祕(讓排便更大塊,並且增加其濕度)都有緩解。
- 在實際運作上,比起腹瀉來,可溶性纖維對便祕的幫助更大。特別是對因為服用鴉片類藥物、低纖維飲食或者無穀物飲食的引起便祕的患者,也因為緩解了便祕,讓脹氣得以改善。

安全性和耐受度

- 只要沒有吞嚥問題,纖維補充劑是很安全的。只要確認依照包裝上指示的,配合飲用適量水份即可。
- 如果覺得排便梗阻在腸道內,請不要繼續服用。一個金科玉律就是,如果服用 5 到 7 天之後,便祕沒有改善,請不要繼續服用纖維補充劑,或者諮詢醫師。
- 若為腸躁症、排便過慢,或者盆底機能失調引起的便祕,不可服用,因為纖維補充劑讓水泥或磚頭一樣,會增加的脹氣不適感。
- 某些類別的可溶性纖維更容易引起發酵(產生氣體),特別是含有菊粉、菊苣根、雪蓮果,或其他益菌生成分如低聚果糖之類的物質。因此,選用前要仔細閱讀成分標籤。
- 洋車前子纖維(Konsyl 和 Metamucil 中的主要成分)要比甲基纖維素(Citrucel)和麥糊精(Benefiber)更容易產生氣體。
- 如果有乳糜瀉的問題,要避免使用從小麥中提煉出來的纖維產品,例如 Benefiber。
- 避免使用高纖餅乾、高纖營養棒以及穀物棒。因為其中都含有高 FODMAP 添加物,這些添加物會讓腹脹和脹氣變得更加嚴重。

劑量

- 2g 劑量的可溶性纖維是最有效的，同時搭配 240ml 的水。但是這樣的劑量，卻因產品不同而也所不同，請參見具體補充劑上的成分表說明。

結論

- 由鴉片類藥物和低纖飲食引起的便祕，值得一試。
- 由腸躁症引起以腹瀉為主的不適，也可以試看看。

維他命 C：抗壞血酸

✱ 什麼是維他命 C？

維他命 C 是人體健康的必需營養。在許多重要的生理過程中，它都有著關鍵作用，這些過程包括：傷口癒合、膠原蛋白的生成、幫助細胞產生可以使用的能量、保護細胞受到氧化傷害。推薦的維他命 C 攝取量為：女性每天 75mg，男性每天 90mg。

維他命 C 是水溶性的。也就是說，如果口服劑量過高，腎臟是會把多餘的從尿液排出體外。因此不會有服用過量產生毒性的問題，但是高劑量服用有可能增加腎結石的風險。

市場訴求

- 提升免疫功能。
- 幫助身體吸收食物以及補充劑中的鐵。

- 抗氧化。

實際作用

- 雖然維他命 C 補充劑可能對身體有各種幫助，但是我們在這裡主要討論的是作為瀉藥當劑量食用時的效果。

- 劑量大於 2,000 毫克，維他命 C 可用作瀉藥。這是因為身體只能吸收有限的維他命 C，超過的就會留在腸道中，透過滲透作用把水分吸收到腸道中來，其過程類似鎂鹽。不會造成腸道類的氣體。

- 如果有便祕的問題，可以幫助排便回到正常。如果沒有便祕問題，高劑量服用可能造成腹瀉。

安全性和耐受性

- 高劑量維他命 C 的主要副作用是造成腹瀉，或者消化不良。

- 若患有腎結石，或者家族史中有腎結石問題的人，每天維他命 C 補充劑的劑量不可高於 1,000g。否則會增加結石形成的風險。

劑量

- 為達到通便效果，成人每次可以服用的上限是 2,000mg。

- 一天之內不可超過以上劑量，且兒童不可服用高劑量維他命 C。

結論

- 對於各種原因引起的便祕，都可以試試看。

VSL#3 益生菌

✱ 什麼是 VSL#3 益生菌？

VSL#3 是一種益生菌補充劑，包含 8 種不同的細菌，主要來自雙歧桿

菌屬和乳桿菌屬。與其他領先的益生菌品牌相比，它含有更高劑量的細菌菌落形成單位 CFU，醫師處方得到，也可以在藥局買到。因為必須冷藏，所以必須由藥劑師配發。

在美國市面上的益生菌當中，對 VSL#3 的研究是最深入的。

市場訴求

· 是腸躁症、潰瘍性結腸炎和迴腸儲袋炎配合的飲食補充劑。

實際作用

· 其有益健康的證據來自發炎性腸胃問題的患者，比方說潰瘍性結腸炎和結腸袋炎。

· 多項小型的對照組實驗顯示，與安慰劑相法，VSL#3 可幫助潰瘍性結腸炎患者的恢復。作為輔助劑，增進主要藥劑發揮作用。

· 對於迴腸袋手術後的病人、迴腸儲袋發炎患者也多有受益，而且可以預防儲袋發炎之後的復發。

· VSL#3 對功能性胃腸問題（比方說腸躁症和便祕患者）的研究結果不如預期。兩項針對腹瀉型腸躁症小型實驗，顯示與安慰劑相比，服用 VSL#3 並沒有更好的表現。另一項對 30 個便祕患者的實驗顯示，雖然 VSL#3 可以改善大便的次數、形狀，以及腹脹程度，但這項研究沒有對照組。

安全性和耐受度

· 和其他益生菌一樣，除了嬰兒和免疫功能低的患者之外，VSL#3 是安全的。

· 另外，對有 SIBO 史或者容易罹患 SIBO 的體質來說，以及因為年紀、自體免疫系統疾病、或者使用以 -prazole 結尾型制酸劑藥物因而造

成胃酸濃度降低的患者，也不宜使用。

- VSL#3 需由藥劑師配發。

劑量

- VSL#3 以膠囊和粉末兩種形式出售。依照劑量多少，可分成 3 種：
  2250 億 CFU、4500 億 CFU，9000 億 CFU（需要醫師處方）。
- 劑量應從醫囑。

結論

對於便祕問題，如果其他營養補充劑都沒有效果，可以試一試。因為成本高，需要醫師監督，還有證明其效用的證據有限，因此不是首選。

而對於潰瘍行結腸炎和迴腸儲袋炎患者來說，我會首推其為補充劑。但是有 SIBO 問題，或者易發體質，不建議使用。

木糖異構酶

✱ 什麼是木糖異構酶？

木糖異構酶（XI）是一種酶，可以把果糖轉化為葡萄糖。在食品加工產業，人們用它來協助製造高果糖玉米糖漿，已經使用數 10 年了。最近作為膳食補充劑，提供給果糖不耐的人群。

市場訴求

- 防止果糖不耐受症患者在食用果糖之後，在消化道產生氣體，以及腹脹問題。

實際作用

- 木糖異構酶在小腸內，可以把食入的果糖轉化為葡萄糖。由於葡

萄糖很容易被身體吸收，因此這個轉化過程可防止果糖不耐的相關症狀。

- 到目前為止，雖然只有完成了一項人體試驗，不過效果卻是很好的。65 個果糖不耐者，使用了藥物和安慰劑的雙盲測試，服用富含果糖的飲料之後，使用木糖異構酶的受測者噁心和腹痛的徵狀明顯減輕，只是腹脹程度沒有減輕。

安全性和耐受度

- 對於大多數人來說，木糖異構酶是安全的，除了下面提到的少數例外。此外，由於只在腸道內局部起作用，並不是被吸收到體內，因此其可能產生的副作用是極小的。
- 遺傳性果糖不耐症（HFI）患者，不可使用木糖異構酶。
- 二型糖尿病患者，使用前需諮詢醫師。

劑量

- 必須在食用果糖之前，先服用木糖異構酶，而且服用的補充酶必須足夠分解食入的糖。從少量開始嘗試。

結論

- 如果有果糖不耐引起的消化問題，值得一試。

參考文獻

Listed below are the principal sources I consulted in preparing this book and upon which much of my clinical approach is based. Website URLs are current as of March 2018. Special thanks to Erin Kratzer, MS, RD, for her research support.

In addition to the sources listed below, I referenced the product labels and/or com pany websites of name- brand medicines and dietary supplements referenced throughout this manuscript for information on dosing, active ingredients, and inactive ingredients. The information cited was current as of May 2017.

Part 2: 上腹部的脹氣─胃部問題

Barba, E., Burri, E., Accarino, A., Cisternas, D., Quiroga, S., Monclus, E., Navazo, I., Malagelada, J. R., & Azpiroz, F. (2015). Abdominothoracic mechanisms of functional abdominal distension and correction by biofeedback. Gastroenterology, 148(4), 732–739. doi: 10.1053/j.gastro.2014.12.006

Bredenoord, A. J. (2013). Management of belching, hiccups, and aerophagia. Clinical Gastroenterology and Hepatology, 11(1), 6–12. doi: 10.1016/j.cgh.2012.09.006

Malagelada, J. R., Accarino, A., & Azpiroz, F. (2013). Bloating and abdominal distension: Old misconceptions and current knowledge. American Journal of Gastroenterology, 112(8), 1221–1231. doi: 10.1038/ajg.2017.129

Seeley, R., Stephens, T., & Tate, P. (2006). Essentials of Anatomy & Physiology (6th ed.). New York, NY: McGraw- Hill.

Stanghellini, V., Chan, F. K. L., Hasler, W. L., Malagelada, J. R., Suzuki, H., Tack, J., & Talley, N. J. (2016). Gastroduodenal disorders. Gastroenterology, 150(6), 1380–1392. doi: 10.1053/j.gastro.2016.02.011

Villoria, A., Azpiroz, F., Burri, E., Cisternas, D., Soldev illa, A., & Malagelada, J. R. (2011). Abdomino- phrenic dyssynergia in patients with abdominal bloating and distension. American Journal of Gastroenterology, 106(5), 815–819. doi: 10.1038/ajg.2010.408

Part 3: 下腹部的脹氣─腸道問題

Biesiekierski, J., Peters, S., Newnham, E., Rosella, O., Muir, J., & Gibson, P. (2013). No efects of gluten in patients with self- reported non- celiac gluten sensitivity after dietary reduction of fermentable, poorly absorbed, short- chain carbohydrates. Gastroenterology, 145(2), 320–328. e1-3. doi: 10.1053/j.gastro.2013.04.051

Gibson, P. (2017). The evidence base for efficacy of the low- FODMAP diet in irritable bowel syndrome: Is it ready for prime time as a first- line therapy? Journal of Gastroen-terology and Hepatology, 32(Suppl 1), 32–35. doi: 10.1111/jgh.13693

Gibson, P., & Shepherd, S. (2010). Evidence- based dietary management of functional gastrointestinal symptoms: The FODMAP approach. Journal of Gastroenterology and Hepatology, 25(2), 252–258. doi:10.1111/j.1440-1746.2009.06149.x

Lacy, B. E., Mearin, F., Chang, L., Chey, W. D., Lembo, A. J., Simren, M., & Spiller, R. (2016). Bowel disorders. Gastroenterology, 150(6), 1393–1407. doi: 10.1053/j.gas tro.2016.02.031

Parzanese, I., Qehajaj, D., Patrinicola, F., Aralica, M., Chiriva- Internati, M., Stifter, S., Elli, L., & Grizzi, F. (2017). Celiac disease: From pathophysiology to treatment. World Journal of Gastrointestinal Pathophysiology, 8(2), 27–38. doi: 10.4291/wjgp.v8.i2.27

Rao, S., Bharucha, A. E., Chiarioni, G., Felt- Bersma, R., Knowles, C., Malcolm, A., & Wald, A. (2016). Anorectal disorders. Gastroenterology, 150(6), 1430–1442. doi: 10.1053/ j.gastro.2016.02.009

Rezaie, A., Buresi, M., Lembo, A., Lin, H., McCallum, R., Rao, S., Schmulson, M., Valdovinos, M., Zakko, S., & Pimentel, M. (2017). Hydrogen and methane- based breath testing in gastrointestinal disorders: The North American consensus. Ameri-can Journal of Gastroenterology, 112(5), 775–784. doi: 10.1038/ajg.2017.46

Rezaie, A., Pimentel, M., & Rao, S. (2016). How to test and treat small intestinal bacterial overgrowth: An evidence- based approach. Current Gastroenterology Re-ports, 18(2), 8. doi: 10.1007/s11894-015-0482-9

Seeley, R., Stephens, T., & Tate, P. (2006). Essentials of Anatomy & Physiology (6th ed.). New York, NY: McGraw-Hill.

Part 4: 解救腹脹困擾的飲食方法

Department of Agriculture Agricultural Research Ser vice. USDA Food Composition Databases. Retrieved from Department of Agriculture website: https:// ndb . nal . usda . gov / ndb / .

EBSCO CAM Review Board. Herbs & Supplements: ConsumerLab . com Encyclope-dia website. Updated December 15, 2015. Accessed April– May 2017.

Fiber content of foods in common portions. (2004 May). Retrieved from http:// huhs . harvard. edu/ assets / File / OurServices / Service _ Nutrition _ Fiber. pdf. As of March 2018, available at https:// cookwithkathy . files . wordpress . com/2014 /05/sifibre. pdf.

Monash University low FODMAP diet guide. (2018). Retrieved from http:// itunes. apple.com.

National Center for Complementary and Integrative Health. Retrieved from National Center for Complementary and Integrative Health website: https:// nccih . nih . gov/ .

Pennington, J. A. T., & Spungen, J. S. (2009). Bowes and Church's Food Values of Portions Commonly Used (19th ed.). Baltimore, MD: Lippincott Williams & Wilkins.

University of Mary land Medical Center. Complementary and Alternative Medicine Guide. Retrieved from University of Mary land Medical Center website: https:// www . umm . edu / health / medical / altmed.

學術研究和科學評論

Akobeng, A. K., Elawad, M., & Gordon, M. (2016). Glutamine for induction of re-mission in Crohn's disease. Cochrane Database of Systematic Reviews, 2:CD007348. doi: 10.1002/14651858.CD007348.pub2

Alam, M. S., Roy, P. K., Miah, A. R., Mollick, S. H., Khan, M. R., Mahmud, M. C., & Khatun, S. (2013). Efficacy of peppermint oil in diarrhea predominant IBS— a double-blind randomized placebo- controlled study. Mymensingh Medical Journal, 22(1), 27–30.

Aydin, A., Ersöz, G., Tekesin, O., Akçiçek, E., & Tuncyürek, M. (2000). Garlic oil and Helicobacter pylori infection [letter]. American Journal of Gastroenterology, 95(2), 563–564.

Betz, O., Kranke, P., Geldner, G., Wulf, H., & Eberhart, L. H. (2005). Is ginger a clinically relevant antiemetic? A systematic review of randomized controlled trials. Forsch Komplementarmed Klass Naturheilkd, 12, 14–23.

Boone, S. A., & Shields, K. M. (2005). Treating pregnancy- related nausea and vomiting with ginger. Annals of Pharmacotherapy, 39(10), 1710–1713.

Borrelli, F., Capasso, R., Aviello, G., Pittler, M. H., & Izzo, A. A. (2005). Efective-ness and safety of ginger in the treatment of pregnancy- induced nausea and vomit-ing. Obstetrics & Gynecol ogy, 105(4), 849–856.

Brandt, L. J. (2009). An evidence- based position statement on the management of ir-ritable bowel syndrome. American Journal of Gastroenterology, 104(Suppl 1), S1– S35. doi: 10.1038/ajg.2008.122

Bunch, T. R., Bond, C., Buhl, K., & Stone, D. (2013). Diatomaceous earth general fact sheet. National Pest Information Center, Oregon State University Extension Ser vices. http:// npic . orst . edu / factsheets / degen . html

Casella, S., Leonardi, M., Melai, B., Fratini, F., & Pistelli, L. (2013). The role of diallyl sulfides and dipropyl sulfides in the in vitro antimicrobial activity of the essential oils of garlic, Allium sativum L., and leek, Allium porrum L. Phytotherapy Research, 27(3), 380–383. doi: 10.1002/ptr.4725

Cash, B. D., Epstein, M. S., & Shah, S. M. (2016). A novel delivery system of pep-permint oil is an efective therapy for irritable bowel syndrome. Digestive Disease and Sciences, 61(2), 560–571. doi: 10.1007/s10620-015-3858-7

Chaiyakunapruk, N., Kitikannakorn, N., Nathisuwan, S., Leeprakobboon, K., & Leelasettagool, C. (2006). The efficacy of ginger for the prevention of postoperative nausea and vomiting: A meta- analysis. American Journal of Obstetrics & Gynecol ogy, 194(1), 95–99.

Chen, C., Lu, M., Pan, Q., Fichna, J., Zheng, L., Wang, K., Yu, Z., Li, Y., Li, K., Song, A., Liu, Z., Song, Z., & Kreis, M. (2015). Berberine improves intestinal motility and visceral pain in the mouse models mimicking diarrhea- predominant irritable bowel syndrome (IBS- D) symptoms in an opioid- receptor dependent manner. PLoS ONE, 10(12), e0145556. doi: 10.1371/journal.pone.0145556

Chen, C., Tao, C., Liu, Z., Lu, M., Pan, Q., Zheng, L., Li, Q., Song, Z., & Fichna, J. (2015). A randomized clinical trial of berberine hydrochloride in patients with diarrhea-predominant irritable bowel syndrome. Phytotherapy Research, 29(11), 1822–1827. doi: 10.1002/ptr.5475

Coon, J. T., & Ernst, E. (2002). Systematic review: Herbal medicinal products for non- ulcer dyspepsia. Alimentary Pharmacology & Therapeutics, 16:1689–1699.

Currò, D., Ianiro, G., Pecere, S., Bibbò, S., & Cammarota, G. (2017). Probiotics, fibre, and herbal medicinal products for functional and inflammatory bowel disorders. British Journal of Pharmacology, 174(11), 1426–1449. doi: 10.1111/bph.13632

Daferera, D. J., Ziogas, B. N., & Polissiou, M. G. (2000). GC- MS analy sis of essential oils from some Greek aromatic plants and their fungitoxicity on Penicillium digitatum. Journal of Agricultural & Food Chemistry, 48(6), 2576–2581.

Davis, K., Philpott, S., Kumar, D., & Mendal, M. (2006). Randomised double- blind placebo- controlled trial of aloe vera for irritable bowel syndrome. International Journal of Clinical Practice, 60(9), 1080–1086.

Di Nardo, G., Oliva, S., Ferrari, F., Mallardo, S., Barbara, G., Cremon, C., Aloi, M., & Cucchiara, S. (2013). Efficacy and tolerability of a- galactosidase in treating gas-related symptoms in children: A randomized, double- blind, placebo- controlled trial. BMC Gastroenterology, 13, 142. doi: 10.1186/1347-230X-13-142

Di Stefano, M., Miceli, E., Gotti, S., Missanelli, A., Mazzocchi, S., & Corazza, G. R. (2007). The efects of oral alpha- galactosidase on intestinal gas production and gas- related symptoms. Digestive Disease and Sciences, 52(1), 78–83.

Dorman, H. J., & Deans, S. G. (2000). Antimicrobial agents from plants: Antibacterial activity of plant volatile oils. Journal of Applied Microbiology, 88(2), 308–316.

Engqvist, A., von Feilitzen, F., Pyk, E., & Reichard, H. (1973). Double- blind trial of deglycyrrhizinated liquorice in gastric ulcer. Gut, 14(9), 711–715.

Fleming, V., & Wade, W. E. (2010). A review of laxative therapies for treatment of chronic constipation in older adults. American Journal of Geriatric Pharmacotherapy, 8(6), 514–550.

Ford, A. C., Quigley, E. M., Lacy, B. E., Lembo, A. J., Saito, Y. A., Schiller, L. R., Soffer, E. E., Spiegel, B. M., & Moayyedi, P. (2014). Efficacy of prebiotics, probiotics, and synbiotics in irritable bowel syndrome and chronic idiopathic constipation: Systematic review and meta- analysis. American Journal of Gastroenterology, 109(10), 1547–1561. doi: 10.1038/ajg.2014.202

Ganiats, T. G., Norcross, W. A., Halverson, A. L., Buford, P. A., & Palinkas, L. A. (1994). Does Beano prevent gas? A double- blind crossover study of oral alpha- galactosidase to treat dietary oligosaccharide intolerance. Journal of Family Practice, 39(5), 441–445.

Gao, K. P., Mitsui, T., Fujiki, K., Ishiguro, H., & Kondo, T. (2002). Efects of lactase preparations in asymptomatic individuals with lactase deficiency— gastric digestion of lactose and breath hydrogen analy sis. International Journal of Medical Sciences, 65(1–2), 21–28.

Gibson, P. R., Newnham, E., Barrett, J. S., Shepherd, S. J., & Muir, J. G. (2007). Review article: Fructose malabsorption and the bigger picture. Alimentary Pharmacology & Therapeutics, 25(4), 349–363.

Goldenberg, J. Z., Lytvyn, L., Steurich, J., Parkin, P., Mahant, S., & Johnston, B. C. (2015). Probiotics for the prevention of pediatric antibiotic- associated diarrhea. Cochrane Database of Systematic Reviews, 12, CD004827. doi: 10.1002/14651858.CD00 4827.pub4

Grundmann, O., & Yoon, S. L. (2014). Complementary and alternative medicines in irritable bowel syndrome: An integrative view. World Journal of Gastroenterology, 20(2), 346–362. doi: 10.3748/wjg.v20.i2.346

Guo, X., & Mei, N. (2016). Aloe vera: A review of toxicity and adverse clinical efects. Journal of Environmental Science and Health Part C Environmental Carcinogenic Ecotoxicology Reviews, 34(2), 77–96. doi: 10.1080/10590501.2016.1166826

Habtemariam, S. (2016). Berberine and inflammatory bowel disease: A concise review. Pharmacology Research, 113(Pt A), 592–599.

Hale, L. P., Greer, P. K., Trinh, C. T., & Gottfried, M. R. (2005). Treatment with oral bromelain decreases colonic inflammation in the IL-10- decifient murine model of inflammatory bowel disease. Clinical Immunology, 116(2), 135–142.

Hall, R. G., Thompson, H., & Strother, A. (1981). Efects of orally administered activated charcoal on intestinal gas. American Journal of Gastroenterology, 75(3), 192–196.

Holtmann, G., Haag, S., Adam, B., Funk, P., Wieland, V., & Heydenreich, C. J. (2003). Efects of a fixed combination of peppermint oil and caraway oil on symptoms and quality of life in patients sufering from functional dyspepsia. Phytomedicine, 10(Suppl 4), 56–57.

Hunter, J. O., Tufnell, Q., & Lee, A. J. (1999). Controlled trial of oligofructose in the management of irritable bowel syndrome. Journal of Nutrition, 129(Suppl 7), 1451S–1453S.

Jain, N. K., Patel, V. P., & Pitchumoni, C. S. (1986). Efficacy of activated charcoal in reducing intestinal gas: A double- blind clinical trial. American Journal of Gastroenterology, 81(7), 532–535.

Kane, S., & Goldberg, M. J. (2000). Letter: Use of bromelain for mild ulcerative colitis. Annals of Internal Medicine, 132(8), 680.

Khanna, R., MacDonald, J. K., & Levesque, B. G. (2014). Peppermint oil for the treatment of irritable bowel syndrome: A systematic review and meta- analysis. Journal of Clinical Gastroenterology, 48(6), 505–512. doi: 10.1097/MCG.0b013e3182a88357

Ki Cha, B., Mun Jung, S., Hwan Choi, C., Song, I. D., Woong Lee, H., Joon Kim, H., Hyuk, J., Kyung Chang, S., Kim, K., Chung, W. S., & Seo, J. G. (2012). The efect of a multispecies probiotic on the symptoms and fecal microbiota in diarrhea- dominant irritable bowel syndrome: A randomized, double- blind, placebo-controlled trial. Journal of Clinical Gastroenterology, 46(3), 220–227. doi: 10.1097/MCG.0b013 e31823712b1

Kim, H. J., Camilleri, M., McKinzie, S., Lempke, M. B., Burton, D. D., Thomforde, G. M., & Zinsmeister, A. R. (2003). A randomized controlled trial of a probiotic, VSL#3, on gut transit and symptoms in diarrhoea- predominant irritable bowel syndrome. Alimentary Pharmacology & Therapeutics, 17(7), 895–904.

Kim, S. E, Choi, S. C., Park, K. S., Park, M. I., Shin, J. E., Lee, T. H., Jung, K. W., Koo, H. S., & Myung, S. J. (Constipation Research group of Korean Society of Neurogastroenterology and Motility). (2015). Change of Fecal Flora and Efective-ness of the Short- term VSL#3 Probiotic Treatment in Patients with Functional Constipation. Journal of Neurogastroenterology and Motility, 21(1), 111–120. doi: 10.5056/jnm14048

Kinnunen, O., & Salokannel, J. (1987). Constipation in el derly long- stay patients: Its treatment by magnesium hydroxide and bulk laxative. Annals of Clinical Research, 19(5), 321–323.

Komericki, P., Akkilic- Materna, M., Strimitzer, T., Weyermair, K., Hammer, H. F., & Aberer, W. (2012). Oral xylose isomerages decreases breath hydrogen excretion and improves gastrointestinal symptoms in fructose malabsorption— a double- blind, placebo- controlled study. Alimentary Pharmacology & Therapeutics, 36(10),980–987. doi:10.1111/apt.12057

Lambeau, K. V., & McRorie, J. W., Jr. (2017). Fiber supplements and clinically proven health benefits: How to recognize and recommend an efective fiber therapy. Journal of the American Association of Nurse Prac ti tion ers, 29(4), 216–223. doi:10.1002/2327-6924.12447

Lambert, R. J., Skandamis, P. N., Coote, P. J., & Nychas, G. J. (2001). A study of the minimum inhibitory concentration and mode of action of oregano essential oil, thy-mol and carvacrol. Journal of Applied Microbiology, 91(3), 453–462.

Lettieri, J., & Bradley, D. (1998). Efects of Beano on the tolerability and pharmacody-namics of acarbose. Clinical Therapeutics, 20(3), 497–504.

Levine, B., & Weisman, S. (2004). Enzyme replacement as an efective treatment for the common symptoms of complex carbohydrate intolerance. Nutrition in Clinical Care, 7(2), 75–81.

Levine, M. E., Koch, S. Y., & Koch, K. L. (2015). Lipase supplementation before a high- fat meal reduces perceptions of fullness in healthy subjects. Gut and Liver, 9(4), 464–469. doi: 10.5009/gnl14005

Lin, M. Y., Dipalma, J. A., Martini, M. C., Gross, C. J., Harlander, S. K., & Savaiano, D. A. (1993). Comparative efects of exogenous lactase (beta- galactosidase) in prepa-rations on in vivo lactose digestion. Digestive Disease and Sciences, 38(11), 2022–2027.

Linetzky Waitzbergm, D., Alves Pereira, C. C., Logullo, L., Manzoni Jacintho, T., Almeida, D., Teixeira da Silva, M. L., & Matos de Miranda Torrinhas, R. S. (2012). Microbiota benefits after inulin and partially hydrolized guar gum supple-mentation: A randomized clinical trial in constipated women. Nutricion Hospitalaria, 27(1), 123–129.

Liu, L. W. C. (2011). Chronic constipation: Current treatment options. Canadian Journal of Gastroenterology, 25(Suppl B), 22B–28B.

Madisch, A., Heydenreich, C. J., Wieland, V., Hufnagel, R., & Hotz, J. (1999). Treatment of functional dyspepsia with a fixed peppermint oil and caraway oil combina -tion preparation as compared to cisapride. A multicenter, reference- controlled double- blind equivalence study. Arzneimittelforschung, 49(11), 925–932.

Madisch, A., Holtmann, G., Plein, K., & Hotz, J. (2004). Treatment of irritable bowel syndrome with herbal preparations: Results of a double- blind, randomized, placebo-controlled, multi- centre trial. Alimentary Pharmacology & Therapeutics, 19(3), 271–279.

Malfertheiner, P., & Domínguez- Muñoz, J. E. (1993). Efect of exogenous pancreatic enzymes on gastrointestinal and pancreatic hormone release and gastrointestinal motility. Digestion, 54(Suppl 2), 15–20.

Maton, P. N., & Burton, M. E. (1999). Antacids revisited: A review of their clinical pharmacology and recommended therapeutic use. Drugs, 57(6), 855–870.

May, B., Köhler, S., & Schneider, B. (2000). Efficacy and tolerability of a fixed combina -tion of peppermint oil and caraway oil in patients sufering from functional dyspepsia. Alimentary Pharmacology & Therapeutics, 14(12), 1671–1677.

McRorie, J. W., Jr. (2015). Evidence- based approach to fiber supplements and clinically meaningful health benefits, part 1. Nutrition Today, 50(2), 82–89.

McRorie, J. W., Jr. (2015). Evidence- based approach to fiber supplements and clinically meaningful health benefits, part 2. Nutrition Today, 50(2), 90–97.

Millea, P. J. (2009). N- acetylcysteine: Multiple clinical applications. American Family Physician, 80(3), 265–269.

Montalto, M., Curigliano, V., Santoro, L., Vastola, M., Cammartoa, G., Manna, R., Gasbarrini, A., & Gasbarrini, G. (2006). Management and treatment of lactose malabsorption. World Journal of Gastroenterology, 12(2), 187–191.

Moshfegh, A., Friday, J., Goldman, J., Chug- Ahuja, J. (1999). Presence of inulin and oligofructose in the diets of Americans. The Journal of Nutrition, 129(7), 1407(S)–1411(S).

Mounsey, A., Raleigh, M., & Wilson, A. (2015). Management of constipation in older adults. American Family Physician, 92(6), 500–504.

Mueller- Lissner, S. A., & Wald, A. (2010). Constipation in adults. BMJ Clinical Evidence, 413.

Musso, C. G. (2009). Magnesium metabolism in health and disease. International Urology and Nephrology, 41(2), 357–362.

National Institutes of Health Office of Dietary Supplements. (2016). Magnesium: Fact sheet for health professionals. Retrieved on National Institute of Health website: https:// ods . od . nih . gov / factsheets / Magnesium - HealthProfessional/

Navarro, V. J., Khan, I., Björnsson, E., Seef, L. B., Serrano, J., & Hoofnagle, J. H. (2017). Liver injury from herbal and dietary supplements. Hepatology, 65(1), 363–373. doi: 10.1002/hep.28813

O'Mahony, L., McCarthy, J., Kelly, P., Hurley, G., Luo, F., Chen, K., O' Sullivan, G. C., Kiely, B., Collins, J. K., Shanahan, F., & Quigley, E. M. (2005). Lactobacillus and bifidocaterium in irritable bowel syndrome: Symptom responses and relation - ship to cytokine profiles. Gastroenterology, 128(3), 541–551.

Ottillinger, B., Storr, M., Malfertheiner, P., & Allescher, H. D. (2013). STW 5 (Iberogast)— a safe and efective standard in the treatment of functional gastroin-testinal disorders. Wien Med Wochenschr, 163(3-4), 65–72.

Pace, F., Pace, M., & Quartarone, G. (2015). Probiotics in digestive diseases: Focus on Lactobacillus GG. Minerva Gastroenterolical e Dietologica, 61(4), 273–292.

Pappas, P. G., Kaufman, C. A., Andes, D. R., Clancy, C. J., Marr, K. A., Ostrosky-Zeichner, L., Reboli, A. C., Schuster, M. G., Vazquez, J. A., Walsh, T. J., Zaoutis, T. E., & Sobel, J. D. (2016). Clinical practice guideline for the management of candidiasis: 2016 update by the infectious disease society of Amer i ca. Clinical Infectious Diseases, 62(4), 409–417. doi: 10.1093/cid/civ933

Pare, P., Bridges, R., Champion, M. C., Ganguli, S. C., Gray, J. R., Irvine, E. J., Plourde, V., Poitras, P., Turnbull, G. K., Moayyedi, P., Flook, N., & Collins, S. M. (2007). Recommendations on chronic constipation (including constipation associated with ir-ritable bowel syndrome) treatment. Canadian Journal of Gastroenterology, 21(Suppl B), 3B–22B.

Park, S. Y., & Rew, J. S. (2015). Is lipase supplementation before a high- fat meal helpful to patients with functional dyspepsia? Gut & Liver, 9(4), 433–434. doi: 10.5009/gnl15206

Portalatinm, M., & Winstead, N. (2012). Medical management of constipation. Clinics in Colon & Rectal Surgery, 25(1), 12–19.

Potter, T., Ellis, C., & Levitt, M. (1985). Activated charcoal: In vivo and in vitro studies of efect on gas formation. Gastroenterology, 88(3), 620–624.

Ringel- Kulka, T., McRorire, J., & Ringel, Y. (2017). Multi- center, double- blind, ran-domized, placebo- controlled, parallel- group study to evaluate the benefit of the probiotic Bifidobacterium infantis 35624 in non- patients with symptoms of abdominal discomfort and bloating. American Journal of Gastroenterology, 112(1), 145–151. doi: 10.1038/ajg.2016.511

Robinson, M., Rodriguez- Stanley, S., Miner, P. B., McGuire, A. J., Fung, K., & Cio-ciola, A. A. (2002). Efects of antacid formulation on postprandial oesophageal acidity in patients with a history of episodic heartburn. Alimentary Pharmacology & Therapeutics, 16(3), 435–443.

Sakkas, H., & Papadopoulou, C. (2017). Antimicrobial activity of basil, oregano, and thyme essential oils. Journal of Microbial Biotechnology, 27(3), 429–438. doi: 10.4014/

jmb.1608.08024

Sanders, S. W., Tolmac, K. G., & Reitberg, D. P. (1992). Efect of a single dose of lactase on symptoms and expired hydrogen after lactose challenge in lactose- intolerant subjects. Journal of Clinical Pharmacology, 11(6), 533–538.

Silk, D. B., Davis, A., Vulevic, J., Tzortzis, G., & Gibson, G. R. (2009). Clinical trial: The efects of a trans- galactosoligosaccharide prebiotic on faecal microbiota and symptoms of irritable bowel syndrome. Alimentary Pharmacology & Therapeutics, 29(5), 508–518.

Slavin, J. (2013). Fiber and prebiotics: Mechanisms and health benefits. Nutrients, 5(4), 1417–1437.

Stewart, J. J., Wood, M. J., Wood, C. D., & Mims, M. E. (1991). Efects of ginger on motion sickness susceptibility and gastric function. Pharmacology, 42(2), 111–120.

Suarez, F., Levitt, M. D., Adshead, J., & Barkin, J. S. (1999). Pancreatic supplements reduce symptomatic response of healthy subjects to a high- fat meal. Digestive Disease Science, 44(7), 1317–1321.

von Arnim, U., Peitz, U., Vinson, B., Gundermann, K. J., & Malfertheiner, P. (2007). STW 5, a phytopharmacon for patients with functional dyspepsia: Results of a multicenter, placebo- controlled double- blind study. American Journal of Gastroenterology, 102(6), 1268–1275.

White, B. (2007). Ginger: An overview. American Family Physician, 75(11), 1689–1691.Whorwell, P. J., Altringer, L., Morel, J., Bond, Y., Charbonneau, D., O'Mahony, L., Kiely, B., Shanahan, F., & Quigley, E. M. (2006). Efficacy of an encapsulated probiotic Bifidobacterium infantis 35624 in women with irritable bowel syndrome. American Journal of Gastroenterology, 101(7), 1581–1590.

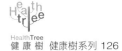

健康樹 健康樹系列 126

腹脹是身體的警訊
The Bloated Belly Whisperer

作　　者	塔瑪拉・杜克・費蔓 Tamara Duker Freuman
譯　　者	藍曉鹿
總 編 輯	何玉美
主　　編	紀欣怡
責任編輯	林冠妤
封面設計	耶麗米工作室
版面設計	葉若蒂
內文排版	許貴華

出版發行	采實文化事業股份有限公司
行銷企劃	陳佩宜・黃于庭・馮羿勳・蔡雨庭
業務發行	張世明・林坤蓉・林踏欣・王貞玉
國際版權	王俐雯・林冠妤
印務採購	曾玉霞
會計行政	王雅蕙・李韶婉
法律顧問	第一國際法律事務所　余淑杏律師
電子信箱	acme@acmebook.com.tw
采實官網	www.acmebook.com.tw
采實臉書	www.facebook.com/acmebook01

I S B N	978-986-507-016-8
定　　價	380 元
初版一刷	2019 年 7 月
劃撥帳號	50148859
劃撥戶名	采實文化事業股份有限公司
	104 臺北市中山區南京東路二段 95 號 9 樓
	電話：（02）2511-9798　　傳真：（02）2571-3298

國家圖書館出版品預行編目資料

腹脹是身體的警訊：美國最強腹脹營養師，剖析 10 大腹脹主因，一週調整最佳腸胃狀
態 / 塔瑪拉 . 杜克 . 費蔓 (Tamara Duker Freuman) 著；藍曉鹿譯 . -- 初版 . -- 臺北
市：采實文化，2019.07
　面；　公分 . -- (健康樹系列 ; 126)
譯自：The bloated belly whisperer : see results within a week, and tame
digestive distress once and for all
ISBN 978-986-507-016-8(平裝)

1. 消化系統疾病 2. 胃腸疾病 3. 健康飲食

415.5	108008035

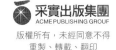

采實出版集團
ACME PUBLISHING GROUP

版權所有，未經同意不得
重製、轉載、翻印